LE VERITÀ NASCOSTE SULLA FERTILIZZAZIONE *IN VITRO*

CLEMENTINA PERIS

LE VERITÀ NASCOSTE SULLA FERTILIZZAZIONE *IN VITRO*

ovvero
come scavare sotto la superficie
delle nostre conoscenze

Presentazione a cura di
Prof. Silvio Garattini

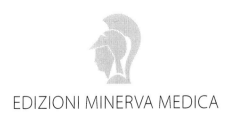

EDIZIONI MINERVA MEDICA

Dichiarazione di conflitto di interessi
L'autrice dichiara assenza di ogni conflitto di interesse.
Nessun finanziamento è stato richiesto o ricevuto da alcuna organizzazione per la preparazione e la stampa del testo; non vi sono né vi sono state relazioni con persone o rapporti economici con attività (aziende farmaceutiche e/o di strumenti o presidi sanitari) che potrebbero avere influenzato il lavoro presente.

Progetto grafico della copertina a cura di
MATTEO BARBENI

ISBN: 978-88-7711-947-6

©2018 – EDIZIONI MINERVA MEDICA S.p.A. – Corso Bramante 83/85 – 10126 Torino
Sito Internet: www.minervamedica.it / e-mail: minervamedica@minervamedica.it
I diritti di traduzione, memorizzazione elettronica, riproduzione e adattamento totale o parziale, con qualsiasi mezzo (compresi microfilm e copie fotostatiche), sono riservati per tutti i Paesi.

RINGRAZIAMENTI

Ringrazio innanzitutto mio marito e poi i miei tre figli, che sono stati sempre i miei più severi critici, grazie ai quali ho avuto lo stimolo a iniziare a scrivere questo libro. Se poi l'ho scritto, è grazie anche al mio Maestro, il Prof. Carlo Campagnoli, per avermi testimoniato sempre un costante desiderio di conoscenza mai disgiunto da rigore scientifico e onestà intellettuale.

Ringrazio di cuore le mie carissime amiche Bida, Lucetta e Rosso per la lettura del testo e per i preziosi suggerimenti che ne sono scaturiti, Lucetta inoltre anche per il costante supporto al percorso che ha condotto alla pubblicazione.

Ringrazio le donne che ho seguito nel corso della mia vita professionale: vorrei che questo libro fosse la testimonianza di quanto la loro salute mi sia sempre stata molto a cuore e di quanto io abbia imparato dal mio lavoro al loro fianco.

Ringrazio tutto il personale della Ginecologia Endocrinologica dell'Ospedale S. Anna di Torino per avere collaborato per tanti anni con dedizione e stima reciproca, in particolare la dott.ssa Cinzia Racca, biologa responsabile del laboratorio di fertilizzazione *in vitro*.

Tutte queste persone insieme mi hanno aiutata a scrivere questo libro, nel costante desiderio di andare oltre l'apparenza della superficie.

Curriculum vitae
Dott.ssa Clementina Peris

- Laurea in Medicina e Chirurgia presso la Facoltà di Torino il 14/11/1975, Specializzazione in Ostetricia e Ginecologia presso l'Università di Torino il 19/11/1979.
- Assistente Ospedaliero dal Gennaio 1979 ed Aiuto Corresponsabile Ospedaliero dal Novembre 1991 presso il Servizio di Ginecologia Endocrinologica, Ospedale Ostetrico-Ginecologico Sant'Anna di Torino.
- Responsabile del modulo organizzativo di "Sterilità della coppia" dal Novembre 1994 al 1997, dell'Unità Operativa non Autonoma di "Fisiopatologia della Riproduzione -Terapia della Sterilità e Tecniche di Riproduzione Assistita" dal 1997 al 1999, della Struttura Semplice di "Prevenzione e Terapia della Subfertilita' e della Sterilita' di coppia" afferente alla SC Ginecologia Endocrinologica a partire dal 2000.
- Responsabile del Centro FIV-ER (Fertilizzazione In Vitro-EmbrioRiposizione) dell'Ospedale Sant'Anna di Torino, di cui è stata co-fondatrice nel 1983, dal Novembre 1995 al Novembre 2010.
- Referente della SC Ginecologia Endocrinologica dell'ASO OIRM-S.ANNA dal gennaio 2004 e Direttore facente funzione della stessa dal febbraio 2006 per un anno.
- Responsabile dal 1/12/2008 della S.S. Dip. Ginecologia Endocrinologica e Medicina della Subfertilita'-Sterilita' AO OIRM-S.Anna fino al 30/11/2010.
- Ha pubblicato negli anni circa 160 lavori scientifici, in libri e riviste su temi di Ginecologia Endocrinologica, sterilità, disturbi del comportamento alimentare e fertilizzazione in vitro.
- Ha svolto attività didattica aggiuntiva in Terapia Medica della Sterilità Femminile e in Ginecologia Endocrinologica presso la Scuola di Specializzazione in Ginecologia e Ostetricia dell'Università di Torino dal 1996 al 1999.
- Docente di Terapia Medica della Sterilità dall'anno accademico 2000/2001 all'anno 2002/2003 nell'indirizzo di Fisiopatologia della Riproduzione Umana e dall'anno 2003/2004 al 2009-2010 al V° anno della Scuola di Specializzazione in Ginecologia e Ostetricia dell'Università di Torino.
- Docente della Scuola post-universitaria di Ginecologia Endocrinologica della Fondazione Confalonieri–Ragonese (collegata all'AOGOI, Associazione Ostetrici Ginecologi Ospedalieri Italiani), Milano, dal 1998 al 2003
- Direttore e docente della Scuola post-universitaria di Trattamento delle Subfertilità/Sterilità della Fondazione Confalonieri –Ragonese, Milano, dal 2001 al 2003
- Co-direttore e docente della Scuola post-universitaria "Corso di Ginecologia Endocrinologica e della Riproduzione" della Fondazione Confalonieri –Ragonese, Milano, dal 2004 al 2006
- Docente a eventi formativi diretti a Medici di Medicina Generale per ASL 1 Torino su temi di Ginecologia Endocrinologica e Fisiopatologia della Riproduzione dal 2008 al 2018.
- Come Presidente del Comitato Pari Opportunità ASO OIRM-S.Anna (anni 2001-2008) ha operato per l'apertura del centro "Soccorso Violenza Sessuale" (SVS - anno 2003), partecipando all'attività fino al 2013.
- In pensione dal Dicembre 2010, svolge attualmente attività libero professionale e attività di volontariato come medico presso l'associazione "Camminare Insieme" di Torino dal 2016.

PRESENTAZIONE

La fertilizzazione in vitro (FIV) è il risultato di una lunga serie di esperimenti che partono sostanzialmente da animali, dal topo alla scimmia, per arrivare finalmente in epoca recentissima alla applicazione umana. La storia di questa tecnologia mostra, se ve ne fosse bisogno, quanto in generale sia importante la sperimentazione animale per migliorare non solo la salute dell'uomo ma anche la sua capacità di permettere la riproduzione nei casi di sterilità. Tuttavia, come per tutti gli interventi non bisogna dimenticare che i benefici non sono disgiunti dai rischi. Come nel caso dei farmaci, anche per altre tecnologie, inclusa la FIV, si tende a magnificare il beneficio e a minimizzare il rischio. È infatti più facile e rassicurante esaltare il beneficio, mentre è sempre antipatico chiunque voglia porre dubbi o comunque mettere in evidenza aspetti che non promuovono gli interventi. Non bisogna tuttavia dimenticare che sono i dubbi a richiedere ulteriori analisi e studi che permettono alla lunga di precisare meglio i limiti e le condizioni per ottenere i benefici. E poi è importante non dimenticare che la procedura per la preparazione della donna alla FIV è spesso pesante e quindi è importante anche una sperimentazione orientata allo sviluppo di eventuali miglioramenti.

Il volume dal titolo apparentemente polemico: "Le verità nascoste sulla fertilizzazione in vitro" ha proprio la funzione di sollevare dubbi o, come dice il sottotitolo, "scavare sotto la superficie delle nostre conoscenze". L'Autrice del volume, Clementina Peris, vuole proprio portare all'attenzione di tutti informazioni che nascono da autorevoli pubblicazioni scientifiche. La stessa raccolta di pubblicazioni sul tema, più di 700, rappresenta un "tesoro" difficilmente ritrovabile in altri libri o revisioni sistematiche sul problema.

L'utilità di questo volume nasce anche dal progressivo maggior ricorso alla FIV come metodo riproduttivo. È quindi ragionevole richiedere che si facciano tutti gli sforzi per fornire informazioni il più possibile obiettive a chi si candida alla FIV. Per ottenere queste informazioni è necessario non soltanto avere registri riguardanti le madri e i bambini nati mediante FIV, ma seguire i bambini per la presenza di patologie, in particolare in campo neuroendocrino, in modo da poter fare raffronti con un'analoga popolazione nata in condizioni di riproduzione naturale. Esistono poi anche importanti problemi etici che riguardano la donazione di ovuli, di cui si è occupato il Comitato Nazionale di Bioetica (http://bioetica.governo.it/media/172322/p17_1995_fecondazione-assistita_it.pdf).

Non vi è dubbio perciò che Clementina Peris, ponendosi magari un po' al di fuori del coro, ha il merito di porre problemi con l'intento di rendere il contesto attorno alla FIV sempre più critico e pertanto più attento alla salute dell'individuo e della collettività.

Silvio Garattini
Direttore, IRCCS Istituto di Ricerche Farmacologiche "Mario Negri"

Milano, 4 aprile 2018

INTRODUZIONE

La fertilizzazione *in vitro* è il processo attraverso il quale la riproduzione inizia con la fusione dei gameti femminili e maschili all'esterno del corpo e questo processo venne attuato la prima volta all'interno di un vaso di vetro. Così la definì a suo tempo Robert Edwards e io la ritengo la definizione storicamente nonché scientificamente più adeguata e aderente al fatto in sé, la preferisco pertanto ad altri termini con cui correntemente si designa lo stesso processo, cioè fecondazione assistita o fecondazione artificiale.

Questo libro parla di fertilizzazione *in vitro* dai tempi pionieristici ad oggi e vuole fornire alle donne, alle coppie e a quanti desiderano acquisire informazioni scientifiche aggiornate sulla fertilizzazione *in vitro* (FIV) un percorso conoscitivo che permetta di farsi un'idea più precisa dell'argomento, facilitando, quando necessario, la possibilità di fare scelte più consapevoli e autonome. Tali informazioni non riescono a giungere all'attenzione di un vasto pubblico per ovvi motivi di difficoltà di esposizione di un argomento tanto complesso. Ma non è questo l'unico motivo; un atteggiamento come quello diffuso oggi, e non solo in Italia, fortemente orientato al mercato, tende infatti a presentare e a identificare la FIV come la soluzione adeguata e sempre valida ai problemi di sterilità, mentre nel contempo non mette adeguatamente in luce i rischi correlati, quelli già evidenziati e quelli solo supposti. Questa tendenza può sfociare poi nell'aspettativa al diritto alla procreazione quando e come si vuole. È necessario però sapere che spesso non si tiene conto delle condizioni e dei limiti insiti nell'evoluzione umana, condizioni e limiti che si oltrepassano comunemente senza una reale conoscenza scientifica dei processi coinvolti. Tale situazione va affrontata con seri e validi approcci scientifici, prima di rischiare di costituire una potenziale sofferenza futura a bambini e donne, nonché un danno alla società.

Per questi motivi il percorso cui si accinge il lettore parte dal capitolo dedicato alla storia della FIV dalla nascita ai giorni nostri, esaminando quindi le metodiche che si sono affermate o si stanno affermando, e si snoda illustrando i punti salienti, sovente trascurati, che toccano la nostra salute, quella dei nostri figli e della società tutta.

Questo libro che si pone come obiettivo di fornire con rigore scientifico informazioni che, considerate nel loro insieme, illuminano un percorso molto più di superficiali affermazioni, sovente smentite dai fatti, non costituisce in alcun modo un manifesto contro la fertilizzazione *in vitro*, ma evidenzia comportamenti poco adeguati e altri adeguati alle attuali conoscenze. Ha inoltre l'ambizione di divulgare e proporre soluzioni umanamente sostenibili e scientificamente valide nel campo della sterilità e della fertilizzazione *in vitro*, basate su una lunga esperienza nel campo e su un costante aggiornamento.

Ho cercato in questo libro di raggiungere tali scopi attraverso l'incrocio di dati, sempre ottenuti dalla letteratura scientifica, presentati da operatori dei più diversi settori, affinché il mondo della FIV non fosse solo raccontato dai ginecologi e dai biologi che vi operano, ma potesse avere un angolo di visuale più ampio ed aperto. Ecco che sentiremo anche la voce di biologi dell'evoluzione, di genetisti, di ostetrici, di pediatri, di cardiologi, di endocrinologi, di neurologi, di psichiatri, di oncologi, di epidemiologi, di statistici, di esperti in legge e di altri esperti. Questi dati tutti insieme comporranno un quadro più completo, certamente lontano dall'essere esaustivo, del mondo della FIV.

Ho ritenuto utile inserire un glossario, in cui vengono elencati e spiegati alcuni termini scientifici di particolare rilevanza nel testo. I capitoli hanno una sequenza coerente con il progetto espositivo, ma possono anche essere letti in modo discontinuo, a seconda del proprio interesse, e risultano anche di più o meno facile lettura. Alcuni sono più discorsivi (come il capitolo sulla Storia della fertilizzazione *in vitro*); altri più tecnici (La riproduzione dal punto di vista evolutivo) e richiedono certamente più pazienza da parte dei lettori, anche se possono risultare alla fine più affascinanti di altri più semplici; alcuni capitoli, poi, sono più facilmente utilizzabili da operatori sanitari (Ricerca o terapia); in ogni caso un capitolo può essere tralasciato in attesa di avere tempo e voglia di leggerlo con più calma.

Il testo è corredato da una bibliografia che può apparire sovrabbondante, ma che nella mia abitudine di lavoro è fondamento indispensabile delle nozioni fornite. Tutti i riferimenti bibliografici sono presenti in PubMed, che è di libero accesso per chiunque, e quasi tutti sono immediatamente consultabili, almeno sotto forma di abstract se non come testo completo.

Nelle pagine seguenti il lettore troverà informazioni sui procedimenti di FIV poco note, proprio perché il metodo scientifico di sua natura richiede di indagare sotto la superficie. Così nell'avere messo a disposizione di un più vasto pubblico, non solo degli operatori del settore, tali informazioni, spero di aver contribuito alla diffusione della conoscenza nel rispetto delle persone a cui tale conoscenza è applicata, donne uomini e bambini.

Clementina Peris

INDICE

Ringraziamenti V
Presentazione (Silvio Garattini) VII
Introduzione IX

Cap. 1. La storia: la fertilizzazione *in vitro* (FIV) dagli anni '60 ad oggi 1
Cap. 2. Le procedure in Procreazione Medicalmente Assistita (PMA) 8
Cap. 3. Gravidanze da FIV: come sono espressi i risultati 14
Cap. 4. La riproduzione dal punto di vista evolutivo 17
Cap. 5. La sterilità e la fertilizzazione *in vitro* 28
Cap. 6. L'embrione, il feto, il nato e la FIV 35
Cap. 7. Ecologia dell'embrione *in vivo* e *in vitro* 44
Cap. 8. Aspetti particolari della FIV: l'ovodonazione 54
Cap. 9. Aspetti particolari della FIV: la Diagnosi Genetica Pre-Impianto (PGD)
e la Diagnosi Genetica di Screening (PGS) 60
Cap. 10. Le ricadute della FIV sui bambini 63
Cap. 11. Le ricadute della FIV sulle donne 67
Cap. 12. L'aspetto emotivo 73
Cap. 13. Ricerca o terapia 78
Cap. 14. Le alternative alla FIV 87
Cap. 15. Per un'ottimizzazione della FIV 95
Cap. 16. Le raccomandazioni degli esperti basate su prove 103

Conclusioni 105
Glossario 110
Bibliografia 116

Capitolo 1

La storia: la fertilizzazione in vitro (FIV) dagli anni '60 ad oggi

La storia della fertilizzazione *in vitro* è la storia di Robert Edwards: un giovane biologo ricco di ambizione e di intuizione, di visioni profetiche e di capacità manageriali. Molti prima di lui e dopo di lui hanno provato a fare quel che ha fatto; lui è stato il primo e dunque il più importante perché il più ricco di intuizione e ambizione, doti che hanno stimolato i primi passi e in un secondo tempo hanno condotto a una iniziale conoscenza del processo riproduttivo.

Edwards ha dissolto e fatto dissolvere barriere etiche che prima di lui nessuno aveva oltrepassato, ha organizzato reti di collaborazione e di competizione in tutto il mondo, ha di fatto dato altra sostanza alla bioetica.

Come Colombo, ha semplicemente cambiato il mondo, dopo di lui nulla sarà più come prima. Tutto comincia negli anni '50 con il coinvolgimento di Robert Edwards, biologo appena laureato, nei primi studi epigenetici sotto la guida di Conrad Waddington, biologo genetista pioniere dell'epigenetica in campo animale.

Che cos'è l'epigenetica? In effetti, allora e per molto tempo ancora, gli scienziati studiavano i geni e solo su quelli si focalizzavano. La genetica si occupa della struttura del DNA, della sequenza e funzione dei geni, l'epigenetica studia invece il modo in cui ogni singolo gene può essere attivato o represso, acceso o spento, cioè può essere modificato nella sua espressione. Edwards impara già da quei primi studi che alcune sindromi malformative, definite epigenetiche da Waddington, potevano insorgere, come attraverso un interruttore, da uno spegnimento o da un'accensione di alcuni geni piuttosto che da mutazioni di un singolo gene o di più geni.

In topi e conigli studia la ricombinazione di geni, tanto che pone le basi sia per la diagnostica pre-impianto nei mammiferi sia per la terapia genica, temi che in realtà costituiscono il suo primario interesse per il futuro.

Si dedica alla creazione di diverse linee cellulari da embrioni di topo e le ottiene, partendo dalle staminali embrionali, e incomincia a pensare a applicazioni cliniche in campo umano. Ma erano studi troppo precoci: mancavano tecniche genetiche evolute e un'adeguata generazione di computers per poter ampliare gli studi di epigenetica e poi non era ancora possibile avere a disposizione embrioni umani per poter lavorare sulle staminali embrionali. Pubblica studi sulle staminali embrionali di coniglio dall'inizio degli anni '60 con Colin Austin, Alan Parkes e Robin Cole, ma fino al 1981 non verranno più descritte altre esperienze sulle staminali embrionali, questa volta di topo, e si dovrà giungere fino al 1995, quando JA Thomson in USA copierà sulle staminali embrionali di scimmie pari pari i suoi studi iniziali, fatto citato con malcelato orgoglio da parte di Edwards (Edwards RG, 2005). Partendo da questo ambito di studi, per la necessità di avere embrioni a disposizione, entra in contatto con biologi francesi che nel campo della riproduzione del bestiame, in particolare bovini, si occupavano di comprendere come rendere lo sperma fecondante, cioè come ottenere la capacitazione degli spermatozoi *in vitro*. Per poter aumentare la produzione di bovini era indispensabile giungere a mimare in provetta il fenomeno, detto capacitazione, che avviene nel corpo dell'animale femmina e che consente la penetrazione dello spermatozoo dentro l'oocita. All'epoca i francesi giungono a ottenere in campo veterinario la fecondazione di oociti solo con spermatozoi capacitati in vivo, cioè inseriti non capacitati e poi estratti già capacitati dalle vie genitali della femmina.

Finalmente, e siamo ormai verso la fine degli anni '60, si ottiene la completa fertilizzazione *in vitro* nei topi, dopo la dimostrazione della possibilità di capacitare *in vitro* gli spermatozoi di criceto. Era giunta l'ora, secondo Edwards, che continua a lavorare sulle staminali di topo, di fertilizzare gli oociti umani *in vitro* e portare anche la riproduzione umana nelle mani degli scienziati. Già nel 1965 pubblica sulla prestigiosa rivista scientifica Lancet il suo ambizioso programma di ricerche che contempla come scopo primario il controllo delle malattie genetiche nell'uomo e solo come ultimo scopo la terapia della sterilità tubarica. Scrive Edwards all'epoca che avere molti oociti a disposizione e far crescere *in vitro* embrioni umani avrebbe permesso il controllo di malattie genetiche, anche solo determinando il sesso degli embrioni e eliminando così alcune malattie genetiche legate al sesso, potendo evitare la nascita di maschi affetti con il trasferimento in utero dei soli embrioni femmina nella madre (Edwards RG, 1965).

Infatti proprio nel 1965 entra a far parte della "*Società di Eugenetica*" inglese fondata nel 1907 da F. Galton con l'intento di arrivare a non procreare prole affetta da malattie ereditarie.

I colleghi francesi, pur scientificamente più progrediti, invece si erano intenzionalmente fermati agli studi su animali, non volendo procedere sull'uomo e lasciando così aperta la strada a Edwards.

Gli studi animali, quando indispensabili, sono per Edwards solo propedeutici per le applicazioni sull'uomo, applicazione sull'uomo che ritiene sempre assolutamente etica, contro l'opinione del suo maestro francese Charles Thibault, che volle fermarsi alla pratica veterinaria.

Edwards, poiché necessita di oociti per poter progredire negli studi sul controllo delle malattie genetiche nell'uomo, coglie l'immensa opportunità attribuita alla possibilità di concepire un figlio per le coppie sterili. Le donne di queste coppie potranno rendersi disponibili a fornire oociti per i suoi studi scientifici: teniamo presente che era l'epoca delle preoccupazioni sulla sovrappopolazione mondiale, l'inizio del boom della contraccezione e quasi nessuno si interessava alla sterilità.

Edwards aveva capito quanto fosse utile remare controcorrente, come fanno tutti i veri geni. Attento osservatore degli esiti medici quale era, in caso di sterilità raccomanda tuttavia fin da allora l'accortezza di evitare le gravidanze multiple nelle donne attraverso il transfer di un solo embrione in utero. Si dedica dall'inizio degli anni '60 in UK e in USA alla maturazione *in vitro* di oociti umani, ottenendoli da donne operate per vari motivi e in particolare da donne sottoposte alla resezione parziale delle ovaie, perché affette da mancanza di flusso mestruale per sindrome dell'ovaio micropolicistico.

Si reca in USA nel 1964 per avere a disposizione più oociti umani di quanti poteva ottenerne in UK (bisognava all'epoca sottoporre a intervento chirurgico donne giovani, cosa non così semplice) e con il prof. Jones prova a fecondare in tutti i modi gli oociti: con spermatozoi lavati o infilati nel muco cervicale o appoggiati su tappeto di cellule prelevate dall'interno dell'utero o delle tube o anche all'interno di tube di coniglio o in tube di scimmie.

Riesce ad ottenere verosimilmente la fertilizzazione, ma Edwards non ritiene ancora definitivo l'esperimento, anche se lo pubblica nel 1966. Torna a Londra con la sola certezza che il problema risiede nella capacitazione degli spermatozoi umani, completamente differenti da quelli di topo. Per risolvere questo problema si affida a un laureando a Cambridge, Barry Bavister, che sta lavorando sulla capacitazione dello sperma di criceto al fine di ottenere fertilizzazione adeguata e ripetibile di oociti di criceto. In laboratorio con modificazioni successive di una soluzione di Tyrode (albumina bovina, sodio bicarbonato+sodio piruvato, penicillina sodica e rosso fenolo come indicatore di pH) Bavister ottiene fertilizzazione di oociti di criceto, ripetibile in successivi esperimenti.

Nel 1968 Edwards, verificata la possibilità di capacitazione *in vitro* di spermatozoi di criceto, coinvolge Banister nella fecondazione *in vitro* di oociti umani con spermatozoi umani capacitati nella soluzione di Tyrode da lui modificata. Non si conosce però il tempo necessario per la capacitazione di spermatozoi umani. Dopo molti tentativi, ci riescono nel 1969.

Edwards scrive con il suo tipico basso profilo: «Oociti umani sono stati maturati e fertilizzati da spermatozoi *in vitro*. Ci potrebbero essere applicazioni cliniche e usi scientifici di tale procedura». Era la nascita della fertilizzazione *in vitro* nella specie umana, annunciata il giorno di S.Valentino. Comincia l'assalto dei *mass-media*.

Edwards è molto eccitato, in uno stato euforico come riferisce nelle sue memorie, e non solo perché era stata aperta la strada della FIV come terapia della sterilità. Tanta eccitazione si basava sulla possibilità di aprire la strada alla diagnosi genetica pre-impianto, tecnica che nell'ottica di Edwards avrebbe evitato di far nascere bambini malati, e anche agli studi sulle staminali embrionali umane, che lui riteneva promessa di cura per tante malattie nell'uomo. Finalmente lo scopo della sua vita era a portata di mano. Si aspetta di ricevere fondi per milioni di sterline per continuare gli studi, invece il *Medical Research Council* inglese gli risponde che deve effettuare i suoi esperimenti su scimmie prima che sulle donne, perché sottoporre centinaia di donne alla neonata tecnica chirurgica laparoscopica al posto della laparotomia (della nuova tecnica non si conoscevano ancora i rischi) solo per prelevarne gli oociti a scopo di ricerca era pericoloso. Edwards pensa che si sarebbe perso troppo tempo, ma non dispera, ormai i giornali riportano in tutto il mondo la notizia della fertilizzazione *in vitro*. Non ottiene fondi in UK per la ricerca in campo umano, ma questi arrivano da una mecenate americana, proprietaria di una stazione televisiva in California. Grato al popolo degli Stati Uniti, con ironia molto britannica Edwards si chiede perché la filantropia risieda solo colà, perché solo gli americani diano volentieri i loro soldi per la ricerca (Edwards R, 2005).

Iniziano i tentativi su donne affette da sterilità tubarica; Edwards collabora con Patrick Steptoe, ginecologo che effettua le prime pionieristiche laparoscopie, nell'ospedale di Oldham. Arrivano ad ottenere e a trasferire embrioni, anche allo stadio di blastocisti, già nel 1970-1971, ma la prima gravidanza giunge solo nel 1976, dopo una stimolazione ovarica con farmaci somministrati per iniezione (HMG o *Human Menopausal Gonadotropin*); questa esita in fallimento poiché si rivela extra-uterina.

Per quasi 10 anni in 457 tentativi su 282 coppie Edwards e Steptoe falliscono, ma perseverano. Provano, per avere a disposizione più oociti dal prelievo chirurgico, vari protocolli di stimolazione ormonale ovarica ricorrendo a tutti i farmaci disponibili all'epoca. Provano ciò che verrà chiamata GIFT (*Gamete Intra-Fallopian Transfer*) inserendo oociti e spermatozoi direttamente in tuba, quindi anticipano l'ovodonazione inserendo in utero embrioni ottenuti da oociti di un'altra donna, usano vari farmaci a vari dosaggi per migliorare la seconda fase del ciclo mestruale. Hanno fretta ormai. Infatti non sono i soli a lavorare alla fertilizzazione *in vitro* in campo umano, anche in Australia biologi veterinari e ginecologi nello stesso momento collaborano allo stesso scopo, ma ottengono una gravidanza che si spegne in utero. E così in Australia perdono il primato... Inoltre sta per scadere il periodo di lavoro di Steptoe a Oldham, così alla fine si arrendono, ritornano al ciclo naturale, attentamente monitorato con dosaggi urinari, e finalmente in questo modo ottengono la prima gravidanza a termine, annunciata nel 1978.

Nasce Louise Brown. La seconda gravidanza, ad attestazione della difficoltà della tecnica ancora incerta e inefficiente, arriverà solo nel 1980. Solo nel 1980 nascerà la prima bambina australiana, Candice Reed, anche lei da ciclo spontaneo non stimolato. E quasi nessuno lo ricorda più.

Nel 1978 anche in USA il prof. Jones e la moglie, che avevano fornito oociti a Edwards nel 1964 collaborando ai suoi studi, ottengono finanziamenti da un altro mecenate e iniziano il programma di FIV a Norfolk. Invitano in USA Steptoe per aiutarli, superano le difficoltà burocratiche di lavorare in Ospedale, dato che si trattava di tecnica sperimentale, solo nel 1980. Però con il ciclo spontaneo era drammatico mettere in conto di lavorare a ogni ora del giorno e della notte e per di più non avere rapido successo, in USA poi!

Nel 1981 i Jones iniziano ad usare le gonadotropine per controllare la stimolazione ovarica e hanno successo al 13° tentativo. Il procedimento per ovvi motivi economici era però tenuto segretisimo sia in UK che in Australia che in USA, tanto che la prima bambina francese, Amandine, arriverà solo nel 1982 da tecnica sviluppata autonomamente in Francia dal biologo veterinario Jacques Testard. Da allora la FIV, finalmente un'efficace terapia per la sterilità tubarica e non solo, si espande velocemente nel mondo ed è ovunque un'industria piena di successo. È facile così dimenticare la sua origine da studi di base in campo veterinario convertiti in applicazione clinica sull'uomo (Bavister BD, 2002).

Edwards fu un eccellente biologo ed ancor più ottimo organizzatore, individuò intorno a sé le persone via via competenti a portare avanti la sua visione, si rivolse a loro quando necessario e seppe anche cambiare strada al momento giusto per poter progredire. Andò avanti per la sua strada per decenni senza fermarsi alle mille difficoltà. Si pose problemi etici, li risolse rapidamente ben prima di avere successo conoscendo bene le implicazioni del suo lavoro, ma ritenendo che l'uomo dovesse tenere il suo destino nelle sue mani. Per avere a disposizione gli oociti, sapeva di poter contare su un numeroso drappello di pazienti sterili che disperatamente attendevano la progressione del suo lavoro.

Fu diverso da altri del suo tempo perché non si fermò né di fronte alle norme vigenti in Medicina, né di fronte alle controversie etiche. Robert Edwards vinse come biologo il premio Nobel per la Medicina nel 2010.

Dai primi successi ecco la sequenza di applicazione delle sue intuizioni in campo riproduttivo:
- 1983: 1° gravidanza da embrio-donazione (Trounson A et al.);
- 1983: 1° gravidanza da crioconservazione embrione (Trounson A e Mohr L);
- 1984: 1° gravidanza da inseminazione intrauterina di sperma capacitato (IUI) (Sher G et al.);
- 1985: 1° gravidanza da spermatozoi aspirati dall'epididimo (Temple-Smith PD et al.);
- 1985: 1° gravidanza «surrogata» (Utian WH et al.);

- 1986: 1° gravidanza da crioconservazione oociti (Chen C);
- 1990: 1° gravidanza da diagnosi pre-impianto (PGD) (Handyside AH et al.);
- 1991: 1° gravidanza da donazione di oociti e maturazione-in-vitro (IVM) (Cha KY et al.);
- 1992: 1° gravidanza da Intra-Citoplasmatic Sperm Injection (ICSI) (Palermo G et al.);
- 1998: prime culture sequenziali per transfer allo stadio di blastocisti (Gardner DK et al.).

La fertilizzazione *in vitro* mosse i suoi primi passi lentamente, per le difficoltà nel monitoraggio della maturazione oocitaria, per le problematiche del prelievo di oociti sempre in laparoscopia a ogni ora del giorno e della notte, per le difficoltà tecniche di lavorare con un solo oocita, che, se spontaneamente e intempestivamente ovulato, non poteva più essere recuperato.

Ma era ormai era evidente da esperienze veterinarie che lavorare con più oociti e embrioni aumentava la possibilità di successo. All'inizio degli anni '80, dopo il successo australiano e quello americano, ci si risolse anche nelle donne a ricorrere a stimolazioni ovariche con vari farmaci ormonali, procedimenti definiti "stimolazione ovarica controllata" o "convenzionale".

Si iniziò con basse dosi di farmaci (clomifene, clomifene più gonadotropine, gonadotropine da sole) che condussero al ricupero di 4 oociti in media, ma ben presto fu chiaro il vantaggio in termini di probabilità di gravidanza del riporre in utero due o più embrioni (Edwards e Steptoe, 1983), così le stimolazioni ormonali diventarono più aggressive, si ricuperarono 10 oociti in media, ma anche 20-30.

Il rischio di iperstimolazione ovarica, nella forma moderata e severa (OHSS), si manifestò allora rapidamente evidente in tutta la sua gravità, ma mai si potè appurare quante donne in tutto il mondo fossero morte o affette da gravi patologie in seguito a tale complicanza, che espone le donne a rischio trombotico e richiede ospedalizzazione anche in terapia intensiva per la sua adeguata gestione. Ancora oggi non si conosce la reale frequenza di tale condizione e se ne fa una stima per difetto.

Un reale vantaggio organizzativo per i centri di PMA fu l'introduzione di nuovi farmaci, dapprima gli agonisti poi gli antagonisti del GnRH (vedi analoghi del GnRH in glossario), per bloccare l'ovulazione spontanea che conduceva all'impossibilità di un recupero programmabile degli oociti. Si pensò anche a come non dover dipendere dai cicli mestruali programmando il ciclo con il ricorso alla «pillola».

Vi furono poi altri sostanziali progressi: con lo sviluppo di lunghe sonde per ecografia inserite in vagina la maturazione dei follicoli contenenti gli oociti poteva essere monitorata più facilmente e grazie a queste il prelievo degli oociti diventò ambulatoriale.

I farmaci più utilizzati per la stimolazione ovarica controllata, le gonadotropine FSH e LH, inizialmente erano solo estratti da urine, provenivano infatti da urine di donne in menopausa, ricche di tali proteine prodotte dal cervello in risposta alla condizione di menopausa. Dapprima erano somministrati giornalmente con iniezioni intramuscolo, ora vengono somministrati con iniezioni sottocute. Comunque per quanto si chiamasse «stimolazione ovarica controllata» era ben poco sotto controllo; inoltre ogni centro sceglieva il protocollo più adatto al proprio funzionamento, ben più che alle necessità della singola paziente.

A questo punto Edwards, ormai forte della sua esperienza, si premurò di avvertire che *"i protocolli di programmazione possono aiutare a organizzare le attività della clinica, ma l'enfasi primaria deve essere posta sul migliore interesse della paziente "* (Edwards RG et al., 1996).

Si potè anche tendere a stimolare meno le pazienti e avere minori rischi di iperstimolazione ovarica severa senza correre il rischio di non riuscire a prelevare gli oociti per ovulazione già avvenuta quando furono disponibili ovunque i farmaci antagonisti del GnRH (Howles CM, 2002).

Successivamente si resero disponibili le gonadotropine sintetizzate in laboratorio, prima l'FSH poi l'LH e l'HCG, infine anche una formulazione di FSH a lunga durata d'azione o *long-acting*. Questi tipi di farmaci comportano maggiori costi, presentano probabile minore efficacia, ma maggiore disponibilità e purezza rispetto alle gonadotropine urinarie (Hillier SG, 2013).

Da allora le gonadotropine sintetiche sono state molto usate, ma si fa sovente ricorso alle gonadotropine urinarie che in pratica mantengono qualche vantaggio biologico, oltre quello economico. In ogni modo le attuali gonadotropine sintetiche hanno effetti diversi rispetto a quelle urinarie sulla maturazione delle cellule che circondano e comunicano con l'oocita e cosa ciò comporti non si sa (Cruz M et al., 2017), anche se a livello di regolamentazione come farmaci vengono considerate assolutamente simili alle gonadotropine urinarie (de Mora F e Fauser BCJM, 2017).

In breve si è giunti a controllare il ciclo di trattamento per FIV quasi esclusivamente con l'ecografia, monitorando per nulla o ben poco gli estrogeni, con una media di 15 oociti recuperati per ciclo di stimolazione. Avere tanti oociti a disposizione e quindi tanti embrioni poteva essere utile ad aumentare le probabilità di gravidanza di un singolo ciclo trasferendo due-tre embrioni o più, sfruttando in seguito eventualmente anche le possibilità di crioconservazione di embrioni e/o oociti.

Dalla metà degli anni '80 diventò rilevante in tutto il mondo il rischio di plurigemellarità dovuto alla prassi di trasferire più embrioni, soprattutto in USA dove i cicli di FIV non erano generalmente a carico né dello stato, né di assicurazioni. Le gravi complicanze e le conseguenze sulla salute di donne e bambini dovute a queste (pluri)gemellarità sono ben note e costituiscono in tutto il mondo un problema di rilevanza sociale. Diventò prassi o anche legge, soprattutto in Europa, trasferire solo un embrione selezionato o al massimo due.

Dai primi anni della FIV sono stati fatti molti passi in avanti, tesi ad ottenere maggiori successi: dalla iperstimolazione ovarica con molti embrioni a disposizione, al transfer di un solo embrione selezionato con vari metodi più eventuale crioconservazione, alla stimolazione ovarica lieve o *mild* che ricupera pochi e più fisiologicamente selezionati oociti. Scrisse Edwards già più di venti anni fa nell'articolo dal chiaro titolo "*Time to revolutionize ovarian stimulation*": «*Oggi c'è bisogno di approcci endocrinologici che preferibilmente rinforzino il ciclo naturale, che siano accettabili per successivi cicli di stimolazione lieve. Al massimo, potrebbe bastare a stimolare la crescita di pochi follicoli una modesta stimolazione ovarica*» (Edwards RG et al., 1996).

Edwards, che ebbe nella sua clinica la più vasta esperienza al mondo, più volte avvertì a partire da allora che la (iper)stimolazione ovarica convenzionale, quella ormai diventata la norma, avrebbe potuto rivelarsi a lungo termine di danno per la salute delle donne e dei bambini. Ritenne utile una rivalutazione di tali trattamenti complessi e costosi, inizialmente giustificati dall'inefficienza della FIV pionieristica, fino al loro abbondono (Edwards RG et al.,1996; Edwards RG, 2007) in favore di trattamenti lievi. Lo scopo di Edwards fin dall'inizio fu quello di migliorare la salute dell'umanità e non di trattare la sterilità, ma, quando gli furono chiari i rischi relativi a come si era diffusa la FIV in tutto il mondo, avvertì che non bisognava trattare la sterilità introducendo un danno potenziale alla salute di donne e bambini. Edwards consigliò, per migliorare le probabilità di gravidanza singola tutelando la salute dei bambini e per aumentare la tollerabilità per le donne, di mimare il più possibile il *gold standard* che è costituito dal follicolo singolo spontaneamente maturato. Già nel 1965 aveva infatti considerato come meta prioritaria quella di ottenere gravidanze singole, avendo potuto all'epoca osservare i danni conseguenti all'iperstimolazione ovarica e alla multigemellarità in seguito all'induzione dell'ovulazione in pazienti senza mestruazioni. Sotto questo aspetto non è stato molto ascoltato, e in molti paesi e centri non lo è tuttora.

Attraverso la fertilizzazione *in vitro* molte coppie hanno potuto finalmente e felicemente realizzare il loro desiderio di genitorialità, ma ormai è evidente come la FIV praticata oggi sia molto complicata e costosa. Si è constatato che la FIV è poco tollerata fisicamente e psicologicamente dalle donne, che tendono in percentuale consistente a non ripeterla, anche se non hanno ottenuto gravidanza (Domar AD et al., 2010; Lande Y et al., 2015).

L'aspetto più serio da valutare però è che aumenta l'incidenza di complicanze nelle donne, nelle gravidanze e nei bambini nati. Questa è l'opinione di tanti esperti del settore, le cui ragioni andremo a scoprire nelle prossime pagine (per un approccio sintetico chi desidera può cercare in rete in PubMed l'articolo di Fauser BC e Serour GI pubblicato nel 2013: *Optimal in vitro fertilization in 2020: the global perspective*).

È lo stesso Barry Bavister, colui che nel 1969 giunse a capacitare gli spermatozoi dietro stimolo di Edwards, a sottolineare che per ottenere oggi ulteriori miglioramenti tecnologici in FIV dobbiamo incorporare la massa di dati ottenuti da studi su animali nei trattamenti usati in clinica umana. Sfortunatamente questo processo di transfer scientifico non è proceduto con la necessaria solerzia. In effetti i biologi che studiano l'embriologia animale e dell'evoluzione dovrebbero interagire di più con i medici che si occupano della riproduzione umana (Bavister BD, 2002).

Si potrebbe concludere che come Colombo ha inaugurato l'epoca del colonialismo, così Edwards ha aperto le porte al biocolonialismo, che è rapidamente progredito oltre le sue visioni e non sempre nella direzione della miglior tutela della salute degli individui e della società, reale scopo del suo lavoro. Edwards cercava di mettere la scienza al servizio delle persone, ora bisognerebbe evitare di correre il rischio di mettere le persone al servizio della scienza o piuttosto delle applicazioni commercialmente valide della stessa, come ormai appare evidente ai più appassionati paladini della scienza quando privi di conflitti di interesse anche ideologici.

La Baronessa Mary Warnock era a capo della Commissione inglese che nel 1984 definì le regole nel nuovo campo della FIV, che allora necessitava di un inquadramento di tipo legale. L'embrione umano fu definito non-persona umana, quindi sottoponibile a ricerca senza necessità di valutazioni etiche fino al termine convenzionale di 14 giorni, poiché si riteneva a quell'epoca che prima dei 14 giorni di sviluppo l'embrione fosse solo una massa di cellule indifferenziate e che solo a quello stadio di sviluppo si potessero identificare le prime cellule nervose. Oggi si sa che non è così, la differenziazione cellulare infatti è già evidente a due giorni di sviluppo (Edwards RG e Hansis C, 2005).

La stessa Mary Warnock, sempre convinta della utilità del liberalismo in campo economico e della libertà incondizionata necessaria alla scienza per il progresso dell'umanità, dopo aver valutato gli esiti dell'attuale neoliberalismo in campo biotecnologico, scrisse nel 2000 *"La scienza deve essere libera da condizionamenti, ma possiamo controllare la ricerca genetica? Ora che siamo all'epoca del biocolonialismo, dobbiamo chiederci con urgenza se ciò che è ora legale è anche morale. Noi mettiamo la nostra salute nelle mani di potenti compagnie internazionali di farmaceutica. Possiamo avere assoluta fede nelle loro buone intenzioni?"* (Warnock M. Genetic research: can we control it?, 2000).

La Baronessa Warnock si chiede se tutto ciò che è legale in una società neoliberale è anche buono per la nostra salute come società, e a questa domanda possiamo provare tutti a dare la nostra risposta.

Capitolo 2

Le procedure in Procreazione Medicalmente Assistita (PMA)

La Procreazione Medicalmente Assistita (PMA), come definita in Italia, consiste nell'insieme di tutte le varie procedure, in continua evoluzione, che comportano un trattamento in provetta di gameti e di embrioni.

Centri di PMA sono le strutture autorizzate in cui si può procedere all'esecuzione di tali procedure, tutte o in parte, a seconda del livello organizzativo del centro stesso. In Italia si distinguono tecniche di PMA di 1° livello (le più semplici), tecniche di 2° livello (più complicate), tra cui si trova la fertilizzazione *in vitro* (FIV) con le sue varianti, e tecniche di 3° livello, di maggiore complessità organizzativa.

Inseminazione intrauterina

L'applicazione tecnologica più semplice, l'inseminazione intrauterina (IUI), è nata qualche anno dopo la FIV come superamento della inseminazione vaginale, che era precedentemente utilizzata. L'inseminazione vaginale utilizzava lo sperma fresco, costituito da spermatozoi più il liquido spermatico, consentiva la gravidanza in alcune indicazioni, ma comportava il rischio di passaggio di malattie sessualmente trasmesse, soprattutto in caso di inseminazione da donatore.

La crioconservazione degli spermatozoi, attuata dall'inizio degli anni '80, diminuiva nettamente, pur senza annullarlo, il rischio di malattie sessualmente trasmesse. La capacitazione degli spermatozoi in laboratorio, con la sottrazione totale del liquido spermatico, rendeva attuabile con successo l'inseminazione intra-uterina. Infatti lo sperma, così com'è, è irritante se iniettato all'interno dell'utero. Normalmente dopo un rapporto sessuale la maggior parte dello sperma viene trattenuto in vagina, mentre il muco cervicale consente la progressione degli spermatozoi mobili e dei fattori biologici presenti nel liquido seminale utili all'impianto di un embrione (Bromfield JJ, 2014 a). In ogni modo si pensò di utilizzare la competenza acquisita nella capacitazione degli spermatozoi non solo per la FIV, comunque impegnativa, ma per qualcosa di più semplice.

Nel 1984 venne descritta la prima gravidanza da IUI, che arrivò anche dopo le gravidanze da crioconservazione di embrioni. Oggi è usata sia su ciclo spontaneo (raramente) sia con maggiore efficienza su ciclo stimolato con vari farmaci a basso dosaggio. Si utilizza prevalentemente in caso di sterilità idiopatica, da fattore ovulatorio o da fattore maschile lieve o anche da fattore maschile severo ricorrendo a sperma da donatore. In Italia fa parte delle tecniche definite di 1° livello in Procreazione Medicalmente Assistita (PMA), cioè le tecniche con le minori complessità di esecuzione e di organizzazione, in quanto sono trattati in laboratorio i soli spermatozoi, che sono facilmente reperibili. In particolare nel nostro paese la IUI è poco usata, essendo ritenuta meno utile della FIV.

Vedremo più avanti come questa consuetudine sia opinabile e non aggiornata. Al 1° livello è posta anche la crioconservazione di spermatozoi. Gli spermatozoi possono essere crioconservati per un uso omologo (all'interno della coppia) e per un uso eterologo (per sostituire gli spermatozoi del partner maschile); in tal caso la crioconservazione si effettua anche per consentire la minimizzazione del rischio di patologie sessualmente trasmesse.

Inoltre gli spermatozoi vengono crioconservati in caso di patologie, ad esempio tumorali, che richiedano terapie che possano comprometterli; apposite biobanche sono state allestite a tal fine.

La fertilizzazione *in vitro* classica (FIV) e il transfer di embrioni (ET)

Il prelievo di oociti configura la progressione al II° livello di complessità e organizzazione, infatti gli oociti stanno all'interno del corpo della donna, dunque sono molto più difficili da ottenere rispetto agli spermatozoi e sono anche più delicati da trattare. Si trovano a questo livello la fertilizzazione *in vitro* (FIV) classica e il transfer in utero dell'/degli embrione/i ottenuto/i (ET) con relative varianti. La FIV fu utilizzata inizialmente per la sterilità tubarica e rapidamente applicata a tutte le altre indicazioni di sterilità. La stimolazione ormonale convenzionale delle ovaie al fine di recuperare molti oociti, effettuata con diversi protocolli, sottostà generalmente alla PMA di 2° livello, anche se in più parti del mondo si ricorre al ciclo spontaneo o minimamente stimolato, cosiddetta *mild stimulation*, per minimizzare il disagio sulla donna.

Dopo l'eventuale stimolazione ormonale ovarica, si procede al prelievo dell'/degli oocita/i dalle ovaie attraverso un ago inserito in vagina sotto controllo ecografico (in inglese *ovum pick-up o OPU*), generalmente in analgesia, ma il prelievo può comportare più o meno dolore anche a seconda del numero e della posizione degli oociti da prelevare dall'ovaio. Dopo un periodo di riposo degli oociti in terreno di coltura, si procede ad affiancamento con gli spermatozoi e il giorno successivo si verifica l'avvenuta fertilizzazione. Questa è regolare se si vedono due nuclei, uno che deriva dall'oocita e l'altro dallo spermatozoo. I due nuclei procedono quindi a fondersi in un unico nucleo (stadio di zigote). Da questo stadio l'embrione in terreno di coltura procede nella suddivisione cellulare (stadio di clivaggio) fino a quando, verso la 5° giornata, è costituito da centinaia di cellule (stadio di blastocisti). L'embrio-transfer (ET) si avvale di varie tempistiche e metodiche di osservazione e di scelta dell'/degli embrione/i da trasferire, da crioconservare o da eliminare, ormai abbastanza standardizzate nella pratica comune.

L'embrione può essere trasferito in 2° o 3° giornata dalla fecondazione (4-8 cellule o stadio di clivaggio), e fin qui si sviluppa utilizzando il citoplasma dell'oocita. Può anche essere trasferito in 5°-6° giornata allo stadio di blastocisti, cioè quando ormai è formato da centinaia e centinaia di cellule, dopo un mantenimento in terreni di coltura, e si sviluppa ormai assumendo nutrimento dagli stessi. Non tutti gli embrioni in coltura progrediscono dallo stadio di clivaggio a quello di blastocisti, ma possono arrestarsi nello sviluppo. Tuttavia la progressione a blastocisti non è di per sé garanzia di adeguatezza dell'embrione. Il transfer così effettuato, sia allo stadio di clivaggio che di blastocisti, si definisce a fresco.

Crioconservazione di embrioni

Appena i miglioramenti di laboratorio consentirono la sopravvivenza di tanti embrioni e il loro impianto, si manifestarono in tutto il mondo gravidanze multigemellari, che costituirono una vera e propria epidemia. Due metodiche possono diminuire il rischio di plurigemellarità: la tecnica di riduzione embrionaria (si procede all'eliminazione di embrioni una volta impiantati in sovrannumero) e la crioconservazione degli embrioni. La tecnica della riduzione embrionaria non è di per sé una garanzia di benessere per gli embrioni rimasti (Haas J et al., 2016), oltre a costituire un problema etico e psicologico per i futuri genitori (Klitzman RL, 2016).

La crioconservazione di embrioni si è rapidamente resa quasi obbligatoria in seguito alle stimolazioni ovariche con gonadotropine. Gli embrioni, quando presenti in sovrannumero rispetto alle necessità e/o all'opportunità del transfer, possono essere crioconservati con le due diverse metodiche: lo *slow-freezing* (una metodica lenta di congelamento) o la vitrificazione (una metodica rapida di congelamento). Successivamente possono essere scongelati e trasferiti o eliminati o donati per adozione o utilizzati in ricerca. La tecnica della vitrificazione tende attualmente ad essere la più usata.

Iniezione IntraCitoplasmatica di Spermatozoo (ICSI)

La FIV classica non era utile in caso di sterilità da fattore maschile severo. Infatti i pochi o poco mobili spermatozoi non riuscivano a penetrare l'oocita. La più comune variante della FIV è l'ICSI o Iniezione IntraCitoplasmatica di Spermatozoo, che comporta l'introduzione meccanica di uno spermatozoo all'interno dell'oocita con il successivo transfer dell'embrione.

L'ICSI fu introdotta a metà degli anni '90 come successo che è nato da un errore tecnico. La tecnica di iniezione dello spermatozoo all'interno dell'oocita fu infatti applicata senza alcuna sperimentazione in animali. Di fatto fu descritta come esito di un errore manuale, ma poiché ne conseguì fertilizzazione, transfer di embrione e gravidanza, fu adottata per il trattamento del solo fattore maschile severo, fino ad allora non trattabile con la FIV classica.

Si diffuse quindi via via ad altre indicazioni, tanto che oggi è usata in tutto il mondo ormai al di fuori di ogni indicazione e come prima scelta in quasi tutti i trattamenti di FIV. È privilegiata rispetto alla FIV classica perché consente nella maggior parte dei casi la fertilizzazione e quasi garantisce il transfer di embrione/i, senza peraltro aumentare le probabilità di gravidanza per ciclo, se non ovviamente nel caso di fattore maschile severo. L'ICSI può essere effettuata con varianti di scelta dello spermatozoo da iniettare, oltre alla scelta determinata dall'esperienza dell'operatore.

Crioconservazione di oociti

Gli oociti maturi, se in sovrannumero rispetto alle necessità e su richiesta della donna, possono essere ripuliti dalle cellule che li circondano e crioconservati, sempre con le diverse metodiche di *slow-freezing* o vitrificazione, quindi scongelati per essere sottoposti a fecondazione, in tal caso tramite ICSI. Gli oociti crioconservati hanno il vantaggio rispetto agli embrioni crioconservati di appartenere solo alla donna e non alla coppia. Non tutti i centri di PMA crioconservano oociti, infatti è necessaria una buona esperienza e competenza del centro stesso per avere buoni risultati (Levi-Setti PE et al., 2016).

Oociti crioconservati possono essere anche utilizzati per la donazione degli stessi, il che è molto utile anche per evitare di dover trattare nello stesso tempo la donatrice e la ricevente, infatti la crioconservazione di oociti tutti prelevati a scopo di donazione presenta gli stessi risultati rispetto all'uso di oociti freschi in termini di gravidanze cliniche (Papatheodorou A et al., 2016).

La crioconservazione dei propri oociti effettuata da giovane costituisce inoltre il cosidetto *social freezing*, che consiste nel procedere a stimolazione ovarica convenzionale per una o più volte al fine di conservare oociti da destinare al proprio uso più tardi, nell'ipotesi di averne eventualmente bisogno.

Non tratterò estesamente di tale procedimento in quanto è tecnologicamente identico alla crioconservazione di oociti per sterilità e ha diversa rilevanza solo dal punto di vista sociale, non terapeutico; peraltro non abbiamo ancora informazioni sulla sua reale utilità e sicurezza (Hirshfeld-Cytron J et al., 2012 a; Hirshfeld-Cytron J et al., 2012 b). Condivide infatti gli aspetti problematici della PMA in generale e della crioconservazione in particolare, soprattutto con vitrificazione, cui si rimanda per le informazioni pertinenti.

Anche la crioconservazione di strisce di ovaio in caso di gravi patologie (cancro, patologie ematologiche o autoimmuni), effettuata con il protocollo di congelamento lento o con vitrificazione, viene ancora considerata sperimentale. Dopo scongelamento e reimpianto le gravidanze possono insorgere anche spontaneamente e ammontano a meno di un centinaio i casi di bambini finora nati e documentati (Rodriguez-Wallberg KA et al., 2016; Ladanyi C et al., 2017).

Le apprensioni riguardano soprattutto il rischio di reimpianto anche di cellule tumorali in caso di ricorso a tale procedura per cancro, con la necessità di attento monitoraggio di insorgenza di patologie successive (Donnez J e Dolmans MM, 2015; Fajau-Prevot C et al., 2017). Tale rischio non riguarda la crioconservazione degli oociti, per cui ragazze affette da patologie tumorali più probabilmente vengono indirizzate alla stimolazione convenzionale e crioconservazione di oociti maturi, se vi è il tempo di procedere, oppure alla maturazione *in vitro* di oociti.

La maturazione *in vitro* di oociti (IVM)

La tecnica IVM o maturazione *in vitro* di oociti immaturi seguita da ICSI permette il prelievo di oociti in qualunque momento di ogni ciclo, senza stimolazione ovarica precedente, dunque sembrerebbe una buona procedura, applicabile molto rapidamente quando necessario, ma è finora adottata in pochi centri poiché ancora sperimentale e poco efficiente, dati i danni epigenetici sulle cellule che circondano e supportano la maturazione dell'oocita (Brown HM et al., 2017).

I monitoraggi finora effettuati dei nati sono troppo esigui per poter essere veramente informativi (Roesner S et al., 2017).

Assisted Hatching

Nell'intento di favorire l'impianto, taluni ricorrono alla metodica di *assisted hatching*, cioè facilitano la fuoriuscita dell'embrione dalla membrana che inizialmente lo avvolge con diverse metodiche. Questa variante metodologica, come anche altre, oggi è molto messa in discussione (Harper J et al., 2017 a), dato che pare anche diminuire il successo in FIV (Nakasuji T et al., 2014).

Tecniche di PMA di 3° livello

Al 3° livello della PMA si ritrovano le tecniche con maggiore complessità organizzativa. Alcune richiedono un passaggio dei pazienti in sala operatoria e anestesia (TESE o estrazione degli spermatozoi dal testicolo con biopsia; GIFT o introduzione in laparoscopia dei gameti in tuba, tecnica ormai praticamente abbandonata).

Gli spermatozoi estratti dal testicolo possono condurre a fertilizzazione di oociti applicando poi la tecnica ICSI. Le altre tecniche richiedono un laboratorio di citogenetica per effettuare la diagnosi genetica su oociti o biopsia del globulo polare, la diagnosi pre-impianto su embrioni o PGD, la diagnosi pre-impianto su embrioni di *screening* o PGS, definita anche diagnosi genetica pre-impianto per aneuploidie o PGD-A.

Ognuna di queste tecniche tende allo scopo di trasferire dopo FIV solo embrioni geneticamente corretti, non portatori di anomalia genetica nota o selezionati per caratteristiche considerate positive, anche solo per il sesso desiderato dell'embrione (*social sexing*). Il tutto si effettua applicando all'oocita o all'embrione i diversi tipi di indagini citogenetiche in continua evoluzione.

Protocolli e varianti tecniche

Nella FIV classica e nell'ICSI possono inoltre variare da centro a centro i protocolli di stimolazione, i terreni, detti anche mezzi di coltura (vari liquidi in commercio adeguati alla sopravvivenza delle cellule), gli ambienti di coltura, le concentrazioni di gas, le metodiche di osservazione dello sviluppo dell'embrione, le varianti tecniche e farmacologiche allo scopo di favorire l'impianto dell'embrione, i tempi del transfer, l'esperienza degli operatori ecc.. I gameti e gli embrioni possono quindi essere non strutturalmente manipolati (FIV classica) oppure micromanipolati con strumenti e tecniche varie (ICSI, biopsia del 1° globulo polare, crioconservazione, PGD, PGS, *assisted hatching*, ecc.).

Come si vede, le tecniche sono molte e molte di più sono le varianti metodologiche applicate nei singoli centri e nei singoli casi. È facoltà dei pazienti, espressione del proprio livello di informazione e comprensione, quindi di autonomia, scegliere il tipo di trattamento adatto alle proprie necessità fisiche ed emotive, con tutte le varianti del caso, parlandone con gli operatori del centro.

Tecniche eterologhe

Tutte le tecniche poi possono essere applicate con gameti autologhi (interni alla coppia) o eterologhi (con gameti esterni). Eterologo può essere anche l'utero. In tal caso gli embrioni, ottenuti eventualmente con ricorso anche a oociti di donatrice, possono essere trasferiti nell'utero della donna che si presta per la gestazione, di norma dietro compenso economico, e trasferisce la genitorialità del bambino nato ad altri, in seguito a contratti stipulati da avvocati e legali in alcuni paesi. In tal caso si parla di gravidanza surrogata, *surrogate pregnancy* o *gestational carrier pregnancy* in inglese, che si potrebbe tradurre più esattamente solo con una perifrasi del tipo "gravidanza con sostituzione di gestante"; i francesi la definiscono invece *"gravidanza per conto d'altri"*.

In questo libro non tratto della donazione degli spermatozoi, poiché non presenta nessuna differenza biologica rispetto all'uso di spermatozoi omologhi, né per quanto riguarda l'inseminazione intrauterina né per quanto riguarda la crioconservazione né per quanto riguarda la FIV. Le problematiche psicologiche relative alle tecniche eterologhe non vengono discusse in questo libro.

La donazione di embrioni poi condivide le stesse problematiche mediche della donazione di oociti, si rimanda al capitolo relativo per le informazioni pertinenti.

Altre tecniche

Del trapianto d'utero, da vivente o da donna morta, e dell'uso di citoplasma eterologo al fine di evitare malattie trasferite dai mitocondri del citoplasma dell'oocita materno non tratterò in quanto ancora strettamente effettuate in ambito esclusivo di ricerca, con pochissimi bambini nati, quindi ben poco si può dire a livello di popolazione.

Nulla si può inoltre dire per ora della tecnica di ingegneria genetica applicata su embrioni denominata *"gene editing"*, a livello assolutamente sperimentale.

Linee Guida sulla FIV

Linee Guida sull'applicazione delle varie tecniche che tengano conto delle acquisizioni recenti non sono ancora state ancora redatte a livello nazionale in molti paesi e non solo in Italia. Sono state proposte però da anni, ormai in tutto il mondo, raccomandazioni cui attenersi alla luce di quanto emerso via via a livello scientifico, soprattutto più recentemente, in particolare per quanto riguarda l'assoluta necessità del monitoraggio dello stato di salute dei bambini nati, a breve e a lungo termine. Si tratterebbe di una specie di *"codice della strada"* indispensabile ora che la FIV è sempre più diffusa.

Alcune di queste raccomandazioni sono estesamente riportate nel capitolo *"Ricerca o terapia"*, mentre le motivazioni sottostanti a tali raccomandazioni, che possono a prima vista sembrare eccessive, diventano chiare man mano che si legge questo libro.

Capitolo 3

Gravidanze da FIV: come sono espressi i risultati

Molti metodi, invasivi per l'embrione e non, sono stati utilizzati e studiati allo scopo di ulteriormente migliorare le probabilità di gravidanza della FIV, che sono stabili ormai da molti anni (Ferraretti AP e al., 2013; Kupka MS e al., 2014; Kupka MS e al., 2016; Calhaz-Jorge C e al, 2016), ma nessuno si è finora dimostrato realmente utile a tal fine (Hillier SG, 2013).

Con risultati ormai stabili in termini di probabilità di gravidanza a termine, si moltiplicano invece le indicazioni per il ricorso alla FIV e le diverse applicazioni della tecnica, anche in campi diversi dalla sterilità. Tuttavia ciò che finora è stato considerato successo in FIV, cioè la gravidanza, non è la reale definizione di successo, perché oggi si ritiene che dovrebbe essere considerato tale la nascita di un bimbo sano, che rimane tale, da una donna che rimane parimenti sana. Prendere in considerazione però ciò che finora si è definito un successo, cioè una gravidanza anche solo iniziale e non a termine, è importante per dare significato alle probabilità di gravidanza come espresse nei registri nazionali della PMA e da ogni centro.

È noto che le probabilità di gravidanza si esprimono con diversi valori, anche molto diversi dato che corrispondono a diversi rapporti e li cito tutti solo per far vedere quanti sono, non per entrare nel dettaglio:

1. probabilità di gravidanza clinica (si intende per tale uno stato di gravidanza evidenziabile con ecografia) per ogni ciclo di FIV iniziato con la stimolazione ovarica o su ciclo naturale, definito a fresco;
2. probabilità di gravidanza a termine (tolti gli aborti e altri esiti negativi) per ciclo iniziato a fresco;
3. probabilità di gravidanza clinica per ciclo di scongelamento di oociti o embrioni crioconservati;
4. probabilità di gravidanza a termine per ciclo di scongelamento;
5. probabilità di gravidanza clinica per prelievo di oociti;
6. probabilità di gravidanza a termine per prelievo di oociti;

7. probabilità di gravidanza clinica per transfer di embrioni;
8. probabilità di gravidanza a termine per transfer di embrioni;
9. probabilità cumulativa di gravidanza clinica da cicli a fresco più cicli da scongelamento calcolata sui cicli iniziati a fresco nell'anno;
10. probabilità cumulativa di gravidanza a termine da cicli a fresco più cicli da scongelamento calcolata sui cicli iniziati a fresco nell'anno;
11. probabilità cumulativa di gravidanza clinica da cicli a fresco più cicli da scongelamento calcolata sui prelievi di oociti effettuati nell'anno;
12. infine probabilità cumulativa di gravidanza a termine da cicli a fresco più cicli da scongelamento calcolata sui prelievi di oociti effettuati nell'anno.

Con dodici diversi modi di esprimersi, bisogna dunque capire cosa si intende per probabilità di gravidanza, conoscendo i termini della frazione, e non è certo facile districarsi. Bisogna avere a disposizione tutti questi vari dati per poter calcolare le varie probabilità. In ogni modo la coppia intende per probabilità di gravidanza la prospettiva che ha di tornare a casa con un bambino in braccio se inizia il percorso di PMA e questo dato è quello che il centro deve fornire (si tratta della seconda probabilità tra quelle su indicate, o in caso di crioconservazione della decima). Tuttavia, in particolare in passato, i centri si esprimevano per probabilità di gravidanza iniziale, non a termine, in rapporto poi a momenti diversi del procedimento (prelievo di oociti, embrio-transfer), dunque probabilità di gravidanza iniziale per prelievo di oociti o per transfer di embrione e non per ciclo iniziato. In questo modo, valido per analizzare adeguatamente le varie fasi del procedimento e eventualmente per il confronto tra varie tecniche, le probabilità ovviamente aumentano per ogni passo successivo, in quanto rimane stabile il numero di gravidanze e diminuisce il numero di donne che procedono nelle varie fasi. La coppia può acquisire l'informazione, quando supera i vari passaggi, di quanto aumentano le sue probabilità. Con la possibilità di scongelare oociti o embrioni, dopo una procedura di crioconservazione, si può aggiungere alla probabilità di gravidanza dopo un ciclo a fresco anche quella successiva da scongelamento (probabilità cumulativa), con un incremento sulla casistica globale che dipende da tantissimi fattori, spesso difficilmente quantificabili nel caso particolare. Per cui per avere un'idea delle probabilità di gravidanza si procede in genere per analogia con buona approssimazione; si considerano ad esempio l'età della coppia, l'età del/la fornitore/fornitrice di gameti in caso di eterologa, la diagnosi della sterilità, i valori ormonali, la risposta a stimolazioni ovariche precedenti, l'esito di eventuali precedenti tentativi e si cerca così di fornire una stima ragionevole. I vari centri possono avere risultati differenti in ragione della loro competenza e esperienza, ma anche a seconda della casistica di pazienti trattati: ovvio che più gravi sono i casi trattati meno probabile sarà la gravidanza a termine, mentre più alta sarà la probabilità di gravidanza, se la casistica è composta di donne più giovani e con minor incidenza di casi gravi. Quindi è molto difficile confrontare i risultati dei vari centri riferendosi alle gravidanze iniziali, come sovente i dati sono forniti, non avendo a disposizione né le differenti metodologie, né le tecniche impiegate, né la differenza tra le casistiche, né le complicanze in gravidanza, né gli esiti al termine, né le complicanze al parto e oltre il parto.

Per dare almeno un valore di riferimento condiviso a livello nazionale segnalo che nell'anno 2014 la probabilità cumulativa di gravidanza clinica, cioè non a termine, come riportato nella Relazione al Parlamento sugli esiti della PMA in Italia (Ministro della Salute, 2016), è stata pari al 24,3%. Nel 2015 il dato cumulativo è stato del 24,8% (Ministro della Salute, 2017).

Le percentuali di gravidanza cumulative per ciclo iniziato forniscono l'indicazione circa la probabilità di ottenere una gravidanza clinica per una donna che si sottopone ad un ciclo di FIV, avendo anche l'opportunità di effettuare in seguito cicli di scongelamento ovocitario e/o embrionario. Il dato presentato fornisce solo una stima della percentuale di gravidanza clinica cumulativa, mettendo in evidenza il peso presunto dell'applicazione delle tecniche di scongelamento. Infatti la probabilità di gravidanza clinica nei cicli a fresco è rispettivamente del 19,5% nel 2014 e del 18,2% nel 2015. Dobbiamo però tenere presente che la probabilità di gravidanza, sia cumulativa che a fresco, diminuisce a termine per un'incidenza di esiti negativi (aborti spontanei, gravidanze extrauterine, interruzioni terapeutiche) pari al 24% nel 2014 e del 25,6% nel 2015.

Tra gli esiti negativi non sono contati i casi di morte prenatale e perinatale. Nulla si può dire delle gravidanze non monitorate, la cui incidenza varia di anno in anno e che sono state ovviamente inserite nel calcolo cumulativo sulle gravidanze cliniche; i dati su riportati del 24,3% e del 24,8% infatti riguardano solo le gravidanze iniziate e non quelle giunte a termine. Per concludere in meno di un ciclo iniziato su cinque c'è una probabilità cumulativa (a fresco e dopo eventuale scongelamento) di portare a casa un bambino dopo un tentativo di FIV omologa. Se nonostante una stimolazione convenzionale non vi è stata crioconservazione, per inadeguatezza degli oociti e degli spermatozoi o degli embrioni o della tecnica, in meno di un ciclo su sei c'è la probabilità di portare a casa un bambino. Della stimolazione lieve, non convenzionale, tratterò più ampiamente in seguito; nei vari rapporti nazionali e internazionali sulla PMA non è possibile differenziare i due diversi tipi di stimolazione.

Capitolo 4

La riproduzione dal punto di vista evolutivo

Evoluzione della specie umana

Mi sembra utile, per acquisire pienamente le informazioni successive, anteporre un capitolo su come si è evoluto quel particolare momento destinato alla funzione della riproduzione delle specie che è la gravidanza. Richiede un poco di attenzione, ma spero che si riveli interessante.

Per evoluzione si intende la selezione naturale che agisce sulla variabilità individuale e favorisce gli individui più adatti che, riproducendosi meglio degli altri, cambiano nel tempo la discendenza. Essa ci presenta una serie di meccanismi destinati alla riproduzione della vita vegetale e animale che culminano nella riproduzione sessuata della specie umana.

Evolutivamente parlando, la riproduzione, non per nulla fisiologicamente tanto gratificante in tutti i sensi per la coppia, ha una fondamentale valenza sociale per la specie più che una valenza individuale. Infatti la prole costituisce la possibilità per la specie di rigenerarsi e, non estinguendosi, di continuare ad esistere. Un figlio costituisce dunque, evolutivamente parlando, una persona di cui ci facciamo carico e che lasciamo in eredità alla società.

In una società individualistica come l'attuale forse non tutti percepiscono il figlio in questi termini, ma così si sono evolute tutte le specie, secondo una definizione precisa e soprattutto diversa specie per specie di come riprodursi.

Prima di giungere fino a noi, la gravidanza nei mammiferi dotati di placenta si è manifestata circa 400 milioni di anni fa come potente sistema di protezione immunologica destinato a tollerare un trapianto diverso a metà dalla femmina in cui è ospitato, detto trapianto semi-allogenico, cioè diverso per metà dall'individuo, ma sempre della stessa specie. Tale protezione è stata così ben impostata da assicurare quasi sempre la sopravvivenza e non il rigetto dell'embrione (Land WG, 2015).

Cosa vuol dire? Vuol dire che da milioni di anni la gravidanza nei mammiferi si è evoluta in modo da assicurare la prosecuzione delle specie attraverso una iniziale tolleranza immunologica da parte della madre e poi un continuo supporto fino alla nascita in buona salute di quel particolare tipo di trapianto che è la prole. La gestante deve poter percepire in qualche modo che quel particolare trapianto, per quanto diverso da sé, è da tollerare. La prole è diversa per metà dalla madre per l'apporto dello spermatozoo geneticamente diverso dalla madre, ma uguale alla stessa per la metà derivata dall'oocita. La tolleranza esercitata dalla madre verso un embrione diverso a metà da sé, e non piuttosto il rigetto come dettato dai normali processi immunitari, è mediata attraverso una modificazione dell'attività immunologica materna impostata il più esattamente possibile proprio dall'embrione a propria protezione. Questo processo comincia addirittura ben prima dell'impianto, cioè da quando esiste l'embrione, prosegue poi attraverso l'operato del trofoblasto e della placenta. Il trofoblasto è la parte più esterna dell'embrione che si specializza fin dall'inizio della vita embrionale per costituire il contatto con la madre, necessario al suo approvvigionamento e alla crescita, mentre l'altra parte (chiamata massa interna) diventa l'embrione vero e proprio e poi il feto.

La riproduzione sessuata si è evolutivamente sviluppata in quanto assicura dentro ogni specie una variabilità tale da poter esprimere nuove caratteristiche di adattabilità. Una parte della prole può dimostrarsi più adatta a sopravvivere e a riprodursi in un determinato ambiente, ambiente che, essendo meno favorevole al resto della prole, ne limita la diffusione. Passando attraverso quella particolare divisione cellulare che è la meiosi, con la quale le cellule germinali giungono a rimescolare un poco e a dividere a metà il patrimonio di cromosomi, e poi la fertilizzazione (o fecondazione), che permette l'unione dei due gameti di genitori di sesso diverso, si ricostruisce il patrimonio intero di cromosomi tipico della specie. Mentre tutte le altre funzioni di un organismo superiore sono su base individuale (l'attività cerebrale, la respirazione ecc.), la riproduzione sessuata, sviluppatasi al fine di una maggiore adeguatezza (*fitness*) di specie, richiede due individui di sesso diverso per manifestarsi. L'esito finale della riproduzione attuata con due attori che cooperano alla funzione (anziché uno solo) è quello di dare origine a specie sempre più evolute. I due attori posseggono gameti (le cellule destinate alla riproduzione) di diversa forma e dimensione. Questo deriva dall'evoluzione di pressioni opposte dirette da una parte a massimizzare il numero dei gameti, cioè gli spermatozoi devono essere tanti, e dall'altra la loro possibilità di incontro, cioè l'oocita deve essere grande, per di più se è uno solo.

La competenza riproduttiva dei due attori si manifesta al massimo se uno dei gameti è piccolo ma molto mobile e se l'altro è immobile e grande quanto basta per assicurare le risorse per lo sviluppo dello zigote (Roberts RG, 2014). La fertilizzazione è un processo molto complesso e permette la fusione dei due gameti, fusione durante la quale i due gameti si de-differenziano e si trasformano nello zigote totipotente, dando quindi inizio alla divisione cellulare con la quale cessa l'espressione dei geni parentali per iniziare quella del nuovo genoma embrionale (Li L et al., 2013).

Ecco che ha preso avvio quel processo vitale autodiretto che è l'embrione il quale letteralmente si programma acquisendo informazioni dall'ambiente, cioè si autodetermina per il futuro, per assicurare la continuazione della specie nelle migliori condizioni che l'ambiente circostante gli consente. Siamo abituati a pensare che la selezione naturale agisca solo attraverso i geni di cui siamo dotati una volta avvenuta la fertilizzazione, ma essa opera anche attraverso tutta una amplissima serie di "interruttori" che accendono o spengono i vari geni, determinando se questi debbono funzionare o no. Questi interruttori costituiscono l'insieme dei meccanismi epigenetici, che stanno cioè al di sopra dei geni, e sono anche ereditabili. I meccanismi epigenetici costituiscono un particolare tipo di ereditarietà poiché non cambiano la sequenza dei geni ma impostano la loro espressione, cioè stabiliscono se tali geni debbano funzionare o no, dunque sono chiaramente importantissimi. L'accensione/spegnimento di un gene dipende da molteplici interferenze di molteplici fattori, ad esempio dall'età del soggetto, dal tempo di applicazione di uno stimolo, dai diversi tessuti e organi ecc.

La scienza che si occupa dei meccanismi di accensione/spegnimento dei geni si chiama epigenetica (al di sopra della genetica) ed epigenoma è l'insieme di tali meccanismi. Sia la possibilità di una mutazione genetica, che trasmetta a lungo tempo caratteristiche di migliori prestazioni in un dato ambiente, sia la competenza di una adattabilità a breve termine di fronte a condizioni repentinamente insorte sono fondamentali per l'adeguatezza di prestazioni che viene richiesta alla specie, come anche al singolo individuo. La prima possibilità di adattamento è assicurata da mutazioni genetiche che si instaurano in una popolazione molto lentamente (centinaia di migliaia di anni), la seconda invece da meccanismi epigenetici che cambiano una popolazione in pochi decenni. Ad esempio, ciò che i nostri nonni e i nostri genitori mangiavano, quanta attività fisica facevano, a quali sostanze chimiche sono stati esposti sono alcuni dei fattori che influenzano il funzionamento del nostro corpo e dunque anche la nostra funzione riproduttiva. Senza saperlo, ma solo attraverso l'osservazione, i nostri nonni avevano capito questo tipo di processo e lo esprimevano con il detto *"I frutti non cadono lontano dall'albero"*. In particolare ha molta rilevanza, anche al fine della nostra fertilità, ciò che la nostra nonna e poi la nostra mamma mangiavano prima e durante la gravidanza, quelle gravidanze da cui noi siamo derivati.

Imprinting **genomico**

Ereditiamo poi da padre e madre non solo i geni, ma per alcuni geni anche il tipo obbligatorio di funzionamento epigenetico; vi sono infatti alcuni geni (non li conosciamo tutti) che devono essere espressi fin da subito in modo obbligatorio, non casuale, al fine di consentire la regolare sopravvivenza dell'embrione. Questi geni, detti *imprinted* cioè dotati di un segnale per essere facilmente distinti dagli altri, devono essere obbligatoriamente attivati in maniera selettiva legata al sesso: alcuni di essi sono attivati a partire dal gene di provenienza maschile (acceso in tal caso, mentre è spento quello femminile), altri dal gene di provenienza femminile (acceso in tal caso, mentre è silenziato quello maschile), per precisi motivi evolutivi di sopravvivenza della specie e non solo dell'individuo. Infatti queste condizioni obbligatorie di espressione di alcuni geni, definite *imprinting* genomico, si sono manifestate e sono persistite in quanto hanno un significato evolutivo. Per quanto oggi si sa, invece, tutti gli altri geni presentano una modalità di accensione/spegnimento casuale, anche questa però dotata di significato evolutivo preciso: assicurano in tal modo la indispensabile variabilità individuale, opponendosi all'omogeneizzazione della specie che costituirebbe una diminuzione di prestazione globale. Questa modalità casuale assicura ulteriormente individui in nessun modo identici né ai genitori né ai propri fratelli e addirittura neanche ai propri gemelli monozigoti, quindi quella variabilità altamente utile per l'evoluzione, in particolare della specie umana. La manifestazione dell'*imprinting* genomico costituisce un rebus per gli scienziati, e vi sono più ipotesi a questo proposito. Sarebbe un meccanismo evolutivo di protezione per limitare un'eccessiva crescita della placenta umana, che tuttavia dev'essere sufficientemente grande in relazione alla maggiore evoluzione della specie (gli altri mammiferi dotati di placenta non hanno placente funzionalmente paragonabili a quella umana) o per frenare cellule appartenenti all'embrione che si possano poi comportare come tumori (Hall JG, 1990; Varmuza S e Mann M, 1994). L'*imprinting* però servirebbe anche per impostare funzioni esterne alla placenta, quali il funzionamento del cervello e la differenziazione sessuale (Keverne EB, 2014; Broad KD et al., 2016). Questi geni forse esprimono una specie di conflitto o interesse contrapposto padre-madre, come se il padre intendesse favorire la crescita del corpo della propria prole e la madre limitarla al fine della propria sopravvivenza (Haig D, 2014). Ma potrebbe anche trattarsi di una finalità di reciproco adattamento madre-feto, per un'adeguata invasione della placenta nell'utero della madre al fine di favorire lo sviluppo del cervello del feto senza costituire danno alla madre (Spencer HG e Wolf JB, 2014).

L'equilibrio di salute tra madre e feto, quindi l'ottimizzazione del processo riproduttivo, sarebbe in tal caso assicurato da un corretto bilanciamento dei geni *imprinted* che limiterebbero l'espansione del feto all'interno del corpo della madre fino al punto in cui fosse assicurato un ottimale nutrimento per il cervello fetale, ma non fino al punto di costituire un rischio di salute per la madre, rischio che costituirebbe certamente un danno alla specie. Se non ci fossero dei chiari "paletti" evolutivamente impostati e definitivamente mantenuti, una riprogrammazione epigenetica impostata a caso su tutti quanti i geni sarebbe fonte di una più elevata probabilità di errore, cioè di salute compromessa per madre e feto e minor possibilità di prosecuzione della specie in buona salute, cioè in condizioni di migliori prestazioni. Qualunque sia la ragione, e probabilmente in parte tutte sono valide, l'*imprinting* genomico si è sviluppato e mantenuto durante tutta l'evoluzione della nostra specie e non si tratta quindi solo di fortuna che i processi di *imprinting* genomico che avvengono a livello dei gameti siano altamente affidabili e resistenti alle influenze ambientali, mentre mutevoli e meno affidabili siano i processi di programmazione epigenetica che avvengono nella fase successiva di sviluppo dell'embrione sia sui geni *imprinted* che sugli altri (Radford EJ et al., 2012). Insomma, è indispensabile la variabilità, ma all'interno di "paletti" evolutivamente impostati.

Si sa inoltre che vi sono geni la cui programmazione epigenetica, che appare più o meno casuale, varia con il variare dell'alimentazione materna peri-concezionale (Dominguez-Salas P et al., 2014). Attualmente non riusciamo a capire quanto della variazione epigenetica di questi geni sia dovuta al caso e quanto all'apporto nutrizionale periconcezionale, ma è stata evidenziata una correlazione tra alcuni assetti epigenetici, l'alimentazione e alcuni tipi di malattie, in particolare patologie tumorali (leucemie) o correlate all'immunità (asma, resistenza alle infezioni) (Silver MJ et al., 2015).

La potenziale origine epigenetica di tali malattie viene così collegata a modificazioni non più strettamente casuali, ma dipendenti dall'alimentazione o dall'ambiente in fase di sviluppo (Harris RA et al., 2013). Come detto, questa variabilità rappresenta di per sé qualcosa di molto buono, pur se con qualche possibilità di devianza e in tal caso si può manifestare patologia.

La gravidanza e la sua correlazione con la salute

Fatta questa fondamentale introduzione, veniamo ora a come può insorgere una gravidanza. Evolutivamente una gravidanza, e in particolare una gravidanza a termine e un neonato in buona salute, esprime il lungo viaggio dei gameti (cellula uovo femminile o oocita e cellule germinali maschili o spermatozoi) alla ricerca della qualità. L'incontro e fusione dei gameti, femminile e maschile, costituisce il preludio alla migliore adeguatezza possibile della prole per la prosecuzione della specie in condizioni di salute.

Per raggiungere questo scopo di qualità nella nostra specie lo spermatozoo deve sopravvivere nell'ambiente ostile del tratto genitale femminile per poter raggiungere l'oocita perfettamente maturo appena ovulato e captato all'interno della tuba, evadendo la reazione immune della femmina (lo spermatozoo è estraneo al corpo femminile e già per questo viene inizialmente selezionato), risalendo fino al luogo della fecondazione, sempre mantenendo la capacità fecondante e l'integrità del suo DNA, cioè l'adeguatezza del suo genoma e epigenoma. L'oocita pure deve avere genoma ed epigenoma corretto per essere fecondato con efficienza e inoltre deve possedere numerosi meccanismi per identificare chiaramente e poter rifiutare non solo i batteri ma anche lo sperma incompatibile o semplicemente temporalmente inadatto, al fine di una ottimale prestazione riproduttiva. In effetti genoma ed epigenoma corretto sia per lo spermatozoo fecondante che per l'oocita fecondabile sono caratteristiche necessarie alla tutela della salute della prole e quindi della specie. La tuba non serve solo come condotto di passaggio dall'ovaio all'interno dell'utero, anzi ha un ruolo fondamentale nella fecondazione, guidando lo spermatozoo verso l'oocita e rendendolo competente a raggiungerlo e a penetrarlo, consentendo d'altra parte la scelta, ancora criptica ai nostri occhi, dello spermatozoo da parte dell'oocita (Tecle E e Gagneux P, 2015). La tuba protegge lo spermatozoo e l'embrione da stress ambientali, trasporta quest'ultimo verso l'utero, in assenza di luce provvede a mantenere stabile la temperatura, bassa la tensione di ossigeno e ottimale il pH per instaurare condizioni adeguate di sintesi proteica al fine di una regolare divisione dell'embrione pre-impianto, secerne fluidi in un dinamico e continuo rapporto di dialogo con l'embrione, contribuendo allo scambio di informazioni con la madre (Li S e Winuthayanon W, 2017). Si sa infatti che vi è una comunicazione dinamica e nelle due direzioni tra madre e embrione effettuata tramite microvescicole fornite di membrana cellulare, presenti in tutti i distretti attraversati dall'embrione (tuba, utero), veri e propri taxi che trasportano informazioni, a cominciare da prima dell'impianto e per tutta la gravidanza, attraverso il loro contenuto in proteine, lipidi, acidi nucleici di vario tipo. Si tratta di uno scambio di informazioni genetiche ed epigenetiche finalizzato al reciproco adattamento allo stato di gravidanza per la madre e all'impianto per l'embrione e poi il feto. Tale processo inizia ben prima dell'impianto in utero dell'embrione al fine di assicurare la sua più adeguata immuno-tolleranza da parte della madre (Saadeldin IM et al., 2015). Come lo spermatozoo, anche l'embrione deve subito evadere la risposta immune materna e lo fa al meglio già inviando messaggi quando si trova nelle prime fasi di sviluppo in tuba. Tutte queste funzioni sono state solo in tempi relativamente recenti investigate più a fondo, dato che anche dopo l'introduzione della FIV a lungo tempo si è pensato che l'ambiente tubarico fosse relativamente ininfluente e che la tuba fungesse solo da raccordo tra sede dell'ovulazione e interno dell'utero.

Come abbiamo finora visto, l'evoluzione ha dunque sviluppato meccanismi di protezione dell'integrità della nostra specie molto sofisticati, meccanismi che sono applicati già a partire dai gameti e che si manifestano poi appieno in sequenza nell'embrione, nel feto, nel neonato e quindi nell'adulto. Un tentativo di riproduzione con gameti per nulla o poco adeguati, evolutivamente parlando, non può che essere necessariamente fonte di persistenza di sterilità, aborto o di fragilità, a breve e a lungo termine, della salute del nato. Tale potente sistema a protezione dell'integrità della specie si esplica, ovviamente con qualche residua possibilità di errore, anche attraverso la programmazione dell'impostazione epigenetica dei gameti e poi in seguito anche dell'embrione, cui ho già accennato.

Più precisamente, questa programmazione consiste nella particolare risposta adattativa a uno stimolo, benefico o anche potenzialmente dannoso, insorto durante un periodo critico di sviluppo, risposta attuata mediante modificazioni dei molteplici meccanismi epigenetici applicati sui geni, in particolare quindi quelli dei gameti e dell'embrione durante ogni fase del processo riproduttivo. Teniamo presente che un certo livello di plasticità epigenetica, cioè la possibilità di mutare alcune istruzioni epigenetiche di accensione/spegnimento del DNA potenzialmente sia positive che negative, continua per tutta la vita. Un segnale epigenetico dannoso può verosimilmente essere inibito durante la vita adulta, ad esempio da una dieta con pochi zuccheri o ricca di alimenti vegetali benefici, ma il momento in cui un eventuale insulto insorge è determinante per la condizione di salute successiva. Infatti un'alterazione epigenetica che avviene durante lo sviluppo embrionale avrà un impatto molto maggiore sulla programmazione epigenetica globale successiva, dato che continuerà ad essere trasmessa lungo le ripetute divisioni cellulari a tutti i diversi tipi di cellule, sia staminali (quelle che servono a rigenerare i vari tessuti) sia somatiche (quelle che costituiscono il nostro intero corpo) che germinali (quelle deputate alla riproduzione) (Barker DJ e Clark PM, 1997). L'adattamento epigenetico che interviene in risposta a segnali esterni, durante le fasi di maturazione dell'oocita e in seguito di fertilizzazione e sviluppo dell'embrione sarà dunque generalmente irreversibile per l'organismo, oltre a condizionare le cellule germinali (Kwong WY et al., 2000) anche per più generazioni, come noto da studi animali (Xu GF et al., 2017 a).

Poiché i processi di crescita avvengono secondo una ben definita sequenza a partire dai gameti, in particolare dagli oociti, e quindi dalle prime cellule embrionali, tutto ciò che interferisce con uno sviluppo iniziale preordinato può alterare la traiettoria di crescita futura e anche le cellule riproduttive (gameti) della generazione successiva. Data la necessità di espressione di geni altamente coordinata e regolata in risposta a segnali esterni, le condizioni per la competenza dell'oocita a essere fecondato con efficienza, dunque dare origine a un embrione vitale, si determinano già precedentemente e poi nel corso della sua maturazione prima dell'ovulazione e ovviamente comportano processi di tipo epigenetico (Tomizawa S-I et al., 2012; Imbar T e Eisenberg I, 2014; Setti AS et al., 2016). I percorsi evolutivi di tipo epigenetico che sottostanno a una sana embriogenesi si fondano su una sana oogenesi, cioè su una corretta maturazione dell'oocita (Conti M e Franciosi F, 2018). Ad esempio, già nel liquido presente intorno all'oocita si riscontrano i presupposti delle successive anomalie dell'embrione dovute a malnutrizione materna, in eccesso come in difetto (Velazquez MA, 2015 a), mentre gli embrioni derivati da oociti di donne in sovrappeso e obese, oociti funzionalmente meno competenti, mostrano già anomalie metaboliche e morfologiche (Leary C et al., 2015).

La correttezza del processo di maturazione deve essere infatti assicurata da fattori già presenti nell'oocita, fattori che possono essere perturbati da ogni condizione avversa che alteri il normale programma maturativo degli oociti all'interno dell'ovaio. La competenza di sviluppo in salute di ogni embrione della nostra specie è molto variabile, parte dalla competenza dell'oocita e questo ci è chiaramente dimostrato dalla bassa fecondità della specie e dall'incidenza di aborti spontanei, ad attestazione dell'incompetenza di molti oociti e embrioni a svilupparsi con adeguate prospettive di salute dell'individuo e della specie (Shaw L et al., 2013).

Condizioni avverse possono essere costituite da uno stato nutrizionale materno inadeguato in eccesso come in difetto, da interferenti endocrini e inquinanti, come il DDT e la diossina, ma anche da tecniche di fertilizzazione *in vitro* (Tomizawa S-I et al., 2012). L'alimentazione della madre in fase periconcezionale modifica l'impostazione epigenetica dell'embrione, che in seguito cambierà in modo definitivo la struttura dei suoi organi, condizionandone così l'adeguatezza di funzione futura e il rischio di sviluppo di patologia (Fleming TP et al., 2015 a). A partire dai gameti e dalle prime fasi di sviluppo dell'embrione sono dunque cambi di tipo epigenetico a modificare il potenziale di sviluppo e di salute successivo, in particolare quelli che coinvolgono i particolari geni, detti *imprinted*, coinvolti nella crescita.

Le conseguenze delle modificazioni di tipo epigenetico a livello delle caratteristiche di salute dei nati sono potenzialmente molto ampie, ma ben poco conosciute; ad esempio, conosciamo solo in parte il rischio correlato alle modificazioni epigenetiche che si accompagnano al basso peso alla nascita. Oltre che per le alterate traiettorie di crescita e per il rischio cardiovascolare e dismetabolico (diabete di tipo 2, obesità, dislipidemie..), rischi ormai ampiamente accertati (Thompson JA e Regnault TR, 2011; Lakshmy R, 2013), un basso peso alla nascita determinato da condizioni ambientali a livello embrionale potrebbe essere preso in considerazione quale indice di rischio anche per l'insorgenza di disturbi neuro-comportamentali e cognitivi, quali depressione, autismo ecc. (Fleming TP et al., 2004).

Nel mondo si stima che il 9,55% dei nati a termine sia di basso peso e l'1,2% di peso molto basso, la maggior parte in paesi in via di sviluppo (UNICEF e WHO, *Report* 2004). In realtà è anche nel mondo occidentale che i nati sottopeso (circa il 7%) continuano ad aumentare, soprattutto per le gravidanze in età avanzata non solo della madre ma anche per l'età del padre (Sharma R et al., 2015) e in particolare per le gravidanze che insorgono in seguito a Procreazione Medicalmente Assistita (PMA), che sovente comportano inadeguata placentazione, basso peso in rapporto all'epoca di gestazione e alla nascita, in particolare se da embrio-transfer a fresco (Levi Dunietz G et al., 2017). È noto inoltre che le nascite pretermine, frequenti in PMA, attraverso meccanismi non noti comportano maggior rischio di problemi neuro-comportamentali (Morse SB et al., 2009; Talge NM et al., 2010; Natarajan G e Shankaran S, 2016; Shapiro-Mendoza C et al., 2013).

Proprio per questo tipo di evidenze circa il basso peso alla nascita, già alla fine degli anni '90 l'epidemiologo David Barker suggerì in convegni scientifici di non focalizzarsi negli studi sugli embrioni umani nel campo della fertilizzazione *in vitro* solo sui meccanismi intrinseci di sviluppo dell'embrione (cioè sul suo patrimonio genetico), ma di valutare tutto alla luce delle interferenze da parte di fattori esterni che avrebbero potuto avere un maggior impatto sul potenziale di salute a lungo termine, vale a dire iniziare a prendere in considerazione anche la sensibilità dell'oocita e poi dell'embrione in coltura *in vitro* alla programmazione epigenetica del suo sviluppo (Fleming TP et al., 2015 b). Cercare di assicurare un'ottima placentazione a un embrione offre dunque un nuovo approccio alla prevenzione di patologie quali le malattie cardiovascolari, il diabete e l'obesità che ora raggiungono proporzioni endemiche (Barker DJ e Thornburg KL, 2013; Burton GJ et al., 2016). Poiché non vi è chiarezza e definizione di percorsi condivisi su come raggiungere questo fine, cioè prevenire il danno cardiovascolare e dismetabolico insito nel basso peso alla nascita nelle future generazioni, è ancora necessario individuare i migliori interventi terapeutici prima delle gravidanze, e non solo durante, sia per quelle spontanee che soprattutto per quelle da FIV. Successivamente, una volta individuati, si dovrebbe cercare di adottare tali interventi terapeutici, ora che si è capito che è l'ambiente prenatale che influenza la salute successiva e il peso alla nascita è un indice di salute in gravidanza, in quanto indice di disponibilità di nutrienti per il feto e in particolare di adeguatezza della placenta.

La placenta

La placenta è stata un "nostro" organo, potrebbe essere considerata il più importante organo del nostro corpo, non solo di quando eravamo feti, invece è il meno considerato, poiché è un organo posto al di fuori del nostro corpo e poiché la sua funzione è breve. Nella nostra vita prenatale svolge contemporaneamente funzioni più tardi assunte dai nostri vari organi, quali il fegato, i polmoni, l'intestino, i reni e ghiandole endocrine. Ha una struttura funzionale unica, adeguata a questo complesso ruolo, influenza direttamente non solo l'utero a rispondere efficientemente al suo compito, ma influenza anche il funzionamento metabolico della nostra madre, ci protegge dalla sua risposta immunitaria, da ormoni non utili, tossine, inquinanti e infezioni. Mentre ci fornisce nutrimento e ossigeno e difesa, addirittura modifica a lungo termine il cervello della nostra madre orientandolo alla nostra protezione e cura (Hoekzema E et al., 2017).

Si sa ancora ben poco dell'effetto della gravidanza mediato dalla placenta sul cervello della donna. Lo studio appena citato evidenzia che vi sono precise modificazioni del volume della materia grigia in aree deputate al riconoscimento sociale che corripondono a quelle sollecitate dal figlio in seguito alla nascita e le cui modificazioni di volume corrispondono all'attaccamento materno successivo.

Questo suggerisce un processo di transizione e di adattamento alla maternità mediato dal feto a sua protezione, inoltre tali modificazioni nella madre persistono a lungo, essendo state studiate per almeno due anni. Evolutivamente dunque l'embrione non è un parassita, è un mutuo simbionte, gli anglosassoni parlerebbero di una situazione "*win-win*", cioè l'embrione è un organismo che condivide la propria vita con quella della madre, mentre entrambi traggono benefici e vantaggi reciproci da tale unione.

La placenta integra molteplici segnali nutrizionali materni e fetali al fine di accordare la quantità e la qualità di richieste fetali con l'apporto materno, cioè ciò che la madre è in grado di offrire in quel contesto, regolando la fisiologia materna, la crescita placentare e il trasporto dei nutrienti, per massimizzare la probabilità di propagazione dei geni parentali senza danneggiare la salute della madre (Díaz P et al., 2014). L'aspetto più rilevante però è che il ruolo di protezione della salute del feto non è solo nell'immediato, ma nel lungo termine. Poiché la placenta è inserita all'interno dell'utero della madre ci si dimentica che non le appartiene, ma appartiene a noi da quando eravamo embrioni. Nella specie umana una placenta con un funzionamento tanto complesso, più complesso di quello di tutte le altre specie, si è così evoluta per assicurarci un adeguato sviluppo cerebrale, ma il prezzo da pagare per tale evoluzione è la possibilità di insorgenza di complicanze potenzialmente anche fatali per la madre e per lo stesso feto.

Tali complicanze non sono presenti in animali inferiori con un cervello meno sviluppato e sono la preeclampsia (ipertensione materna, ritenzione di liquidi, perdita di proteine nelle urine in gravidanza; tempo fa era chiamata gestosi) e l'eclampsia (complicanza della preeclampsia con convulsioni epilettiche) (Burton GJ e Fowden AL, 2015).

Il cervello dotato di maggiori potenzialità caratteristico della specie umana si è sviluppato proprio grazie alla placenta che presenta le massime caratteristiche di invasività rispetto ad altre specie. L'invasività della placenta inizia con l'invasione dell'interno dell'utero da parte di quelle cellule dell'embrione differenziate allo scopo (trofoblasto) e il rimodellamento dei vasi sanguigni materni all'interno della parete dell'utero per assicurare un adeguato apporto sanguigno al feto. Se si presenta insufficiente invasività da parte dell'embrione, si determina in seguito un ridotto flusso sanguigno placentare e un ridotto apporto nutrizionale al feto con deficit di crescita dello stesso, insorge quindi quella complicanza della gravidanza caratterizzata da ipertensione materna definita preeclampsia (Kaufmann P et al., 2003).

L'invasione con rimodellamento delle arteriole materne, al fine di essere ben bilanciata, è regolata anche dal permesso concesso da parte del sistema immunitario della madre, perché essa non deve essere al contrario eccessiva. In tal caso la placenta dopo il parto tenderebbe a non staccarsi dall'utero e insorgerebbe emorragia, che è importante causa di morbilità e mortalità delle donne dopo il parto in Italia e nel mondo. Dunque un perfetto bilanciamento dell'invasione del trofoblasto embrionale nell'utero materno dipende dalle informazioni precedentemente scambiate tra embrione e madre, anche prima dell'impianto, e da quanto adeguatamente i due si sono piaciuti e accordati. In conclusione, in assenza di un equo accordo embrione-madre si può ritenere la preeclampsia una conseguenza epigenetica, innescata dall'embrione e/o dalla madre, del blocco o della attivazione di geni chiave per l'adeguata invasività da parte del trofoblasto delle piccole arterie uterine della madre (Yuen RK et al., 2010; Jia RZ et al., 2012; Blair JD et al., 2013; Hogg K et al., 2013; White WM et al., 2013). Se insorge un difettoso e limitato rimodellamento delle arteriole uterine, senza adeguato approfondimento, l'ipertensione nella madre si determina in seguito alle richieste da parte del feto al fine della propria sopravvivenza, per conseguire un maggior apporto di sangue alla placenta. Si tratta quindi di un adattamento funzionale alle necessità di nutrimento e ossigenazione del feto, pur necessariamente ridimensionate (Yan

Y-H et al., 2013). Come detto, solo le piccole arterie spirali devono essere adeguatamente invase con un perfetto bilanciamento e senza esagerato approfondimento, altrimenti la placenta non si distacca correttamente dopo il parto dall'utero e insorge emorragia, espressione questa di una insufficiente limitazione da parte materna all'invasione del trofoblasto, cioè di una modificazione epigenetica di tipo diverso dal precedente, se non opposto. L'inadeguatezza, sia per difetto che per eccesso di invasione del trofoblasto embrionale nell'utero della madre, può insorgere per interazioni genetiche scorrette tra l'embrione e la difesa immunitaria della madre, cioè in qualche modo l'embrione e la madre non si piacciono e si tollerano poco. Però può anche insorgere per problemi epigenetici dovuti a geni *imprinted* mal programmati e correlati alla crescita placentare e in seguito cerebrale, cioè embrione e madre si potrebbero anche piacere, ma l'embrione ha avuto qualche problema di riprogrammazione.

Vi sono alcuni geni *imprinted* che sono simultaneamente espressi a livello placentare e cerebrale per regolare la crescita di questi due organi (Keverne EB et al., 2015), il che risottolinea la stretta correlazione tra funzionamento placentare e sviluppo cerebrale.

In pratica è l'embrione che si attiva con geni *imprinted* di derivazione materna a tutelare il più possibile lo sviluppo del proprio cervello, se necessario anche attraverso lo sviluppo di preeclampsia. È proprio così, prova ne sia che in caso di preeclampsia sono state evidenziate in più studi modificazioni epigenetiche di alcuni geni, perché è stato facile studiare la placenta dal punto di vista epigenetico dopo la nascita.

Uno studio recentemente pubblicato indica che il rischio di schizofrenia e il rischio di gravidanza patologica con esiti neonatali compromessi sono attribuibili al genoma fetale e alla sua espressione, mentre la patologia ischemica placentare (preeclampsia), dovuta all'anomalo impianto delle arteriole spirali nell'utero con lo stato pro-infiammatorio associato, ne è alla base. Geni implicati nel rischio di schizofrenia da adulti, attraverso diversi meccanismi biologici, regolano primariamente la fisiologia placentare, influenzando il rischio di preeclampsia e di esiti avversi neonatali, secondariamente lo sviluppo del cervello, attraverso altri meccanismi epigenetici, con esito in rischio potenziale di schizofrenia particolarmente nei maschi adulti (Ursini G et al., 2018). Tali evidenze indicano nella placenta il mediatore cruciale di interazioni suscettibili di manifestazione di schizofrenia, come di altre patologie neuro-comportamentali quali l'autismo o l'iperattività e i deficit dell'attenzione (Curran EA et al., 2018; Böhm S et al., 2017). Ci si rende ben conto dunque della necessità di ulteriori studi per arrivare a conoscere e tutelare la fisiologia placentare (cioè minimizzare il rischio di preeclampsia), tutelando nel contempo il regolare sviluppo cerebrale, al fine di ridurre il carico globale di patologie psichiatriche (Ursini G et al., 2018).

Quanto esposto rende ragione del perché la placenta, che trae origine dal trofoblasto di quando eravamo un embrione, ci fornisce ossigeno e nutrimento durante la fase prenatale e collabora a porre le premesse per la nostra salute in fase post-natale, potrebbe essere considerata il più importante organo del nostro corpo e non solo di quando eravamo feti.

L'ambiente di sviluppo dei gameti e dell'embrione

Importante al fine del tema di questo libro, è che i vari tipi di inadeguatezza placentare possono insorgere già in natura, ma ancor più in Procreazione Medicalmente Assistita (PMA). Molte cose non sappiamo; noi non conosciamo ancora come gli embrioni interagiscono con il proprio corretto ambiente *in vivo*. Non sappiamo come questa interazione si possa modificare durante le varie condizioni ambientali che si possono presentare sia *in vivo* che *in vitro*. Non conosciamo il tipo di risposte globalmente necessarie, indice e misura della plasticità individuale di sviluppo, al fine non solo del benessere, ma anche a quello della sola sopravvivenza. Però abbiamo già capito che la plasticità individuale parte già prima della gravidanza, parte dalla qualità dell'oocita, il quale si adatta ad assicurare una impostazione di crescita fetale che ha origine dalla percezione dell'apporto nutrizionale materno *in vivo*, già prima dell'ovulazione. Le informazioni che via via emergono da studi di epigenetica sottolineano quanto bisogna fare attenzione all'ambiente di sviluppo dei gameti, sia oociti che spermatozoi, e poi dell'embrione.

Da uno studio su donne gravide, effettuato simultaneamente in due diverse realtà sociali in Inghilterra e a Singapore, deriva un forte supporto scientifico per la crescente attenzione sulla qualità dell'ambiente prenatale nella programmazione epigenetica non solo per un ottimo esito in salute perinatale, ma anche per la salute e il benessere a lungo termine. Infatti è stata riscontrata una precisa correlazione tra l'impostazione epigenetica alla nascita di un gene regolatore chiave della differenziazione dei neuroni e del modellamento cerebrale con il quoziente di intelligenza a 4 anni e la funzione esecutiva a 7 anni. Ciò indica che proprio attraverso processi epigenetici prenatali vengono improntate funzioni neuro-cognitive e comportamentali a lungo termine (Lillycrop KA et al., 2015).

Non è stato possibile definire quale relazione esista tra madre e feto nel determinare una diversa impostazione del gene, ma l'importanza della qualità dell'ambiente prenatale ha chiaramente importanti implicazioni per i medici, ma anche per i politici. Dobbiamo sapere che durante la maturazione finale dei gameti avviene una quasi completa cancellazione dell'impostazione epigenetica precedente seguita da una sofisticata riprogrammazione epigenetica dello spermatozoo e dell'oocita, ma poi anche l'embrione va incontro a riprogrammazione rapidamente nelle primissime fasi di sviluppo secondo una definita sequenza temporale. Queste successive ondate di riprogrammazione mantengono generalmente la stessa programmazione epigenetica solo nei geni *imprinted* (Messerschmidt DM et al., 2014). Errori possono sempre avvenire anche in natura, ma i sistemi di controllo di qualità nella specie umana sono particolarmente elevati e sofisticati e permane una notevole possibilità di autocorrezione dell'errore. Tuttavia tutto ciò che interferisce con l'adeguata sequenza di riprogrammazione, anche per quanto riguarda i geni *imprinted*, può alterare la traiettoria di sviluppo dell'embrione.

L'adeguata programmazione avviene a vari livelli per la somma e l'incrocio di tanti fattori. La programmazione di origine materna deriva non solo dalla nutrizione periconcezionale o dall'esposizione a interferenti inquinanti e dal *timing* di eventuali stimoli dannosi per quanto riguarda l'oocita, ma per quanto riguarda l'embrione anche dall'aver ereditato gli adeguati mitocondri del citoplasma dell'oocita dalla madre, indispensabili a fornire energia e a impostare la lettura dei geni del nucleo delle cellule dell'embrione stesso (Muir R et al., 2016) e da come, in seguito a tutto il processo prima descritto, si sviluppa la placenta. Gli effetti paterni sono mediati dai geni paterni o da modulatori epigenetici degli spermatozoi (Lucas ES e Watkins AJ, 2017) e anche dalle proteine del plasma seminale depositato in vagina (Rodríguez-Martínez H et al., 2011). Il plasma seminale in vagina contribuisce al benessere dell'embrione, agisce infatti sia nel proteggere l'integrità degli spermatozoi sia nel bilanciare lungo il tratto riproduttivo segnali di origine materna che siano di giovamento come di danno all'embrione, a sua volta influenzando la sopravvivenza embrionale, lo sviluppo embrionale e programmando il fenotipo metabolico e perfino la quota di adipe futura nella prole maschile (Bromfield JJ et al., 2014 b).

In ogni modo, se è presente una modificazione epigenetica già a livello di oocita o spermatozoo dannosa per la salute ma compatibile con la vita, questa si trasferisce all'embrione poi alla placenta e al feto nel corso di tutta la gravidanza, al neonato e infine all'adulto. Ed è già dal momento della penetrazione dello spermatozoo nell'oocita, cioè fin da subitissimo, che l'embrione con il suo apporto genetico ed epigenetico tratto dalla madre e dal padre interagisce autonomamente con l'ambiente al fine della sua sopravvivenza, manifestando le informazioni globali possedute e adattandole all'ambiente, proseguendo poi in un regolare sviluppo o meno, a seconda che la sommatoria globale delle informazioni sia sufficientemente adatta o no. L'embrione quindi rappresenta la finestra dello sviluppo dell'organismo durante la quale si manifesta la più ampia suscettibilità alle condizioni ambientali.

L'adattamento epigenetico, diverso per ciascun gamete/embrione in risposta a segnali esterni durante le fasi di maturazione e crescita, sarà generalmente irreversibile per l'organismo, si trasmetterà alla placenta e condizionerà la sua salute futura o il suo rischio di malattia. Per quanto ne sappiamo, vi potrebbe anche essere una possibilità per l'epigenoma di manifestare variazioni casuali oltre a quelle imposte dall'ambiente. Anche questo potrebbe però costituire di per sé stesso un fenomeno di adattamento con grande valenza evolutiva: si amplierebbe la competenza di alcuni embrioni, molti di più che se essa fosse solo determinata dal genoma, a rispondere alle mutazioni ambientali. Come se la casualità, il «rumore di fondo», fosse di per sé stesso un fattore importante in senso evolutivo del progetto di sviluppo (Pujadas E e Feinberg AP, 2012): in fondo ognuno di noi è un mutante a modo suo, il che è un bene per la specie e non certo necessariamente un guaio. In ogni modo da anni tutti gli studi di epigenetica ci raccontano che l'ambiente in cui si sviluppa l'embrione e poi il feto è critico per il suo futuro (Fleming TP et al., 2017).

Il concetto è generale, comprende tutte le specie animali, con differenze specifiche per ogni specie. Sappiamo che vi è una grande plasticità compatibile con la vita nel periodo di vita prenatale. Si possono manifestare molti diversi esiti, epigeneticamente mediati, a partire da un singolo patrimonio genetico in risposta a specifiche influenze di diverse e mutevoli condizioni ambientali durante la crescita embrionale e fetale. Insomma, i nostri geni vanno incontro a continui cambiamenti di programma a seconda di cosa incontrano sulla loro strada e si adattano a farci stare il meglio possibile. Non è chiaro se si manifesta un costante accumulo di modificazioni epigenetiche o se specifiche finestre di sviluppo sono particolarmente sensibili, anche se è intuitivo pensare che lo sviluppo tanto più è iniziale tanto più è sensibile all'ambiente (Novakovic B e Saffery R, 2013).

Alcune cose però le sappiamo. Sappiamo che l'obesità, l'apporto proteico insufficiente o comunque una dieta squilibrata non solo in macronutrienti rispetto alla spesa energetica, ma anche in micronutrienti, sia nell'uomo che nella donna hanno effetti a lungo termine sulla salute della prole. Sappiamo che l'esposizione prenatale della madre e del padre a alimenti protettivi, ad es., antiossidanti nella dieta, risulta in minor danno ossidativo e in seguito nel corso della vita in minor rischio di degenerazione tumorale da adulti. Sappiamo che è fondamentale l'equilibrio tra tutti i nutrienti. Infatti se c'è uno squilibrio nutrizionale, anche in eccesso di costituenti peraltro essenziali, questo può tradursi in danno, tanto più se accompagnato da carenza dei micronutrienti necessari per utilizzare correttamente l'elemento essenziale (Godfrey KM., 2002; Vanhees K et al., 2014). È sempre stato ben chiaro a livello di cultura popolare, ma da poco è scientificamente evidente, che un apporto nutrizionale adeguato prima e durante una gravidanza è essenziale non solo per permettere l'insorgenza di una gravidanza, ma anche un normale sviluppo del feto e una regolare impostazione dei circuiti cerebrali a livello neurocomportamentale. Tuttavia noi a tutt'oggi non siamo in grado di fornire alle donne un'adeguata informazione a questo riguardo.

Una revisione della letteratura ha evidenziato che generalmente le donne non ricevono adeguati consigli nutrizionali prima e durante la gravidanza neanche nei paesi sviluppati, che gli operatori sanitari ne percepiscono il valore, ma non possono fornirli per mancanza di tempo, per mancanza di risorse e soprattutto per mancanza di *training* adeguati (Lucas C et al., 2014). Questo è assolutamente grave per una società che sta prendendo coscienza della necessità della prevenzione e nel contempo si rende conto che siamo ancora ben lontani da un reale approccio di prevenzione ai fini della tutela di una buona salute della società futura.

Capitolo 5

La sterilità e la fertilizzazione in vitro (FIV)

Fisiologia e patologia

È proprio la teoria, nota inizialmente come teoria di Barker o *Developmental Origin of Health and Disease* (DOHaD o Origine durante lo Sviluppo di Salute e Malattia), che sta alla base delle preoccupazioni di esperti di FIV circa la ricaduta sui bambini nati di potenziali effetti negativi per la loro salute. Le conseguenze a lungo termine di un apporto nutrizionale inadeguato in epoca periconcezionale in campo umano sono state identificate attraverso studi epidemiologici in coloro che sono stati concepiti con l'inizio della carestia cui è stata sottoposta la popolazione olandese nell'inverno del 1944 durante l'occupazione nazista. I nati da adulti hanno presentato significativo incremento di rischio di patologia cardiovascolare, ipertensione, obesità, diabete, schizofrenia, depressione, disturbi cognitivi rispetto ai nati con esposizione alla carestia solo più tardi in gravidanza (Painter RC et al., 2006; de Rooij SR e Roseboom TJ, 2013).

Considerazioni insorte da questo tipo di evidenze hanno richiamato l'attenzione sull'ambiente della FIV in cui l'embrione si sviluppa. L'apporto nutrizionale materno all'embrione *in vivo* varia con il variare dell'ambiente (tuba o endometrio), con lo stato ormonale, con la presenza o meno di riserve nutrizionali, con lo stadio di sviluppo embrionale e il suo metabolismo, ma comunque è diverso dall'apporto nutrizionale fornito dai terreni di coltura *in vitro*. Purtroppo non conosciamo ancora le necessità, tutte le necessità senza deficit e senza eccessi, relative all'ambiente in cui un embrione normalmente si sviluppa, anche se si è riusciti a mimarle nella FIV con sufficiente approssimazione, tanto da arrivare a consentire lo sviluppo e la sopravvivenza dello stesso, ma per ora almeno abbiamo prova certa solo di questa, testimoniata dal suo impianto e dalla nascita. Ma è proprio grazie alla FIV che abbiamo ora gli elementi per incominciare a capire quanto l'embrione stesso sia attore importante della programmazione della sua futura crescita e salute (Albertini DF, 2016). Dato che l'embrione deriva dallo spermatozoo più l'oocita e eredita le modificazioni epigenetiche imposte sugli stessi dall'ambiente cui sono stati esposti prima di fondersi, ne discende che lo stesso sviluppo della placenta e la sua funzionalità risentono dell'ambiente in cui è maturato ogni gamete, in particolare l'oocita. Questo ambiente precedente alla gravidanza e alla formazione della placenta è quindi in realtà parte dell'effetto globale dell'ambiente materno sulla placenta una volta formata: pertanto, tutto lo sviluppo embrio-fetale è in conseguenza di eventi precedenti (Fleming TP ed al., 2004). Le informazioni già contenute nei gameti prima della fertilizzazione, a seconda di come sono stati modificati dall'ambiente, pongono inizialmente le premesse dello sviluppo dell'embrione dallo stadio di zigote a quello di blastocisti (Eckert JJ et al., 2015). In seguito la comunicazione ambiente-madre-embrione prende avvio e prosegue attraverso scambi di informazioni mediati da stimoli nutrizionali. La risposta adattativa alla eventuale malnutrizione può permettere all'embrione di formarsi, ma con qualità poco o tanto compromessa.

Teniamo conto che molti fattori relativi all'ambiente materno e paterno, in cui maturano i gameti, quali dieta, stress, assunzione di alcool o droghe, fumo, esposizione a interferenti endocrini, pesticidi, inquinanti di vario tipo, attività fisica più o meno eccessiva, turni lavorativi notturni, tutti implicati in vario modo nel modificare il profilo epigenetico dei gameti e poi degli embrioni, sono pressoché impossibili da misurare nella specie umana. Gli studi poi che valutano l'influenza di fattori misurabili, come il peso alla nascita o l'uso di FIV, soffrono di carenza di misure di valutazione uguali per tutti e/o di replicazione dei risultati, non sono quindi confrontabili e mostrano esiti conflittuali, lasciando sovente irrisolti i dubbi che volevamo chiarire. Quel che ora sappiamo con certezza è che fattori presenti nel citoplasma dell'oocita e che sottostanno alla corretta programmazione di geni *imprinted* nell'embrione possono essere perturbati da ogni condizione avversa che alteri la normale maturazione dell'oocita: tali condizioni avverse si possono determinare per uno stato nutrizionale materno inadeguato come pure per interferenti endocrini e inquinanti, ma oggi si considera condizione avversa (cioè non pienamente fisiologica) anche il ricorso a tecniche di fertilizzazione *in vitro* (Tomizawa S-I et al., 2012).

Sappiamo da studi animali che un deficit di nutrizione, in particolare di alimenti ricchi in proteine, in fase preconcezionale, seguito peraltro da dieta adeguata in gravidanza, è ugualmente in grado di impostare alterazioni significative della crescita postnatale a lungo termine (anomalo sviluppo di fegato e di reni, con esito in ipertensione arteriosa) (Kwong WY et al., 2000). Ampiamente accertata è la mutua dinamica comunicazione tra madre e embrione negli stadi embrionali pre-impianto (Saadeldin IM et al., 2015; Fazeli A e Holt WV, 2016).

Una complessa rete di segnali scambiati tra l'embrione e la madre (o l'ambiente di sviluppo, per come in grado di rispondere) opera durante le prime fasi di vita dello stesso, segnali che assicurano progressione di sviluppo, differenziazione dei compiti assegnati alle diverse cellule e loro diverso posizionamento. Il tutto è mediato da risposte epigenetiche di tipo adattativo al fine della sopravvivenza come iscritta nel DNA dell'embrione, anche a costo di qualche compromissione di prestazione futura. Ciò è stato chiaramente dimostrato in topi: le caratteristiche delle cellule destinate all'impianto dell'embrione in utero sono modificabili dall'embrione al momento stesso dell'impianto al fine di assicurare la crescita fetale quando si presentino condizioni di inadeguata nutrizione materna o comunque dell'ambiente (Watkins AJ et al., 2015).

Una carenza di ferro o di proteine viene dapprima affrontata dal feto sottraendoli alla madre, poi si traduce in una diminuita espressione di geni legati alla moltiplicazione cellulare e diminuita formazione di unità destinate alla filtrazione nei reni, con conseguente ipertensione da adulti. Questi cambi sono significativi e irreversibili (Campbell DM et al., 1996; Keller G et al., 2003;

McArdle HJ et al., 2014). Gli organi si sviluppano infatti dalle cellule staminali progenitrici; se queste sono sottoposte a condizionamenti che le alterino, gli organi coinvolti possono risultare più piccoli, con meno cellule o anche morfologicamente alterati (riprogrammazione tissutale) anche nell'uomo. Succede per il cervello, il pancreas, l'ipotalamo, i reni, i muscoli e *in primis* per la placenta. Attraverso tantissimi studi animali si è dimostrato che la natura di un eventuale stimolo dannoso nutrizionale non è specifica, poiché applicando diversi tipi di stimoli dannosi nutrizionali e ambientali si produce lo stesso tipo di esito generale di caratteristiche nella prole. Danno renale, ipertensione, ridotta tolleranza al glucosio e alterazioni del metabolismo dei grassi si riscontrano per restrizione materna di cibo, di proteine, di ferro, di apporto di sangue ma anche per eccesso di grassi o proteine rispetto ai carboidrati nella dieta (Shiell AW et al., 2000; Shiell AW et al., 2001) o per trattamento con farmaci, ad esempio cortisonici (McMullen S et al., 2012). L'ipotesi è che vi sia un limitato numero di geni su cui convergono gli stimoli nutrizionali e energetici; un danno di ogni tipo su questo processo biologico essenziale si manifesta nello stesso modo tendenzialmente conservativo per la vita, con rischio non solo di eventuale patologia postnatale a lungo termine, ma anche di esiti prenatali gravemente patologici, come aborti o malformazioni (Fleming TP et al., 2004). Ovviamente dal punto di vista evolutivo l'embrione possiede le premesse per sviluppare strategie di sopravvivenza tendendo al minor costo e mettendo nel conto qualche rischio (Velazquez MA, 2015 a).

Nel corso della nostra evoluzione sono stati selezionati geni che promuovessero tra madre e feto segnali atti a ottimizzare la distribuzione nutrizionale in ogni particolare condizione ambientale, ma la sottoalimentazione piuttosto che la sovralimentazione ha costituito la pressione selettiva dominante sulla placenta, come noto. In seguito a studi di epidemiologia, la correlazione tra crescita embrionale e fetale compromessa con aumento di patologie da adulti è stata riscontrata in popolazioni diverse di etnie diverse in epoche diverse e attribuita a una risposta programmata alla malnutrizione intrauterina (Barker DJ, 1995). È come se la programmazione prenatale di un fenotipo impostato metabolicamente al risparmio energetico in un ambiente nutrizionalmente deprivato entrasse in conflitto con un ambiente postnatale troppo ricco: proprio recentemente questa ipotesi è stata confermata da uno studio sulla popolazione ebraica etiope trasferitasi in Israele, dove trovando maggiori disponibilità di nutrimento rispetto all'ambiente da cui ha tratto origine ha sviluppato rapidamente il diabete di tipo 2 (McMullen S et al., 2012). I segnali madre-feto attraverso la placenta sono particolarmente poco adatti a proteggere il feto contro un eccesso di nutrienti come è il caso dell'obesità e/o del diabete (Lewis RM et al., 2012). In topi obesi una dieta ricca in grassi determina anomalie embrionali che comportano aborto per errori cromosomici o epigenetici o ritardo di crescita fetale, ma anche anomalie di sviluppo degli organi e del cervello e in seguito disturbi comportamentali. Queste anomalie, in base a complessi esperimenti di FIV, non sono dovute solo all'ambiente endouterino, ma a difetti che insorgono prima dello stadio di impianto dell'embrione (Luzzo KM et al., 2012). Anche nella specie umana ormai vi sono dati che costituiscono una pesante prova a supporto della sensibilità in fase di sviluppo prenatale nel determinare il rischio individuale di malattia (ad es., obesità, diabete di tipo 2).

Uno studio di tipo epigenetico effettuato alla nascita e ripetuto nove anni dopo ha potuto evidenziare come cambi epigenetici altamente specifici di alcuni geni, già presenti alla nascita e indotti dall'ambiente di sviluppo, cioè dall'alimentazione della madre, erano predittivi del livello di adiposità a nove anni (Godfrey KM et al., 2011). Gli interventi comportamentali in gravidanza per prevenire il diabete gestazionale arrivano ormai tardi, solo una dieta più adeguata e l'aumento dell'attività fisica non sono più sufficienti in gravidanze di donne obese a prevenire il diabete gestazionale o i feti troppo grandi alla nascita. Sarebbe invece molto più utile rinnovare gli sforzi a livello di popolazione per prevenire l'obesità nelle donne di età riproduttiva (Poston L et al., 2015). L'embrione non può che essere negativamente condizionato se trae origine da un oocita e da uno spermatozoo già inseriti in un ambiente squilibrato; doppiamente poi se si ricorre a FIV, perché si può arrivare a consentire una gravidanza anche partendo da gameti poco adeguati, che naturalmente sarebbero scartati. L'embrione pre-impianto possiede certamente grandissima plasticità, considerando che il suo compito è sopravvivere, plasticità che può permettergli di impiantarsi e di giungere più o meno a termine di gravidanza anche in caso di stress nutrizionali estremi. Questa strategia di sopravvivenza ha però un prezzo, in termini di programmazione di sviluppo con conseguenze avverse a medio-lungo termine e ripercussioni negative su fertilità e salute (Velazquez MA, 2015 a). La malnutrizione può avvenire sia *in vivo* che *in vitro* e condiziona anomalie del funzionamento dell'embrione, i cui presupposti, come detto, possono essere riscontrati già a partire dal liquido follicolare che circonda e supporta l'oocita durante la sua maturazione prima della sua ovulazione (Velazquez MA 2015 a; Velazquez MA 2015 b).

Dunque al fine della salute futura della prole e della minimizzazione del rischio di patologia o mortalità perinatale non è razionale ricorrere alla FIV, ad esempio in donne obese che non riescono a concepire proprio perché obese, ma razionale sarebbe piuttosto porre a livello di società le premesse per educare a uno stile di vita sano prima del concepimento (Declercq E et al., 2016).

Sterilità e evoluzione

Assodato che le condizioni per la possibilità dell'oocita a essere fecondato con efficienza si determinano nel corso della sua maturazione e comportano fenomeni di tipo epigenetico, andiamo a capire come le conseguenze sulle caratteristiche del feto (fenotipo), poi del neonato e la sua salute successiva siano potenzialmente molto ampie.

Oggi non ci preoccupiamo particolarmente per un basso peso alla nascita, dato che i neonatologi sono diventati molto esperti nel trattare neonati in sottopeso per poterli poi consegnare ai genitori, ma gli epidemiologi ci avvertono che un basso peso alla nascita non inquadra esattamente una condizione di salute a lungo termine, il che non vuol dire che tutti i nati sottopeso stanno male da adulti, ma che statisticamente corrono un rischio maggiore. L'ambiente, sano o compromesso, *in vivo* o *in vitro*, in cui i gameti e poi gli embrioni si trovano nella fase delicata dello sviluppo iniziale, modifica le traiettorie di sviluppo degli esseri umani. Si sa che gli embrioni di pazienti sterili giunti a uno stadio di coltura *in vitro* di 5-6 giorni (blastocisti) presentano impostazione epigenetica di molti geni alterata e diversa dagli embrioni provenienti da FIV applicata a donne fertili. L'impostazione genetica alterata è evidentemente dovuta a modificazioni epigenetiche derivate dai gameti, direttamente (erano già presenti proprio perché sterili) o indirettamente (dovute alla sovrapposizione della FIV con lunga permanenza in coltura) (McCallie B et al., 2010). Ormai è chiaro che la sterilità dovuta a anomalie di maturazione dei gameti (di gran lunga la più frequente causa di sterilità) non è di per sé una malattia, anzi è da considerare sotto l'aspetto evolutivo come una protezione epigenetica, anche temporanea, inserita nel processo riproduttivo al fine di tutelare la salute della prole e la sua massima futura espressione di prestazioni e adattabilità. Dare avvio a un processo riproduttivo con l'uso di gameti anomali, geneticamente o epigeneticamente tali perché inseriti in un ambiente anche solo temporaneamente inadeguato (ad esempio per la presenza di malnutrizione o patologie infiammatorie), può essere fonte di danno anche grave alla salute della prole e della specie (Franklin S, 2013; Sabetian S et al., 2014; Tarín JJ et al., 2015; Sabetian S e Shamsir MS, 2016).

In effetti è noto che siamo una specie subfertile, che si manifesta gravidanza in circa uno su quattro cicli di donne fertili, dunque un elevato livello di ricerca di qualità dell'embrione al fine della massima salute futura è evidentemente inserito in un programma di controllo di qualità della specie. Questa qualità è assicurata da molteplici e sofisticatissimi sistemi di controllo a partire dalla qualità stessa dei gameti e dell'ambiente in cui questi si inseriscono. Uno dei meccanismi di controllo potrebbe consistere in una qualche forma di ostacolo allo spermatozoo a penetrare nell'oocita (per anomalie dello spermatozoo e/o dell'oocita) come tutela contro danni a lungo termine che potrebbero insorgere da quello spermatozoo e/o da quell'oocita in particolare. A ben vedere molte condizioni di sterilità, come quella da assenza di spermatozoi eiaculati o da gravi patologie infiammatorie o infettive, costituiscono una protezione della specie da fattori genetici e/o epigenetici nocivi per la prole. Evolutivamente tali individui non si riproducono per tutelare la salute dei loro figli e quella della specie. Nello sperma di individui con una maturazione inadeguata di spermatozoi, come evidenziato semplicemente da pochi o assenti spermatozoi nello sperma, possono avvenire errori di riprogrammazione genomica a livello dei geni *imprinted*, e questo può rendere conto dei bassi tassi di gravidanza anche con ICSI in tali casi (Marques PI et al., 2017), poiché l'alterazione dell'*imprinting* si ritrova nell'embrione. Attraverso la FIV allora si può determinare la comparsa di nuove generazioni di bambini potenzialmente affetti da un DNA ereditato già danneggiato che altrimenti non avrebbe trovato modo di inserirsi nel *pool* genetico/epigenetico della popolazione (van der Akker OB, 2013; Hu M-H et al., 2016; Linck RW et al., 2016).

Riproduzione in età avanzata

Altre considerazioni interessanti, evolutivamente parlando, valgono per un tema di grande attualità che è la sterilità da riserva ovarica ridotta e la riproduzione in età avanzata, che si può trattare in PMA anche con il ricorso alla donazione di oociti prelevati a donne giovani. Facciamo dunque di nuovo un passo indietro. A seconda delle varie specie, la selezione naturale opera secondo diverse strategie di sopravvivenza e successo riproduttivo. Nella specie umana, come in pochissime altre specie di vertebrati quali le orche assassine, comunque differentemente dalle scimmie, non si muore poco dopo che si è persa la competenza riproduttiva, anzi vi è una prolungata aspettativa di vita dopo la fase riproduttiva. Evolutivamente questa strategia, diversa da altre specie, ha una precisa valenza positiva, infatti influenza e supporta il successo riproduttivo e la sopravvivenza delle generazioni successive. Dato il lungo periodo di oltre 20 anni di crescita e addestramento dei piccoli, che è tipico solo della nostra specie ben differente dalle altre specie, una lunga fase di attività dei nonni dopo la fase riproduttiva, sollevando i figli di parte del lavoro, riduce la mortalità dei nipoti e consente la trasmissione a loro delle competenze acquisite. L'attività dei membri più vecchi di una società nel supportare i più giovani esprime l'utilità della lunga sopravvivenza oltre la fase della riproduzione quale fondamento a tutela della specie; così avviene anche presso le orche, dove sono le femmine anziane e più esperte a individuare le migliori strategie di sopravvivenza per i giovani esemplari presenti nei branchi. In effetti, per mantenere un tale livello di prestazioni attive che includa la terza età, quella oltre la fase riproduttiva, nella strategia evolutiva della nostra specie, si sono sviluppati meccanismi genetici ed epigenetici non più funzionali alla riproduzione, ma diretti al mantenimento delle capacità motorie e cognitive come bilanciamento tra forze selettive opposte (riproduzione e ottimale sopravvivenza della specie), poiché è proprio nella terza età che si supporta la crescita dei giovani, si trasmettono informazioni culturali e ambientali e nel contempo si occupano posti decisionali di rilievo all'interno dei gruppi sociali, spendendo l'esperienza personale come risorsa sociale. Vi sono infatti nella specie umana specifici geni, non presenti in altre specie, che si sono selezionati nel tempo e che proteggono la stessa contro le malattie neurodegenerative, considerabili quali un sotto-prodotto del maggiore sviluppo del cervello umano (Schwarz F et al., 2016). Dunque nella donna la fase riproduttiva è effettivamente ridotta rispetto alla durata media della vita, ma sembra tale solo perché è seguita da una terza fase con diversa funzione ma fondamentale apporto benefico indispensabile per la specie, cioè una fase in cui permane una buona salute e una adeguata competenza motoria e neurocognitiva con funzione di supporto alla sopravvivenza delle generazioni successive dei nipoti, alleggerendo il peso che grava sui genitori e contribuendo al trasferimento dei dati culturali (Richardson MC et al., 2014). L'importanza di tali acquisizioni biologiche non è banale né individualmente né socialmente, dato che una riproduzione tardiva comporta modificazioni antropologiche cui sarebbe bene pensare sotto molti aspetti. Bisognerebbe poter valutare l'impatto dell'evoluzione naturale sul nostro sviluppo e poi anche quanto rapidamente la cultura possa incidere sui fattori biologici, sempre però mirando a conservare la salute individuale e di specie a un prezzo ragionevole per la specie stessa. L'età media dei trattamenti di PMA in Italia è ora 36,7 anni, età in progressivo aumento dal 2005, ciò è verosimilmente dovuto a ragioni di tipo economico come anche culturale. Oggi infatti si tende per molte ragioni a procrastinare la ricerca di gravidanza fino a un'età riproduttivamente avanzata, complice una scarsa consapevolezza del problema, anche a livello medico (Revelli A et al., 2016). Dal punto di vista medico tale scelta non è quella consigliabile, anche qui per molte ragioni. Tra queste assolutamente rilevante è la maggiore mortalità e incidenza di malattie materne e fetali (morbilità) per gravidanze oltre i 35 anni (Laopaiboon M et al., 2014; Sauer MV, 2015; Wennberg AL et al., 2016).

In USA la mortalità materna dopo i 35 anni e oltre è circa quattro volte tanto rispetto ai 20 anni. In Italia, fortunatamente per ora, la mortalità materna è più bassa che in USA: nove donne muoiono in seguito al parto ogni 100.000 parti (dati ISS 2016 che coprono il 73% dei parti in Italia) e la causa più frequente è l'emorragia seguita dalla ipertensione in gravidanza (preeclampsia). La mortalità incide nettamente di più in età superiore ai 35 anni; l'età è la condizione che espone a un rischio di morte materna quasi triplicato rispetto alle più giovani, mentre il basso livello di istruzione lo raddoppia. Il taglio cesareo, molto più frequente come modalità del parto dopo PMA, aumenta il rischio di mortalità e di grave morbilità materna di quattro volte rispetto al parto spontaneo, tenendo presente che l'indicazione all'intervento chirurgico, sempre che sia appropriata, costituisce di per sé un rischio di esiti sfavorevoli.

Le emorragie del post-partum, che sono complicanze molto serie della PMA, presentano tra i fattori di rischio l'età superiore ai 35 anni, il taglio cesareo, le anomalie della placentazione, nei fatti più frequenti in PMA, e nel 44% dei casi comportano l'asportazione dell'utero per arrestare l'emorragia. La mortalità materna in Italia, dato il livello adeguato di assistenza sanitaria, è comunque bassa, certamente più bassa che in USA, e sarebbe auspicabile si abbassasse ulteriormente, ma la morbilità da PMA in particolare non è mai stata finora evidenziata nei dati statistici, in quanto non è raccolta né nel registro nazionale della PMA, né dai dati di assistenza al parto, dove molto sovente non è indicata l'origine da PMA della gravidanza stessa. Anche i bambini da PMA hanno un elevato rischio di morbilità e mortalità non adeguatamente percepito per la stessa ragione; possiamo solo dire dai dati del Registro Nazionale PMA che la morte perinatale in Italia ha inciso per circa 1% dei nati da PMA nel 2014 verso lo 0,1% dei nati da gravidanza spontanea, non conosciamo peraltro il rapporto tra l'età delle madri e tale incidenza in PMA (Ministro della Salute, 2016). L'incidenza di morte perinatale nei nati da PMA omologa nel 2015 è stata riportata essere più bassa, pari allo 0,3%, secondo il Registro Nazionale (Ministro della Salute, 2017). L'età ottimale della madre in rapporto alla miglior salute dei bambini, in particolare per quanto riguarda i primogeniti, è fra i 25 e i 34 anni, età ottimale che si discosta dalla tendenza nel mondo occidentale (Hviid MM et al., 2017). Inoltre i figli, sia maschi che femmine, nati da madri di età via via più avanzata una volta adulti rimangono più probabilmente senza figli; indipendentemente dalla ragione volontaria o meno della sterilità, il riscontro ha comunque risvolti di salute pubblica (Tarín JJ et al., 2001; Basso O et al., 2017).

Il prof. Sauer della Columbia University, New York, ci ricorda che i cambiamenti sociali entrano in contrasto con la realtà biologica perché le quarantenni non sono le nuove, due volte, ventenni e che la maternità a qualunque età non è mai priva di rischi, ma quella in età avanzata è sempre ad alto rischio, mentre i mezzi di informazione ci raccontano una mitologia riproduttiva che non corrisponde alla realtà, creando così disinformazione.

L'educazione con il supporto della medicina preventiva dovrebbe dare una mano a combattere la disinformazione. Il prof Sauer è molto esplicito nel sottolineare quanto il valore delle prove finora raccolte e pubblicate nelle riviste mediche dovrebbe costituire un obbligo per tutti i professionisti nel campo della salute a collaborare negli sforzi educativi rivolti ad rendere coscienti le donne del rischio collegato a una gravidanza troppo dilazionata nel tempo. Dovrebbe infatti essere promossa, con tutti i mezzi sociali necessari, una genitorialità più precoce, confutando, dati scientifici alla mano, tutti quei miti che suggeriscono che non vi sono rischi a ritardare la gravidanza fino a quando possa essere comodo, poiché in realtà dare inizio a un progetto riproduttivo non è e non è mai stato comodo e semplice (Sauer MV, 2015).

Si tratta di parole molto diverse da quelle che sovente leggiamo nei giornali o cogliamo dai mass-media nelle chiacchiere da salotto televisivo, e comunque sono espresse, più o meno sottovoce, da questo esperto e da molti altri medici.

I fattori socio-economici attuali e i dati epidemiologici non ci inducono a un facile ottimismo, ma questi sono concetti scientifici basati su prove e non tenerne conto come società può esporre a drammatiche esperienze di vita, cui i medici sono poco sensibilizzati e meno ancora le donne stesse, che troppo tardi si rendono conto a quali miti fuorvianti e malintesi sulla riproduzione sono ora sottoposte (Everywoman J, 2013).

Tanto è vero che da qualche parte incominciano a cambiare le priorità e in UK la Fertility Education Initiative (FEI) chiede al governo britannico di inserire nei corsi di educazione sessuale informazioni utili ad insegnare alle ragazze come fare per avere poi una gravidanza e non solo come fare prima ad evitarla, così ne parlano anche i mass-media.

La FEI suggerisce di focalizzarsi piuttosto sulla fertilità, spiegando ai giovani che l'innalzamento dell'età media di programmazione della prima gravidanza è molto legato all'ignoranza sui cicli della vita e che tale ritardo spesso si traduce nell'impossibilità di procreare (Harper J et al., 2017 b; The Times, 2 marzo 2018).

Dobbiamo quindi prendere in adeguata considerazione le preoccupazioni legate a ritardi nel progetto riproduttivo, il che non vuole dire certamente abbandonare le coppie sterili, anzi, ma saper ri-coniugare tutti insieme ricerca, scienza clinica e umanesimo.

Capitolo 6

L'embrione, il feto, il nato e la FIV

Inizierò con la presentazione dei dati generali e poi in particolare quelli sugli esiti delle varie procedure alla luce delle pubblicazioni tratte da riviste attendibili, cioè studi sottoposti alla critica di colleghi prima di essere pubblicati, per mettere in evidenza quali siano oggi le soddisfazioni e le preoccupazioni degli esperti di PMA.

È ovvio che l'ambiente fisiologico (quello presente in assenza di ogni malattia) è diverso da quello che si riscontra in caso di malattia o disfunzione (ad esempio, l'ambiente presente in caso di assenza di ovulazione), e diverso ancora è da quello che si riscontra *in vitro* dopo applicazione di tecniche di PMA. Ad esempio, la gravidanza dopo PMA potrebbe non insorgere anche a fronte di un embrione adeguato perché l'iperstimolazione ovarica, preliminare alla PMA, può non consentirne l'impianto, se manca la necessaria espressione dei geni destinati all'impianto all'interno dell'utero (Junovich G et al., 2011).

Sono state documentate differenze in embrioni umani coltivati *in vitro* rispetto a quelli concepiti *in vivo* per quanto riguarda geni coinvolti nel riassorbimento cellulare e nella differenziazione cellulare (ad esempio, quante cellule sono destinate al trofoblasto e quante alla massa cellulare interna che costituisce l'embrione vero e proprio e poi il feto), con ampie variazioni tra numero di cellule riassorbite o proliferate nella blastocisti, indicative di quanto possa essere variabile il potenziale di sviluppo in ambienti diversi (Hardy K, 1997). L'embrione inoltre si autoregola per mantenere per quanto possibile il volume della sua massa interna, indicando quanto ciò sia importante per il futuro sviluppo (Fleming TP et al., 2004). Peraltro è ancora ampiamente da investigare quanto ambienti di sviluppo embrionale diversi per le diverse condizioni via via insorte, in fertilità, in sterilità, in FIV e dopo crioconservazione o micromanipolazioni, comportino conseguenze epigenetiche sullo sviluppo non solo a breve termine ma soprattutto a [1.] termine (Petrussa L et al., 2014).

Le conseguenze potrebbero essere assolutamente indifferenti come anche positive o piuttosto negative, ma di qualunque tipo siano le conseguenze, dato che si tratta di sperimentazioni mediche applicate sull'uomo, per conoscerle esse sono chiaramente da monitorare con metodi di osservazione scientifica. Sappiamo che la malnutrizione periconcezionale, sia in eccesso che in difetto, e/o l'ambiente, più o meno carente, in cui si sviluppa un embrione *in vitro* possono condizionare anche la fertilità successiva della prole, alterando la linea germinale come evidente da esperienze in campo veterinario, gli effetti variano peraltro secondo la specie e il sesso degli animali, ma sono molto più importanti di quanto si pensasse fino a qualche anno fa (Chavatte-Palmer P et al., 2008). È stato evidenziato in più studi di coorte che bambini nati anche da gravidanze singole, e non solo gemellari, dopo una tecnica di FIV corrono un maggior rischio di necessità di ricorso a cure mediche ospedaliere di tutti i tipi con netto aumento dei costi pediatrici almeno fino a 5 anni di età (Chambers GM et al., 2014 a; Chambers GM et al., 2014 b).

Una revisione della letteratura pubblicata nello stesso anno è invece più ottimista e non evidenzia motivi di preoccupazione, ma di nuovo sottolinea che il rischio cardiovascolare dei nati deve essere valutato nel lungo termine, mentre nelle conclusioni afferma che si possono riscontrare sottili problemi neurologici, il cui significato nel lungo termine non è noto (Shankaran S, 2014). Per incominciare ad investigare tali tipi di problemi dopo FIV si è pensato di valutare il ricorso a interventi precoci in neuropsichiatria infantile come indice di ritardi di sviluppo e comportamentali (Diop H et al., 2016). Dato il progressivo maggior ricorso alla FIV come metodo riproduttivo, si è via via cominciato a notare l'associazione tra PMA, sterilità, rischi di eventi avversi perinatali (non solo gemellarità, ma nascite pretermine, basso peso alla nascita, feti piccoli in rapporto all'età gestazionale) con varie forme di disabilità a lungo termine, ma non è nota l'incidenza e la serietà di tali sequele. I bambini che presentano tali eventi avversi alla nascita più probabilmente necessitano di programmi di intervento precoce al fine di minimizzare il rischio di sviluppo deficitario anche dal punto di vista comportamentale. Comunque è noto che il ricorso a tali programmi precoci di intervento correla con un rischio di impatto a lungo termine sullo sviluppo neuro-comportamentale, infatti coloro che vi si rivolgono evidenziano più probabilmente problemi cognitivi e neuro-comportamentali in epoca infantile.

Nell'ultimo studio citato (Diop H et al., 2016), effettuato in Massachussets (USA), ci si è posta la domanda se i bambini concepiti attraverso FIV presentano o no un maggior rischio di ricorso a programmi precoci di intervento e per meglio capirlo si è limitato lo studio a bimbi nati da gravidanze singole partoriti prima della 37° settimana di gestazione, valutati fino a 3 anni di età, proprio perché si sa che più breve è la gestazione più presente è il rischio di necessità di interventi precoci. Il ricorso a programmi di intervento precoce è stato utilizzato come indice di ritardo di sviluppo cognitivo e neuro-comportamentale. La nascita pretermine era significativamente più presente in nati da FIV, poi in nati da coppie subfertili in rapporto a nati da coppie fertili. Quando un bimbo è pretermine il rischio di intervento precoce è comunque raddoppiato, così i bimbi da FIV sono significativamente a maggior rischio sia di nascita pretermine che di inserimento in programmi di intervento precoce; il rischio è pur presente, anche se di minor entità, per i nati a coppie subfertili non trattate con FIV. Gli autori in origine avevano ipotizzato solo che il rischio di intervento precoce dipendesse dalla nascita pretermine, invece poi hanno concluso che vi è un effetto diretto dell'uso di FIV e della sterilità in sé, indipendentemente dalla presenza della nascita pretermine. In altri studi, meno recenti o con minor numerosità, vi è disparità di conclusioni, c'è chi è in accordo con questi autori sul rischio di danno neuro-comportamentale a lungo termine e chi no, ma tutti gli studi non hanno monitoraggi a lungo termine. Nel concludere che la nascita pretermine non è la ragione più importante del ricorso a interventi precoci, ma lo è la sterilità e di più l'uso di FIV, lo studio di Diop e colleghi si differenzia da tutti gli altri. Come tutti gli altri, conclude però che queste informazioni devono essere fornite dai ginecologi e dai pediatri ai genitori sterili che si sono rivolti alla FIV, per pianificare l'eventuale necessità di ricorso a cure precoci in ambito neuro-comportamentale.

In ogni modo è difficile discriminare ciò che attiene alla subfertilità e quello che attiene alla FIV in sé, sottolineando ulteriormente il fatto che dal punto di vista evolutivo solo la piena fisiologica fertilità assicura il massimo di salute alla prole (Luke B et al., 2016 a), la subfertilità già compromette la salute dei nati, maggiormente se si ricorre a PMA, anche come indice della gravità della patologia (Luke B et al., 2016 b). In ogni modo vi è crescente preoccupazione riguardo alla efficacia e alla sicurezza in salute di procedure in FIV, sia perché applicate per sterilità sia per la FIV in sé. Le apprensioni non riguardano solo la nascita prematura, il basso peso dei nati, il rischio di morte neonatale per le gravidanze singole, come per le gemellari (Turan N et al., 2012; Declercq E et al., 2015; Qin JB et al., 2017 a; Qin JB et al., 2017 b) o la macrosomia fetale, come dopo crioconservazione (Wennerholm UB et al., 2013; Luke B et al., 2017; Levi Dunietz G et al., 2017), ma anche l'aumentata incidenza di patologie a breve e lungo termine già documentata o solo sospettata. Da molti anni è noto che vi è aumento del rischio malformativo del 30-40% rispetto a gravidanze naturalmente insorte, in particolare per l'apparato gastrointestinale, cardiovascolare e muscolo-scheletrico (Wen J et al., 2012; Hansen M et al., 2013; Simpson JL, 2014; ESHRE Capri Workshop Group, 2014; Qin J et al., 2015; Sabeti Rad Z et al., 2017), infine per l'apparato urinario e il sistema nervoso (Henningsen AA et al., 2018), rischio a lungo in passato non evidenziato, anche perché mal riportato dai registri della FIV (Stern JE et al., 2016); meno noto è l'aumento di manifestazione di malattie rare (Lazaraviciute G et al., 2014), cioè di quelle malattie che si presentano nella popolazione generale in Europa con incidenza inferiore allo 0,05%. È da notare comunque che l'informazione di tali rischi, quando pur esplicitata dagli operatori e colta dai pazienti, non distoglie le coppie sterili dal ricercare in ogni modo la gravidanza. Potrebbe sembrare strano che la ricerca di gravidanza più che tendere razionalmente al benessere del figlio tende maggiormente al soddisfacimento di una necessità emotiva individuale e/o di coppia quasi istintuale, tanto che ciò potrebbe apparire in contrasto con una società che parla di diritto alla salute del nato.

Ma di questo oggi bisogna prendere atto. Dobbiamo tenere presente che la FIV permette di oltrepassare i meccanismi di base evolutivamente impostati: uso di spermatozoi che altrimenti non sarebbero stati fecondanti, forzatura dei meccanismi di maturazione oocitaria con l'iperstimolazione ovarica o con la maturazione *in vitro* degli oociti, reclutamento di oociti con prestazioni di minor qualità che normalmente non sarebbero stati ovulati in donne anche se fertili, ancor di più se sterili. Tali forzature potrebbero alterare ulteriormente fattori contenuti nel citoplasma, non solo nel nucleo, necessari ad esempio per il mantenimento del segnale dei geni *imprinted* e per la programmazione degli altri nell'embrione. Dunque ha grande rilevanza la sterilità precedente per le modificazioni epigenetiche sugli embrioni, ma alcune modificazioni epigenetiche sono verosimilmente esito della somma di effetti tra la sterilità in sé e la fertilizzazione *in vitro*. Finora non si riesce nei singoli casi a scorporare le influenze negative dovute all'una o all'altra, pertanto non si può esplicitare in pieno ai futuri genitori i loro propri rischi nel caso specifico. Già in uno studio di coorte norvegese le alterazioni determinate dall'applicazione di FIV e presenti alla nascita apparivano non significative confrontando bambini della stessa coppia subfertile concepiti spontaneamente con gli altri concepiti, prima o dopo, attraverso FIV, mentre rimanevano significativi gli eventi avversi nei nati da FIV verso i nati spontaneamente nella popolazione generale (Romundstad LB et al., 2008). Come se, per quanto si riscontra alla nascita, fosse più rilevante la sterilità in sé che l'applicazione della FIV, il che come visto è stato recentemente ribadito in USA (Luke B et al., 2016 a; Luke B et al., 2016 c). Tutto ciò ampiamente sottolinea la rilevanza dei vari fattori genetici, epigenetici, di stile di vita che sottostanno alla subfertilità/sterilità e aumentano il rischio in tali coppie, che necessariamente debbono essere avvisate dell'aumento di rischio, che dipende da fattori insiti nella sterilità stessa, di eventi avversi di vario tipo durante e dopo le gravidanze (Ludwig M, 2009). Tuttavia adesso sappiamo che constatare solo alcune delle condizioni presenti alla nascita non può raccontare tutta quanta la storia futura, come via via evidente in anni più recenti, anche in seguito a studi di monitoraggio e agli studi di epigenetica sia negli animali che sull'uomo. Infatti proprio le caratteristiche oltre la nascita dei nati da FIV rispetto ai loro fratelli spontaneamente concepiti da coppie subfertili e monitorati dagli 8 ai 18 anni indicano un maggior rischio potenziale di patologia cardiovascolare nei nati da FIV, riportando l'attenzione sugli aspetti determinati proprio dalla FIV in sé (Ceelen M et al., 2009). Anche solo il trattamento preliminare alla FIV, cioè la stimolazione ovarica convenzionale che si attua con le gonadotropine, può condizionare modificazioni cardiovascolari per più generazioni attraverso le cellule germinali, come noto da studi animali (Xu GF et al., 2017 a). In ogni modo più o meno dalla seconda decade di questo secolo ci si è resi conto che per arrivare a conoscere le conseguenze della FIV sia in coppie sterili che in coppie fertili, cioè lo stato di salute dei bambini e la ricaduta sulle successive generazioni, sono necessari ulteriori studi di monitoraggio a lungo termine, cioè studi di coorte iniziati prima della nascita e seguiti nel tempo, oltre all'applicazione delle nuove tecniche di citogenetica (Brison DR et al., 2013; Barnhart KT, 2013; Novakovic B e Saffery R, 2013; Whitelaw N et al., 2014; Melamed N et al., 2015).

In studi a più lungo termine eseguiti con indagini cliniche accurate sono già state riscontrate infatti in bambini nati da FIV quelle caratteristiche tipiche e predette dalla teoria "DOHaD", cioè una propensione a una maggiore adiposità (Green MP et al., 2013), a ipertensione, a modellamento cardiaco e vascolare anomalo in più organi (Wikstrand MH et al., 2008; Ceelen M et al., 2009; Zhou J et al., 2014; Liu H et al., 2015), a diabete di tipo 2 e dismetabolismi (Chen M et al., 2014; Gkourogianni A et al., 2014). Per cogliere in modo semplice il rischio di propensione all'obesità, si può semplicemente cercare in Internet fotografie di Luise Brown, la prima bambina nata da FIV all'età di sei mesi, vent'anni e trent'anni. Nessun dubbio che per lei sia stata una gioia venire al mondo, ma la sua indiscutibile obesità sottolinea verosimilmente più gli effetti epigenetici dell'iniziale sviluppo embrionale *in vitro*, per di più all'epoca, che la sua passata e attuale alimentazione.

Per quanto riguarda poi il modellamento vascolare, interessante è che l'anomalia vascolare del minor numero di punti di diramazione delle arterie è stata evidenziata sia nella retina di nati da ICSI (Wikstrand MH et al., 2008) che nelle placente affette da patologie della gravidanza (Chang JM et al., 2017), il che risottolinea il collegamento tra il tipo di sviluppo placentare e quello cerebrale.

Uno studio recente in Cina collega la condizione di iperstimolazione ovarica moderata/severa patita dalle madri in seguito a un ciclo FIV con un deficit intellettivo nei bambini valutati a 5 anni di età (Xu GF et al., 2017 b).

È anche rilevante che le conseguenze a lungo termine evidenziate da sofisticati studi in animali paiono dovute in ampia misura più alla FIV in sé che alla sterilità (Padhee M et al., 2015). La fertilizzazione *in vitro* di per sé senza sterilità, ma anche il solo semplice trasferimento embrionario in utero, comportano esiti diversi e valutabili e questi esiti sono stati molto ben studiati su animali. In animali fertili sottoposti a complessi esperimenti di tecnologia della riproduzione è stato ampiamente verificato come dovuto alla tecnologia stessa l'esito in formazione anomala della placenta con conseguente difettosa vascolarizzazione e quindi supporto all'impianto e allo sviluppo della prole in parte compromesso (Reynolds LP et al., 2015; Quinn KE et al., 2016). Anche in campo umano uno studio recente ben condotto con tre popolazioni di confronto (fertili, sterili, gravide da donazione di oociti senza fattore maschile) ha sottolineato la rilevanza della FIV in se stessa, o di qualche aspetto particolare delle sue procedure, più che la sterilità di base a determinare alterazioni epigenetiche degli embrioni e quindi della placenta, ugualmente presenti anche in caso di oociti donati da donne fertili in assenza di fattore maschile di sterilità (Song S et al., 2015), riportando la massima attenzione sugli effetti della FIV in sé e non solo attribuendoli alla sterilità di base.

Attribuire gli esiti riscontrati dopo FIV come relativi, principalmente se non esclusivamente, alla sterilità di base, senza peraltro sminuirne l'importanza, è come considerare la responsabilità di eventuali problemi nei bambini dovuta solo alla coppia e al suo desiderio di prole, senza prendere in considerazione l'apporto potenzialmente negativo della tecnica, sia perché applicata in presenza di condizioni inadeguate ad assicurare la salute dei bambini, sia per le problematiche insite alla stessa. Altra conferma della rilevanza della FIV in sé sulle modificazioni epigenetiche dell'embrione deriva dall'osservazione che i nati da gravidanze singole da PMA a fresco mostrano più probabilmente basso peso alla nascita, ma se gli embrioni sono stati crioconservati il rischio maggiore è invece di macrosomia e mortalità perinatale: non è stata la subfertilità di base a determinare queste differenze di traiettoria di crescita fetale, ma l'applicazione di diverse tecniche di FIV, cioè l'aggiunta della crioconservazione, dato che la popolazione di donne subfertili è la stessa (Marino JL et al., 2014; Pinborg A et al., 2016). In effetti c'è alterata espressione genica di geni *imprinted* in placente da FIV, per alcuni geni almeno non dovuta a mancata espressione, ma a sovra-espressione di molti percorsi coinvolti nel metabolismo, nell'immunità, nel ciclo cellulare. Cosa questo significhi e quanto possa condizionare esiti perinatali e postnatali più o meno avversi non si sa (Nelissen EC et al., 2014).

Per cui per ora possiamo solo immaginare tutta la riproduzione come un processo complesso attraverso il quale condizioni a breve termine, più o meno associate a caso, di tipo epigenetico, metabolico e proliferativo, anche accoppiate a un ambiente materno alterato, ma certo diversamente presenti in un ambiente *in vitro*, impongono cambi a scopo di sopravvivenza dell'embrione stesso sull'espressione dei propri geni e sulle informazioni mediate da ormoni durante tutta la gestazione. Possiamo anche supporre che la risposta epigenetica all'ambiente prenatale si manifesti attraverso varie modalità. Ad esempio, possiamo supporre che sia anche condizionata dal DNA del nucleo o del citoplasma della madre, e infatti è stata evidenziata associazione tra un tipo particolare di modificazioni epigenetiche a carico di cellule del sangue del cordone ombelicale, basso peso alla nascita e uso di FIV, come se alcuni individui fossero più sensibili di altri a esposizione periconcezionale a diversi tipi di ambiente, osservazione assolutamente ragionevole alla luce della nostra intrinseca diversità (Ghosh J et al., 2016).

Queste osservazioni sono nuove e potenzialmente importanti dato che associano un particolare fenotipo molecolare (varianti epigenetiche) con un'esposizione ambientale particolare (FIV) con un esito clinico avverso (basso peso alla nascita). Possiamo anche supporre che la risposta epigenetica si manifesti in modi diversi: come alterazione in processi di sviluppo all'inizio della vita, ma assenza di modificazioni a lunga scadenza dello stato di salute; oppure come alterazione in processi di sviluppo all'inizio della vita, e modificazioni a lungo termine sulla qualità dello stato di salute; o infine come alterazione in processi di sviluppo all'inizio della vita, che persiste alla nascita, ma si mostra «neutrale» nel tempo per una residua adeguata plasticità, cioè una capacità di modificare le caratteristiche successive.

In realtà non sappiamo quale di questi tipi di risposta sia prevalente, se e quanto ugualmente si manifesti in tutti gli organi e tessuti e quanto a lungo. Quanto qui raccontato serve a capire perché studi nazionali di monitoraggio ben impostati dal punto di vista della raccolta dei dati e dell'analisi statistica sui bambini nati da FIV sono indispensabili a lunga scadenza, non certo per creare eccessiva apprensione nei genitori, ma per la necessità scientifica di conoscenza finalizzata alla tutela della salute. Infatti la scienza non è scienza se disgiunta dall'osservazione dei risultati. Teniamo presente per essere precisi che alcuni dei dati finora raccolti e in parte sopra esposti potrebbero essere alterati da errori metodologici e da fattori confondenti non valutati, tanto che tra gli operatori del settore c'è anche chi afferma che non si deve creare inutile preoccupazione negli operatori e nei genitori e che gran parte dei dati raccolti sono sostanzialmente rassicuranti. In letteratura sono infatti presenti da lungo tempo e sono proseguite fino in tempi recenti (in particolare fino al 2014) molte relazioni di revisione dei dati che attestano apparentemente (vanno peraltro lette con attenzione ai particolari significativi e con spirito critico) un sostanziale benessere dei nati da FIV, anche dal punto di vista neuro-comportamentale (Hart R e Norman RJ, 2013 a e b; Fauser BC et al., 2014), le conclusioni sono state dunque relativamente rassicuranti. Il problema vero e di grande rilevanza statistica è che tali esiti sono stati descritti generalmente con monitoraggi a breve-medio termine e/o poco adeguati dal punto di vista della composizione del campione. Per quanto riguarda influenze neuro-comportamentali potenzialmente negative (rischio di depressione, rischio di autismo, rischi cognitivi), non vi sono ancora molte chiarezze, solo dubbi (Hart R e Norman RJ, 2013 b). Pertanto con coerenza tutte quante le revisioni, quelle recenti e quelle meno recenti, sono d'accordo nell'affermare di non essere conclusive e nel sottolineare discrepanze tra vari studi che richiedono un monitoraggio dei nati più adeguato e proseguito per tempi più lunghi. In effetti, ad esempio per quanto riguarda l'autismo la cui incidenza sta nettamente aumentando a partire dagli anni '80, ci troviamo ancora in una situazione ben poco chiara.

Due indagini prospettiche, una in Danimarca e l'altra in Svezia mostravano risultati in parte contrastanti, ma quella svedese poneva in particolare l'accento del rischio di autismo (e anche di ritardo mentale) in caso di ICSI da fattore maschile severo (Bay B et al., 2013; Sandin S et al., 2013). Se così fosse, il netto maggior rischio di autismo in figli di uomini sterili nati da ICSI potrebbe essere correlato a modificazioni epigenetiche nel cervello dei bambini derivate da spermatozoi portatori a loro volta di cambi epigenetici (Feinberg JI et al., 2015).

Un'ampia indagine sull'argomento effettuata in California aveva evidenziato un maggior rischio di autismo diagnosticato ad almeno cinque anni di età nei nati da FIV e in causa sembravano particolarmente i nati da ICSI (solo i nati dai cicli a fresco, perché in quelli nati da crioconservazione non era possibile risalire al tipo di FIV) (Kissin DM et al., 2015 a).

Ma gli stessi autori ci tenevano a sottolineare che riscontrare un'associazione tra autismo e ICSI non voleva esattamente dire che era l'ICSI la causa dell'autismo, poiché in ogni modo il meccanismo biologico sottostante attraverso il quale l'ICSI avrebbe potuto essere associata con l'autismo non era conosciuto e avrebbe potuto essere correlato sia alla procedura in sé sia alla caratteristica dei pazienti sterili selezionati per la procedura sia ad altri fattori. Esprimevano comunque il parere che nel dubbio era opportuno chiedersi se valesse la pena di ricorrere a ICSI in caso di assenza di fattore maschile severo nella diagnosi, data la possibilità della presenza di un rischio aumentato e la mancanza di prove che l'ICSI sia di reale ausilio a ottenere la gravidanza in tali casi (Kissin DM et al., 2015 b).

Gli autori però, appartenenti alla prestigiosa istituzione statunitense *Centers for Disease Control and Prevention*, pubblicavano rapidamente una revisione dei loro stessi dati in cui riportavano una correzione della lettura dei dati effettuata valutando anche il livello socioeconomico della coppia. Si annullavano così le differenze precedentemente riportate, non c'era più l'aumento di rischio di autismo per ICSI se si introduceva l'ipotesi che in realtà genitori con bimbi da ICSI e più facoltosi degli altri fossero più attenti e preoccupati degli altri e dunque alzassero il livello di incidenza di autismo nelle loro famiglie perché era in realtà aumentato il loro livello di attenzione e la loro possibilità di ricorso ai medici (Schieve LA et al., 2015).

Questo esempi mostrano il quadro poco chiaro, in continuo mutamento che ci si presenta e ne parleremo ancora in seguito. Grande prudenza e attenzione deve quindi essere posta nel valutare ogni riscontro che deve essere monitorato e validato nel tempo per avere la necessaria dignità scientifica. Monitoraggio che è indispensabile a questo punto per ogni aspetto di salute, poiché ormai è assodato che i dati alla nascita non sono tutto.

Interessante a titolo esemplificativo è una recente indagine effettuata confrontando alcuni parametri di crescita alla nascita e a 5 anni di età di bimbi nati da FIV con bimbi spontaneamente concepiti da pazienti subfertili senza terapie e bimbi concepiti da coppie senza problemi di sterilità: apparentemente non si osservano differenze a 5 anni di età, il che può sembrare buono, ma non lo è fino in fondo poiché evidenzia nei nati da FIV in sottopeso un recupero rapido per un'accelerata velocità di crescita postnatale, accelerata velocità di crescita che di per sé costituisce rischio di patologia cardiovascolare e dismetabolica a più lungo termine (Bay B et al., 2014).

Un dato recente merita molta attenzione perché non si tratta di una revisione di letteratura, che può essere affetta da più o meno gravi errori di metodologia, ma di uno studio a livello nazionale (Danimarca) che confronta la competenza scolastica dei maturandi in generale verso i maturandi nati da FIV.

È stato riscontrato che il rendimento scolastico dei nati da FIV è generalmente inferiore a quello degli adolescenti concepiti naturalmente, in particolare per i voti relativi a matematica, fisica e chimica. Tale diversità non pare essere relativa al peso alla nascita, ma nello studio in questione è attribuita alla sterilità alla base della coppia (o piuttosto all'aver effettuato FIV? O alla sommatoria delle due situazioni?) e nella situazione danese lo svantaggio era in gran parte colmato dal miglior livello socioeconomico dei genitori dei nati da FIV, che come noto influenza la resa scolastica (Spangmose AL et al., 2017).

Una valutazione di questo tipo è rassicurante dal punto di vista della possibilità di recupero di alcune funzioni intellettive eventualmente in parte compromesse, ma fa sorgere perplessità sulla equità sociale di dover assicurare un elevato livello socio-economico della coppia per poi poter adeguatamente seguire i nati da FIV al fine di una più o meno normale resa scolastica. Sarebbe bene ovviamente assicurare a tutti i bambini un adeguato supporto formativo scolastico per condurre tutti quanti a superare le proprie difficoltà, cui può aver contribuito o meno la FIV. Lo studio, già citato, su bambini cinesi di 5 anni circa il deficit intellettivo presente in caso di manifestazione di OHSS moderata/severa dopo FIV nella madre (Xu GF et al., 2017 b) evidenzia la possibilità di danno cognitivo.

Gli autori ipotizzano che livelli elevati di estradiolo, o di altri ormoni o fattori di crescita, possano avere effetti avversi sullo sviluppo cerebrale quando superano una certa soglia, ma lo studio deve essere proseguito nel tempo per poter monitorare l'ulteriore sviluppo dei bambini. La normalità neuro-comportamentale e cognitiva dei nati da FIV, in assenza di altri fattori, data per scontata fino ad ora e certamente presente in molti casi, deve quindi essere ampiamente verificata ed è buona norma, oltre che obbligo deontologico, per gli operatori del settore valutare con maggiore attenzione gli aspetti problematici piuttosto che accreditare dati incompleti per inadeguato monitoraggio e per errore metodologico di selezione della letteratura medica, il che può condurre a sottostima dei rischi (Johnson NP et al., 2003).

Monitorare: chi, come e perché

Per valutare l'entità del successo di una procedura di FIV devono essere prese in considerazione almeno tre persone, di cui una non esiste all'inizio del procedimento. Questa inconsueta situazione in medicina ha determinato inizialmente una grave incertezza e qualche diffusa leggerezza su cosa riportare e su chi, per quanto, e come, e a chi. Ci sono molti mesi tra la fine del procedimento e la nascita di un bimbo, cosa che conduce a perdita di dati e di monitoraggio principalmente poiché le cure per la sterilità, quelle ostetriche e quelle pediatriche sono fornite da operatori sanitari differenti, in diverse sedi, tempi e contesti. Il tutto conduce a una perdita di dati sugli esiti e sui rischi delle procedure. Purtroppo è ben noto che molti programmi di ricerca clinica in sterilità sovente non riportano informazioni cruciali per valutare l'efficienza della procedura, ad esempio riportano le gravidanze iniziali e non le gravidanze in regolare evoluzione e che giungono a termine (Clarke JF et al., 2010; Dapuzzo L et al., 2011) o la nascita di un bambino vivo e sano, sicuramente finora il più importante parametro per parlare di successo (Min JK et al., 2004; Silver R, 2014). Nelle riviste mediche specializzate l'attenzione viene principalmente posta su parametri secondari di più o meno grande importanza clinica, come il numero di follicoli stimolati o il numero di oociti ovulati o prelevati o il numero di embrioni creati o il numero di embrioni impiantati o le gravidanze cliniche; di tali informazioni, in realtà ben poco informative per la salute a lungo termine, è stracolma la letteratura medica sulla sterilità e sulla FIV (Legro RS e Myers E, 2004; Clarke JF et al., 2010). Per valutare la sicurezza in termini di salute a breve termine della procedura, si sarebbe dovuto raccogliere documentazione sui rischi per le donne e gli uomini, fisici e anche psicologici, sulle madri durante la gravidanza e subito dopo, sui feti e sui nati, compresi i dati sulla nascita pretermine e sottopeso, le malformazioni, le anomalie cromosomiche, comprese le interruzioni terapeutiche relative, le morti intrauterine e perinatali, le riduzioni spontanee di gemelli (*vanishing twins*), le riduzioni mediche del numero di embrioni in caso di plurigemellarità, i deficit di crescita intrauterina e tutti gli esiti avversi embrionali e fetali (Wennerholm UB e Bergh C, 2004), le patologie della gravidanza e del parto insorte, meglio in registri nazionali cui tutti i centri necessariamente riportassero tutte le varianti metodologiche utilizzate nei vari casi. Tutti questi dati sono più o meno riportati in molti studi o molto sovente proprio non citati del tutto (Dapuzzo L et al., 2011; Silver R, 2014). Ricordo che a lungo, a partire dalla metà degli anni '80, nei consensi informati della FIV si riportava che le gravidanze da FIV erano gravidanze normali con lo stesso rischio di una gravidanza naturalmente insorta, mentre oggi sappiamo bene che non è così. Ma troppo a lungo per carenza di monitoraggi non lo si è saputo e non si è diffusa l'informazione che si trattava di gravidanze a rischio per donne e bambini.

In Italia alcune delle informazioni su citate sono disponibili dal 2005 attraverso il Registro Nazionale sulla Procreazione Medicalmente Assistita (PMA), istituito in seguito alla Legge 40/2004. È noto che per più di 30 anni non c'è stata una Linea Guida e neanche un Comitato Etico in Medicina che abbia, anche solo per prudenza, indirizzato su quanto a lungo monitorare gli esiti e i rischi dopo l'applicazione della procedura in sé sulle tre o più persone coinvolte nella procedura stessa e ogni centro di FIV nel mondo si è comportato a modo suo. Non per nulla la più importante società scientifica europea nel campo della FIV, l'ESHRE, ha sentito la necessità di esprimersi nel 2014 sull'obbligo (ancora solo etico per ora) del monitoraggio a lungo termine dei nati e delle donne, anche da parte dei singoli centri. Non solo in Europa, ma in tutto il mondo, in considerazione della mancanza di dati affidabili, si considera ora necessario valutare come successo della FIV non una gravidanza ma un bambino nato, acquisendo informazioni sul suo benessere monitorato a lungo e sul benessere dei genitori coinvolti (*The Harbin Consensus Conference Workshop Group*, 2014). Teniamo presente che alcuni esiti negativi dipendono dal basso peso alla nascita e pertanto non sono generalmente considerati, anche se presenti e con potenziali gravi conseguenze, ma come abbiamo visto un basso peso alla nascita può dipendere dall'applicazione della FIV in sé, così come anche a seconda della tecnica utilizzata (crioconservazione) un peso eccessivo (macrosomia fetale); dunque anche questo aspetto, relativo alla placentazione, deve essere messo nel conto delle valutazioni globali. Sono nati milioni di bambini da FIV in tutto il mondo a questo punto (ben più di cinque milioni) e certamente moltissimi finora stanno bene in salute. Alcune differenze di tipo metabolico e cardiovascolare dei nati da FIV, per quanto significative, sono ancora nei limiti della normalità e non si possono fornire anticipazioni di ciò che accadrà o non accadrà in futuro. Come detto, alcuni embrioni possono essere esposti più di altri a rischi, per una loro particolare e individuale sensibilità a un diverso tipo di ambiente (Ghosh J et al., 2016), allora una direzione buona in cui lavorare sarebbe riuscire ad individuare quali sono più sensibili e perché, in modo da lavorare nell'ottica del minimo rischio di salute futura. Questo perché ora è appurato che molti bambini manifestano più malattie, se nati dopo FIV, con incidenza statisticamente significativa. È importante conoscere questa quota e identificare per quanto possibile la ragione risalendo alla storia dei genitori, ma ponendo altrettanta attenzione alle tecniche di FIV usate in tutti i loro aspetti. Tutti i nati da FIV però dovrebbero essere monitorati nel tempo non solo per ragioni di salute individuale e pubblica, ma anche per ragioni di equità nella distribuzione delle risorse destinate alla prevenzione, alla salute e alla cura delle malattie. Dovremmo poter valutare con rigore scientifico attraverso studi prospettici se non stiamo rischiando di creare una società di cardiopatici, obesi, dismetabolici, depressi o affetti da disturbi cognitivi con conseguente peggioramento della qualità di vita e drammatico aumento nei costi della sanità, in quanto la FIV sistematicamente modifica la naturale selezione evolutiva (Hanevik HV et al., 2016).

Oggi è ben chiaro che le dinamiche anomale di crescita placentare e fetale sottolineano la necessità di studi a lungo termine sui concepiti con FIV, che costituiscono il 2-4% dei nati nel mondo occidentale: una sistematica valutazione della crescita fetale e un monitoraggio post-natale sono richiesti per determinare se la FIV anche in campo umano, come già ampiamente accertato in campo animale, produca deleteri cambi di traiettoria di crescita intrauterina e di funzione placentare correlati a quelli di salute a breve e a lungo termine, con un aumentato rischio di malattie, anche a comparsa tardiva (disturbi neuro-comportamentali, patologie cardiovascolari, dismetaboliche, obesità) (Nelissen EC et al., 2014; Bloise E et al., 2014; Melamed N et al., 2015). In effetti in tutto il mondo in seguito alle informazioni emerse in tempi recenti, in particolare a partire dal 2013-2014, sta emergendo consapevolezza sulla necessità non tanto e non solo di regolamentare la pratica, ma di valutare gli esiti in termini di salute correlandoli alle caratteristiche dei pazienti sterili e non, alla diagnosi del tipo di sterilità, alle iperstimolazioni ovariche, ai diversi procedimenti, alle varianti della tecnica, ai terreni di coltura. Solo così infatti sarà possibile valutare quali procedimenti, quali tecniche, quali varianti, quali terreni siano più o meno sicuri in termini di salute dei nati, e cosa dire ai futuri genitori nei consensi informati. In effetti non tutti gli esiti sono gli stessi; certe metodiche, e certi terreni di coltura, possono comportare rischi a breve e a lungo termine più di altre; a poco a poco conoscendole meglio potremmo usarne alcune e evitarne altre (Ghosh J et al., 2017). Solo con il monitoraggio dei nati si possono cogliere le diversità di esiti rispetto al comportamento nella scelta della procedura in FIV, anche quelle ritenute solo sfumature irrilevanti, che per la salute dei nati magari sfumature non sono.

Futuri studi prospettici di coorte sono indispensabili per identificare il contributo di ogni singolo aspetto della questione sulla gravidanza e sull'esito dei neonati (Palomba S et al., 2016 a) e tutte le ricerche nel campo devono diventare una priorità in medicina per proteggere la salute pubblica nelle future generazioni (Fleming TP et al., 2017).

Capitolo 7

Ecologia dell'embrione in vivo e in vitro

Perché parlare di ecologia dell'embrione? Non siamo diffidenti verso la parola ecologia, oggi anche abusata; ecologia vuol dire semplicemente studio scientifico dell'ambiente ed è ciò che andiamo a fare in questo libro. Poi dobbiamo decidere cosa fare delle informazioni e se e come procedere a modificare il nostro ambiente. Abbiamo visto che l'ambiente pre e peri-concezionale è ovviamente molto diverso tra natura e FIV e questo diverso ambiente diversamente condiziona il prodotto del concepimento, cioè l'embrione quindi il feto e il nato, ma anche la madre in gravidanza e dopo. In caso di pazienti sterili, o anche subfertili per condizioni temporanee determinate dallo stile di vita, le alterazioni epigenetiche sottostanti alla maturazione dell'oocita e dello spermatozoo possono condizionare l'epigenoma dell'embrione e in seguito della placenta e del feto, già *in vivo* e a maggior ragione *in vitro* (de Waal E et al., 2014; Reynolds LP et al., 2015). Ciò capita particolarmente se si applica la tecnica ICSI (Iniezione IntraCitoplasmatica di Spermatozoo), che comporta l'introduzione meccanica di uno spermatozoo, più o meno scelto a caso, nell'oocita (Lou H et al., 2014).

Le modificazioni epigenetiche placentari comportano maggior rischio di complicanze e di preeclampsia in gravidanze da FIV (Sibai BM, 2015; Zhu L et al., 2016), con maggior incidenza descritta in alcuni contesti dopo ricorso a ICSI (Ulkumen B et al., 2014; Xiong F et al., 2017).

L'incremento di rischio di preeclampsia/eclampsia si manifesta dal 42% all'83% dei casi (Martin AS et al., 2016 a; Martin AS et al., 2016 b); gravidanze ad alto rischio di preeclampsia, anche severa, si presentano soprattutto in caso di FIV dopo ricorso a crioconservazione di embrioni (Opdahl S et al., 2015; Sites CK et al., 2017) o a ovodonazione (Tarlatzi TB et al., 2017); di questi rischi, proprio perché non si conosce la ragione dell'insorgenza, le pazienti devono ovviamente essere informate.

Per lo stesso motivo epigenetico le gravidanze da FIV sono gravate da maggiore incidenza di patologia al parto, come indicato anche dal ricorso alle trasfusioni di sangue (Belanoff C et al., 2016), in particolare in caso di donazione di oociti (Garner J et al., 2017).

Per altre malattie, oltre alla preeclampsia e le emorragie al parto, la rilevanza delle modificazioni epigenetiche richiederà ancora decenni per poter essere adeguatamente valutata (Saffery R e Novakovic B, 2014). Ogni donna che inizi una procedura di FIV deve essere chiaramente avvisata dei rischi, almeno di quelli noti, in gravidanza e dopo, anche se la gravidanza è singola.

Come detto, le gravidanze da FIV non sono regolari gravidanze, ma mostrano evidenti alterazioni della traiettoria di crescita intrauterina e di funzione placentare che dipendono anche da condizioni in coltura, tipi di terreno, stadio del transfer dell'embrione (a 2 o 3 o 5-6 giorni dalla fecondazione), micromanipolazioni, ecc.

Il peso alla nascita non è neanche un indice attendibile di benessere fetale, il peso a seconda della metodica utilizzata può essere basso, ma anche troppo elevato, come in caso di trasferimento di embrioni dopo crioconservazione (Korosec S et al., 2016) ed inoltre maggiori manipolazioni dell'embrione si traducono in curve di crescita fetale sempre più deviate (Bloise E et al., 2014). Una precauzione minima in FIV comporterebbe di limitare le manipolazioni (Fleming TP et al., 2004; Bloise E et al., 2014). Le manipolazioni nella FIV avvengono a molteplici livelli durante il periodo periconcezionale che coincide con il periodo di sviluppo dell'oocita/embrione particolarmente sensibile all'ambiente. Si sa che la FIV modifica il metabolismo degli zuccheri come fonte energetica in molte specie animali e nell'uomo.

Da studi su topi concepiti con FIV si è evidenziata una resistenza all'insulina determinata però da una difettosa stimolazione del flusso sanguigno nei muscoli piuttosto che da un ostacolo ai meccanismi di trasporto e utilizzo degli zuccheri a livello dei muscoli scheletrici. Si tratta dunque di una disfunzione della parete dei vasi sanguigni con conseguente diminuita tolleranza degli stress nutrizionali. Questo stesso meccanismo potrebbe essere alla base delle alterazioni del metabolismo evidenziate in campo umano dopo ricorso a FIV (Cerny D et al., 2017). Complessi studi in differenti modelli animali e la coincidenza temporale con l'impostazione della riprogrammazione epigenetica dell'oocita suggeriscono che di per sé l'iperstimolazione ovarica e la maturazione *in vitro* di oociti, ormai epigeneticamente mutati da queste situazioni, influenzano l'epigenoma degli embrioni e dei nati (Saenz-De-Juano MD et al., 2016; Weinerman R et al., 2017).

Altri esperimenti in campo animale e la coincidenza temporale con i processi di riprogrammazione epigenetica dopo la fertilizzazione aggiungono argomenti a favore di eventi avversi dovuti invece a tutte le condizioni ambientali e ai terreni di coltura ancora subottimali (El Hajj N e Haaf T 2013; Sunde A et al., 2016). Sappiamo anche che epimutazioni dello sperma sono coinvolte nella sterilità maschile, tuttavia pur senza conoscere le epimutazioni, tali spermatozoi vengono utilizzati per l'ICSI, spermatozoi che generalmente non si dimostrano fecondanti, perché evolutivamente potrebbero dare origine a prole meno competente a breve, medio o lungo termine (Jenkins TG et al.,2016). La stimolazione ovarica in FIV inoltre differisce dalla normale ovulazione singola per il reclutamento di numerosi oociti di diversa maturazione e di qualità via via più scadente; l'ambiente di sviluppo differisce dalla tuba per disponibilità di aminoacidi, fattori di crescita, ormoni steroidei, citochine, regolatori metabolici forniti dai mezzi di coltura, per la tensione di ossigeno, per la rigidità del microambiente che non interagisce con l'embrione, per la durata della permanenza dei gameti e dell'embrione in coltura, per le micromanipolazioni dello stesso (ICSI, diagnosi genetica pre-impianto, crioconservazione ecc.).

Tutti questi fattori insieme e variamente combinati differiscono dalla qualità e dalle interazioni madre-figlio nell'ambiente tubarico. Il tutto può esitare in stress ossido-riduttivo (vedi glossario), infiammatorio e metabolico dell'embrione più o meno severo, alterazione dei fisiologici meccanismi e adattamenti a breve termine attraverso modificazioni epigenetiche con una possibile proliferazione cellulare anomala e alterata distribuzione cellulare tra massa cellulare interna (vero e proprio embrione, futuro feto) e trofoblasto (futura placenta). Le conseguenze possono essere via via più gravi: una ridotta competenza all'impianto, aborto, alterato apporto nutrizionale materno, abnorme crescita fetale, alterata impostazione degli assi neuroendocrini, anormale peso alla nascita e crescita postnatale, i cui esiti in rischio di malattia dismetabolica, cardiovascolare e neuro-comportamentale da adulti sono da valutare monitorando i nati a lungo termine (Bloise E et al., 2014; Mainigi M et al., 2016). Per quanto riguarda l'aspetto dello sviluppo dei neuroni e delle reti neuronali cerebrali ci sono finora, anche in campo animale, pochi studi. Mainigi e colleghi (2016) intendevano valutare gli effetti dell'ambiente peri-impianto sullo sviluppo cerebrale e pertanto hanno seguito fino all'età adulta topi nati spontaneamente o dopo iperstimolazione ovarica. Sono stati quindi studiati gli effetti della sola iperstimolazione ovarica sulle condizioni peri-impianto che comportassero eventualmente modificazioni sul comportamento dei topi e con autopsia è stato valutato il numero di neuroni a livello della corticale cerebrale. I topi adulti nati da femmine iperstimolate mostravano un significativo aumento di comportamenti ansiosi rispetto agli altri topi spontaneamente concepiti, senza differenze nella memoria o nell'apprendimento. Tuttavia dopo autopsia i cervelli di topi adulti nati da topine iperstimolate mostravano meno neuroni per campo. Per capire il perché sono stati valutati alcuni mediatori epigenetici coinvolti nella migrazione e differenziazione neuronale e questi sono risultati inibiti nei cervelli dei topi nati da topine trattate con iperstimolazione. Vi era anche alterata espressione dei geni coinvolti nella differenziazione dei neuroni.

Tali risultati, che coinvolgono la sola iperstimolazione, suggeriscono che tutto l'ambiente temporalmente collegato alla fase peri-impianto può incidere sullo sviluppo neuronale e può condurre a cambi comportamentali in età adulta. Gli autori di questo studio sottolineano di nuovo quanto siano importanti studi a lungo termine sui nati da FIV in campo umano, perché chiaramente gli uomini non possono essere monitorati e studiati facilmente come i topi. Per quanto riguarda altre condizioni presenti in FIV, si sa che i terreni di coltura sono più ricchi in alcuni nutrienti di quanto possa trovare un embrione all'interno della tuba (Leese HJ, 2003). Cosa effettivamente ciò comporti in campo umano ancora non si sa, ma sia in campo umano che animale emergono sempre più prove degli effetti avversi cardiovascolari prima e dopo la nascita. Ci sono sempre più evidenze che i fluidi dell'ambiente endouterino proteggono l'embrione dalle alterazioni epigenetiche negative determinate dai normali liquidi di coltura in FIV (Canovas S et al., 2017).

Si arriva a proporre per il futuro l'aggiunta ai normali terreni di coltura di fluidi estratti dal tratto riproduttivo di donne, naturalmente evitando la trasmissione di patologie infettive, creando biobanche di tali fluidi come si fa per le banche del latte o del sangue. Questo studio è un poco una nuova rivoluzione, che prende le distanze dai terreni di coltura preparati in laboratorio o in commercio, rappresenta la presa di coscienza attuale della complessità e la necessità di un ritorno alla semplice biologia allo scopo di far meglio; in effetti gli autori concludono che ciò potrebbe in parte aiutare a superare una delle più grandi sfide attuali in FIV: una FIV più sicura per la salute della prole. Vi sono studi e indagini che provengono da tutto il mondo e forniscono evidenza di disfunzione cardiaca e vascolare in bambini nati da FIV giunti in età adolescenziale (Ceelen M et al., 2008; Scherrer U et al., 2012; Rimoldi SF et al., 2014; Xu GF et al., 2014; Scherrer U et al., 2015; von Arx R et al., 2015; Guo XY et al., 2017).

Le anomalie del rimodellamento cardiovascolare, dovute verosimilmente a sovraccarico pressorio, sono già evidenziabili in utero, persistono documentate per mesi dopo la nascita (Valenzuela-Alcaraz B et al., 2013), sia in gravidanze singole che gemellari da FIV e non sono dovute all'eventuale basso peso per età gestazionale, ma sono specifiche per il ricorso a tecniche di FIV (Valenzuela-Alcaraz B et al., 2017; Valenzuela-Alcaraz B et al., 2018).

I determinanti genetici, che una volta si riteneva costituissero il fondamento del rischio cardiovascolare, in realtà spiegano solo una minima parte del rischio stesso a livello di specie umana ed ora si sa che sono i fattori epigenetici, sensibili all'ambiente, a modificare il fenotipo cardiovascolare. È anche possibile che una alimentazione ricca in antiossidanti contrasti il danno a livello cardiovascolare grazie alla correzione di alcune impostazioni epigenetiche negative, è allora indispensabile informare i potenziali genitori della necessità di adeguamento a un approccio di prevenzione del danno vascolare (Rimoldi SF et al., 2015). Molti studi ormai evidenziano che diversi eventi patologici durante lo sviluppo a livello embrionale (tecniche di fertilizzazione *in vitro*), fetale (preeclampsia) e perinatale (carenza di ossigeno in fase perinatale) inducono ciascuno a modo suo, potendosi poi anche sommare, profonde alterazioni del fenotipo cardiovascolare con serie conseguenze sulla funzionalità successiva, inoltre con la possibilità della trasmissione di danno potenziale alle successive generazioni (Meister TA et al., 2016; Scherrer U et al., 2017).

L'aspetto più importante è che il rischio cardiovascolare evidenziato nei nati da FIV non appare solo correlato a eventuali fattori sempre presenti nei genitori, infatti non è ugualmente presente nei fratelli spontaneamente concepiti dalle stesse coppie subfertili. Queste coppie rendono evidente con il concepimento spontaneo la possibilità di una buona, se non ottima, competenza dei gameti che permettono una prole più sana a lungo termine, con minor o assente disfunzione vascolare (Ceelen M et al., 2009).

Che la FIV incida di per sé stessa, anche se non è presente sterilità, è sempre più evidente. Si è notato che le caratteristiche di un bambino nato in seguito a FIV alla nascita e durante la crescita sono diverse in rapporto non solo a caratteristiche dei genitori, ma anche a precise misurazioni durante FIV: diametro del follicolo come misura della qualità dell'oocita, trattamento subito dall'embrione stesso (a fresco e dopo scongelamento) e qualità dell'embrione al transfer (Green MP et al., 2014). Che ci possa essere una precisa influenza su una diversa riprogrammazione epigenetica del DNA durante FIV non legata alla sterilità è chiaro per il fatto che questa si manifesta anche nel sangue del cordone ombelicale e nelle placente di gravidanze insorte da donazione di oociti da parte di donne fertili in confronto a gravidanze naturalmente insorte (Song S et al., 2015). Vi sono cambi epigenetici a livello globale del DNA diversamente presenti in placente da gravidanze insorte con diverse tecniche di FIV, ad attestazione della rilevanza della tecnica in sé, anche se non si conosce ancora il significato clinico a lungo termine di tali alterazioni (Ghosh J et al., 2017). L'ipotesi più valida è che le varie deviazioni epigenetiche anche a livello dei geni *imprinted* costituiscano una sommatoria di effetti dovuti all'ereditarietà di patologie trasmesse dai gameti, e quindi anche dovute alla sterilità in sé, alla riproduzione in età avanzata, all'iperstimolazione, alla FIV con tutte le sue varianti, ai mezzi di coltura e all'ambiente della stessa (Hiura H et al., 2012 e 2014). Uno studio ha valutato la stabilità genetica alle mutazioni nei nati da FIV, ed è stata riportata una associazione tra l'uso di FIV e la frequenza di mutazione. Gli autori concludono che l'instabilità di alcuni geni potrebbe essere un riflesso sia della sterilità di base che dell'iperstimolazione ovarica come delle condizioni relative alla coltura *in vitro* (Zheng YM et al., 2013), dunque il monitoraggio a lungo termine dei nati è necessario per cogliere appieno gli effetti delle alterazioni del DNA.

Per riassumere, a lungo si è ritenuto che non vi fossero problemi nei nati da FIV, poi si è pensato che i problemi, quando evidenti, dipendessero dalla sterilità alla base della procedura e non della procedura in sé, ora si riconosce che la procedura in sé è alla base di distinte alterazioni epigenetiche che si possono sommare a quelle dipendenti dalla sterilità. Come e quanto non si sa. In ogni modo ciò che sta a cuore ai genitori, e quindi anche alla società, è la nascita di un bambino sano che rimanga sano a lungo termine con una madre che rimanga possibilmente in buona salute. La società tutta deve porsi delle domande relative alle acquisizioni su riportate, che costituiscono una piccola parte dei dati di letteratura scientifica. La letteratura scientifica sulla FIV però, in massima parte, ancora oggi privilegia come successo in FIV l'identificazione della capacità di impianto di un embrione, che è solo un incerto surrogato di un reale buon esito. Molti sistemi sono stati studiati e/o applicati, non solo sull'embrione ma ora anche sull'oocita e sulle cellule che lo circondano per aumentare il successo (Desquiret-Dumas V et al., 2017), dato che è stato ben appurato che il successo parte da un buon spermatozoo e da un buon oocita.

In FIV la necessità di scelta del miglior oocita e l'attuale relativa incapacità limita, se addirittura non annulla, come vedremo, la necessità di produzione di tanti oociti che si rivelano non solo in sovrannumero al fine di gravidanza con un buon esito, ma pure controproducenti (Patrizio P e Sakkas D, 2009).

Bisogna sapersi chiedere fino a che punto spingersi sulla risoluzione della sterilità e con quali terapie, ad esempio in caso di utilizzo di sperma gravemente patologico o non eiaculato ma ottenuto dai testicoli. In questi casi è certo che gli spermatozoi sono tutti portatori almeno di anomalie epigenetiche, se non genetiche, e quelle trasmettono (Zini A et al., 2017), con potenziale aumento di rischio genetico per i bambini e la società futura (Krausz C et al., 2018).

Bisogna sapersi chiedere allora quali sono gli esiti sui nati, dato che molte procedure comunemente usate debbono ancora oggi essere considerate sperimentali in considerazione dell'assenza di informazioni sui rischi genetici ed epigenetici (vedi capitolo 13°, Ricerca o Terapia). Sappiamo, ad esempio, per quanto questa possa sembrare una valutazione quasi banale, che i maschi, e non le femmine, nati da applicazione di ICSI in caso di fattore maschile di sterilità presentano a 18 anni maggior deposizione di grasso periferico (Belva F e al., 2018 a) e più bassi livelli di colesterolo HDL (Belva F e al., 2018 b), ma non abbiamo molti altri dati dalla letteratura e sempre su piccoli numeri di soggetti monitorati individualmente, per le difficoltà del monitoraggio.

Dati i riscontri recenti di associazioni tra sterilità da fattore maschile e patologie autoimmuni (sclerosi multipla) o cancro su base genetica o epigenetica, ancora tutti da definire, deve essere valutata la ricaduta di tali acquisizioni sulla salute dei pazienti stessi e quella dei figli nati da ICSI (Glazer CH et al., 2017; James E e Jenkins TG, 2018; Nagirnaja L et al., 2018; Hanson BM et al., 2018).

Iniziali informazioni sugli esiti dell'ICSI applicata esclusivamente a coppie con pazienti affetti da fattore maschile severo provengono dal gruppo che per primo l'ha applicata su larga scala in Belgio dalla metà degli anni '90: una indagine sullo sperma di ragazzi tra i 18 e i 22 anni nati da tecnica ICSI indica una qualità e una quantità dello sperma significativamente peggiore di quella di ragazzi spontaneamente concepiti (Belva F et al., 2016 a). Pur trattandosi della più vasta esperienza a livello mondiale, secondo gli stessi autori i casi monitorati sono troppo pochi, ciò indica che si deve proseguire il monitoraggio fino all'età adulta in tutti i casi, poiché tali risultati potrebbero migliorare come peggiorare considerata l'estensione attuale dell'applicazione dell'ICSI. Se così fosse, si correrebbe il rischio, credo non auspicabile a livello di società, di rendere ereditaria anche la sterilità maschile (Sutcliffe AG et al., 2010). Ora è facile comprendere perché da più parti si propongono seri monitoraggi. L'aumento di mutazioni genetiche individuate in pazienti sterili può comportare l'ereditarietà di tali mutazioni con aumento di rischio di sterilità e di malattie somatiche a lungo termine nei nati da FIV; allora si devono acquisire più informazioni sui fattori correlati alla sterilità per applicarli in clinica e per poter meglio consigliare e trattare le coppie sterili che prendono in considerazione la FIV, l'ICSI e anche la PGD, che si è diffusa con lo scopo di evitare l'ereditarietà di geni difettosi. Gli anni passati dalle prime applicazioni della FIV sono stati infatti insufficienti per individuare i danni e i rischi a lungo termine che derivano dai trattamenti per la sterilità, ora è assolutamente urgente investigare le alterazioni dell'integrità del DNA, la sterilità in campo umano e la sicurezza della FIV per definire un miglior approccio medico con migliori trattamenti preventivi, diagnostici e terapeutici della sterilità (Hu M-H et al., 2016).

In effetti in FIV vi sono due grandi buchi neri sui quali non abbiamo risposte: *quanti tentativi falliscono per problemi epigenetici nei gameti e/o nell'embrione? Quali sono i problemi di salute a lungo termine dovuti alle condizioni di vita embrionali?* (El Hajj N e Haaf T, 2013).

Come già detto, sono necessari con urgenza studi epidemiologici a lungo termine, tenendo conto che molte procedure in PMA non possono essere state basate su prove di efficacia e sicurezza, semplicemente poiché mancano studi conclusivi e ben poco può essere affermato di liberatorio. Molti dei bambini nati con FIV appaiono sani, ma effetti a lungo termine dismetabolici e cardiovascolari possono rimanere latenti fino all'età adulta o essere messi in evidenza in precedenza solo da eventi stressanti. Dato che è ormai innegabile che, oltre le caratteristiche di base dei gameti, le varie condizioni del laboratorio presentano effetti misurabili che persistono dopo la fase embrionale (Gardner DK e Kelley RL, 2017), si rende indispensabile identificare strategie che valutino esiti realmente validi dopo FIV in termini di salute dei nati. Non bisogna solo evidenziare, come si fa comunemente, la probabilità di gravidanza o meglio ancora la probabilità di gravidanza a termine, ma bisogna identificare migliori indici di successo nella FIV che non conducano solo a scegliere l'embrione con migliori probabilità di gravidanza, ma aiutino nell'identificazione del rischio delle diverse patologie che possono insorgere nel periodo di massima sensibilità durante lo sviluppo dell'embrione e che lo correlino con la tecnologia applicata (Feuer SK et al., 2013).

Da un punto di vista medico dobbiamo oggi chiederci se applicare la PMA per sterilità, dunque in presenza di piccole o grandi anomalie genetiche o epigenetiche dei gameti, non finisca in realtà per favorire le malattie. Ad esempio, una protezione contro il cancro e una efficiente riproduzione naturale potrebbero essere due dei meccanismi mediati dall'importante famiglia delle proteine p53, dato che un unico gene può influenzare molteplici tratti fenotipici con un unico fine. Polimorfismi di questo gene potrebbero avere un più o meno modesto impatto su quanti ne siano portatori, ad esempio causando una più precoce comparsa di malattie o un piccolo aumento del rischio di cancro o una sottile diminuzione di fertilità. Interventi terapeutici sugli effetti di tale gene solo a scopo riproduttivo, senza avere una chiara visione globale, potrebbero avere conseguenze non desiderabili, da malformazioni della prole a ridotta longevità (Kang HJ e Rosenwaks Z, 2018).

Capire come interagiscono oocita e spermatozoo a livello molecolare e perché a volte non interagiscono con un buon esito è infatti ancora uno dei misteri della riproduzione sessuale. Peraltro analisi di associazione con malattie indicano che gli stessi difetti di funzione molecolare e/o genici a livello di interazione sperma-oocita sono anche coinvolti in altri circuiti che esitano in malattie cardiovascolari ematologiche e tumorali, come dire che evolutivamente non si manifesta fecondità per evitare insorgenza di circuiti patologici nella prole. Però sono ancora necessari molti studi e molti anni per definire il significato di queste interazioni e il legame genetico tra le anomalie di interazione sperma-oocita e le patologie associate che possono insorgere nella prole (Sabetian S et al., 2014). Ad esempio, si è già identificata una condizione genetica che conduce a carenza di un enzima (ACE o Angiotensin Converting Enzyme) del tipo espresso sulla superficie degli spermatozoi e che non consente la penetrazione dello spermatozoo nell'oocita (Li LJ et al., 2014). Oltre alla sterilità, in questi pochi casi di pazienti portatori del difetto, non si sono però osservate altre anomalie evidenti, pertanto come soluzione è stata indicata l'ICSI. Certamente l'ICSI è una soluzione facile, ma è davvero la soluzione medicalmente auspicabile, alla luce di quanto sopra detto? Ciò deve essere spiegato ai futuri genitori. Prendiamo ora in considerazione le informazioni che abbiamo a disposizione circa le diverse procedure in FIV. Molte prassi ritenute consolidate in vari centri di PMA possono ormai essere rimesse in discussione.

Iperstimolazione ovarica

Alcune delle domande da porsi riguardano il ricorso all'iperstimolazione ovarica: serve davvero, tanto più oggi, avere tanti oociti a disposizione? Gli oociti che si ottengono da una iperstimolazione sono tutti competenti? In realtà solo circa il 5% degli oociti sono biologicamente competenti (adatti a dare origine a una gravidanza che giunga a termine) in ogni ciclo di FIV, e in circa 2 su 3 di tutti i cicli nessuno degli oociti è in grado di permettere la nascita di un bambino: veramente sarebbe un maggior beneficio per le pazienti avere parecchi cicli di stimolazioni più soffici piuttosto che stimolare pesantemente in un ciclo allo scopo di ottenere più oociti della stessa coorte, dato che un alto numero di oociti non aumenta necessariamente il numero di bambini nati per coorte, diversamente da quel che si crede (Lemmen JG et al., 2016). Infatti gli oociti che sono ottenuti da una iperstimolazione sono molti, mentre nella specie umana fisiologicamente uno solo è ovulato poiché è il migliore della sua compagnia, gli altri, spinti con farmaci a maturare insieme, sono, secondo un gradiente di qualità, via via di qualità inferiore, certamente meno adeguata anche in donne giovani. C'è una differenza significativa nelle cellule, nei processi immunitari, nella produzione di citochine all'interno di un follicolo stimolato con una stimolazione ovarica convenzionale e un follicolo naturalmente maturato, differenza che può tradursi in danno alla qualità dell'oocita e trasferirsi in seguito sull'esito del procedimento di FIV (Kollmann Z et al., 2017).

È noto inoltre che una stimolazione ovarica pesante modifica in modo negativo l'interno dell'utero, lo rende meno adatto all'impianto dell'embrione, condiziona sia la possibilità di gravidanza che il peso del neonato e questo spiega perché oggi si tenda a trasferire gli embrioni non a fresco ma dopo crioconservazione (Braga DP et al., 2016; Liu S et al., 2017). Tuttavia questa prassi, che coinvolge la crioconservazione quasi come prima scelta, introduce un'altra manipolazione sull'embrione, con aumento di rischio di preeclampsia e di modificazioni epigenetiche la cui portata non è nota, il che rende discutibile la prassi (Van Heertum K e Weinerman R, 2018). Il tutto comunque si traduce in uno spreco di materiale biologico, mai corretto in biologia, e bisognerebbe considerare quanto di questo spreco si possa tradurre in spreco di salute di madre e figlio/figli oltre che di soldi della coppia e della società tutta, dato il necessario ricorso a tanti costosi farmaci per crearlo (Patrizio P e Sakkas D, 2009).

ICSI

Davvero serve trattare quasi tutte le coppie con l'ICSI anziché con la FIV classica? L'83% dei trattamenti in PMA ormai sono ICSI in Italia, quando è evidente che non vi è l'83% di diagnosi di fattore maschile severo. In un convegno sulla PMA tanti anni fa a una precisa domanda in tal senso era stato risposto da una biologa che così le coppie erano contente, dato che vi era quasi certa fertilizzazione e quindi transfer, come se la soddisfazione del transfer si trasformasse in bambino. In realtà è ben noto da tempo in tutto il mondo e recentemente ribadito che questa procedura non migliora le possibilità di gravidanza in assenza di fattore maschile severo (Grimstad FW et al., 2016), anzi addirittura la diminuisce (Chambers GM et al., 2016), ma comunemente viene utilizzata al di fuori delle indicazioni aggiungendo manipolazioni all'embrione e contribuendo alla sommatoria di rischi assolutamente inutili (Sánchez-Calabuig MJ et al., 2014; Catford SR et al., 2017). Tali considerazioni erano già espresse nel 2000 dal biologo Simon Fishel, uno tra i primi collaboratori di Edwards, rendendosi ormai conto della tendenza che si è poi puntualmente radicata (Fishel S et al., 2000), anche se priva di motivazioni scientifiche (Bhattacharya S et al., 2001). L'ICSI in assenza di fattore maschile determina, soprattutto se in presenza di una stimolazione ovarica con prelievo di molti oociti, più frequentemente rispetto alla FIV classica insorgenza di seria patologia placentare (placenta previa, placenta accreta, rottura di placenta, preeclampsia, ecc..) con conseguente rischio fetale (Royster GDE et al., 2016), anche malformativo, significativamente aumentato (Davies MJ et al., 2017 a e b) rispetto alla FIV classica.

Crioconservazione

Certamente congelare gli embrioni si può ritenere funzionale ad aumentare la probabilità cumulativa di gravidanza dopo una stimolazione convenzionale, ma dire gravidanza non è dire tutto riguardo agli esiti e alla salute futura. Molte indagini riportano esiti avversi degni di nota, anche se non tutte sono in completo accordo, il che è dovuto verosimilmente alla diversità delle casistiche e delle procedure. Gli embrioni crioconservati, sopravvissuti dopo scongelamento e trasferiti, hanno come esito più probabilmente aborto, macrosomia fetale, malformazioni e minor incidenza di gravidanze a termine rispetto ai freschi per problemi legati alla selezione degli embrioni da crioconservare o per problemi legati alla metodica di congelamento; se crioconservati allo stadio di blastocisti (5-6 giorni dopo la fecondazione), ciò comporta aborto e feti in sovrappeso per epoca gestazionale, in particolare se maschi, più probabilmente di embrioni crioconservati allo stadio di clivaggio, verosimilmente per altre modificazioni epigenetiche intervenute nel più prolungato contatto con il terreno di coltura (Belva F et al., 2008; Hirst WM et al., 2011; Wang YA et al., 2011; Khalaf Y e El-Toukhy T, 2011; Pinborg A et al., 2014; Kaartinen NM et al., 2015; Maldonado MB et al., 2015; Korosec S et al., 2016; Swain JE et al., 2016; Luke B et al., 2017; Wang ET et al., 2017). Modificazioni epigenetiche a livello del trofoblasto comportano verosimilmente il maggior rischio di anomalie placentari di impianto come per la placenta accreta (Ishihara O et al., 2014; Kaser DJ et al., 2015) e per la preeclampsia in gravidanza soprattutto insorta dopo crioconservazione (Opdahl S et al., 2015). Come detto, i nati corrono un minor rischio di sottopeso (Wennerholm UB et al., 2013) rispetto al transfer a fresco, ma maggior rischio di macrosomia fetale e di mortalità perinatale (Sazonova A et al., 2012). La tendenza attuale è peraltro di procedere a vitrificazione di oociti e embrioni, considerando come parametro per considerare valida la procedura l'incidenza di embrioni sopravvissuti allo scongelamento, di gravidanze cliniche o anche di gravidanze a termine rispetto allo *slow freezing* (Rienzi L et al., 2017). Certamente questo pare un buon inizio, abbiamo però pochi dati sui nati dopo vitrificazione e solo alla nascita (Belva F et al., 2016 b), peraltro riusciamo a capire da questi dati solo che la vitrificazione di per sé agisce in qualche modo sul peso dei nati, verosimilmente sempre attraverso modificazioni epigenetiche del trofoblasto e poi della placenta.

Transfer a stadio di blastocisti

Il transfer allo stadio di blastocisti è proposto per diminuire il rischio di gravidanza gemellare, attuando in tal modo una selezione di embrioni (non tutti gli embrioni procedono fino alla stadio di blastocisti e si arrestano in coltura) al fine di un transfer singolo, ma questo comportamento, preferito in Europa, è molto discusso altrove proprio per la tendenza al parto prematuro rispetto al transfer allo stadio di clivaggio (Gleicher N et al., 2017).

Trasferire embrioni allo stadio di blastocisti a fresco si associa a aumento di rischio di gemellarità omozigote (il tipo di gemellarità più a rischio) e di gravidanza extra-uterina; comporta netto aumento di prematurità rispetto al transfer allo stadio di clivaggio, anche per la più prolungata mancanza di mutuo interscambio madre-embrione (Källén B et al., 2010; Dar S et al., 2013; Dar S et al., 2014; Luke B et al., 2014; Martins WP et al., 2016; Wang X et al., 2017; Wang ET et al., 2017). Non si conosce la ragione della maggiore incidenza della gemellarità omozigote, ma potrebbe essere correlata, oltre che alla persistenza nel terreno di coltura, all'età più giovane della paziente e quindi alla maggiore risposta in numero di oociti stimolati e prelevati (Hviid KVR et al., 2018). Dopo transfer a blastocisti i neonati presentano un maggior rischio di macrosomia, mentre i neonati dopo transfer allo stadio di clivaggio presentano prevalentemente basso peso (Wang X et al., 2017). Il transfer a blastocisti rispetto allo stadio di clivaggio comporta un maggior rischio di patologia placentare e di mortalità perinatale (Ginström Ernstad E et al., 2017); la patologia placentare è verosimilmente dovuta ad alterazioni epigenetiche a partire dal trofoblasto per la più lunga fase di coltura *in vitro* (Grace KS e Sinclair KD, 2009). Molto importante è che con il transfer a blastocisti non ci sono maggiori probabilità di avere un bambino in braccio, infatti non aumentano le probabilità di gravidanza per ciclo iniziato o per prelievo di oociti, come erroneamente si può credere, ma solo quelle per transfer effettuato (dato che diminuisce il numero degli embrioni da trasferire e perciò di transfer da effettuare). Ciò non vuol dire che nascono più bambini grazie al transfer a blastocisti, ma solo che si hanno eventualmente qualche mese prima, dato che ovviamente diminuisce il numero degli embrioni da crioconservare. Il che potrebbe anche costituire un vantaggio per qualcuno, ma le pazienti che procedono a transfer di blastocisti devono essere appropriatamente informate nel consenso che sottoscrivono. Non tutti però, mentre confermano l'aumento di rischio di gemellarità omozigote per il transfer a blastocisti, sono d'accordo con i dati preoccupanti su citati circa la prematurità provenienti dalla Svezia o gli Stati Uniti o il Canada; l'esperienza australiana e neozelandese (valutazione retrospettiva) non riscontra un aumento di prematurità dopo transfer a blastocisti rispetto a quello a stadio di clivaggio sia nei procedimenti a fresco che in quelli da crioconservazione (Chambers GM et al., 2015). La differenza in paesi diversi potrebbe essere relativa alle differenti casistiche e soprattutto alla diversa frequenza delle diverse pratiche e metodiche (terreni di coltura ecc..) di PMA. È noto che è essenzialmente la qualità iniziale dell'oocita a definire il numero di blastocisti che si ottengono in coltura, ma è l'ambiente della coltura dopo la fertilizzazione che influisce sulla qualità della blastocisti, potendola compromettere (Rizos D et al., 2017).

Una recente revisione della Cochrane, un ente scientifico senza fini di lucro che si occupa della medicina basata sulle prove e non della medicina basata sui modi di fare, valutando gli studi prospettici randomizzati effettuati sul tema, studi che sono necessari per attribuire provata validità a ogni metodologia o procedura, conclude che non vi sono dati adeguati per esprimersi sulla validità della procedura di transfer a blastocisti, giungere allo stadio di blastocisti in coltura infatti non definisce un embrione "perfetto". I dati che ci sono infatti sono troppo parziali per affermare che trasferire embrioni allo stadio di blastocisti sia a fresco che dopo crioconservazione costituisca un vantaggio in termini di bambini nati (Glujovsky D et al., 2016), il tutto per di più valutando solo il numero di bambini alla nascita e non la loro condizione di salute a breve e a lungo termine.

Tutti comunque concludono, per il rispetto dovuto alle coppie e ai loro bambini, che si dovrebbero fare studi prospettici meglio condotti di quelli finora disponibili e a più lungo termine per definire come scientificamente, socialmente ed economicamente valida la procedura della coltura *in vitro* fino allo stadio di blastocisti (Chambers GM et al., 2015; Glujovsky D e Farquhar C, 2016; Martins WP et al., 2016). Proprio per queste valutazioni, di recente c'è chi consiglia di investigare metodi alternativi alla coltura allo stadio di blastocisti come mezzo per procedere a transfer singolo di embrione e evitare le (pluri)gemellarità (Thornhill A et al., 2013; Maheshwari A et al., 2016), ma tali valutazioni e analisi non sono prese in considerazione nella prassi di molti centri di PMA e il ricorso alla coltura a blastocisti riscuote grande favore. In ogni modo informazioni sulla qualità degli embrioni si iniziano ad ottenere attraverso metodiche di osservazione dello sviluppo (definite *"time-lapse"*) che renderanno verosimilmente inutile la coltura a blastocisti, cioè il prolungamento della fase di sviluppo dell'embrione in terreni di coltura, nell'ottica di scegliere l'embrione singolo e migliore da trasferire.

Già oggi in centri ben attrezzati si osservano e si analizzano con metodiche computerizzate di monitoraggio lo sviluppo e la morfologia dell'embrione, l'analisi di tali dati pare predittiva allo stadio di clivaggio di 2 giorni della sua competenza evolutiva futura. Ciò non è semplice da valutare, ma sarebbe semplicemente in accordo con quanto già esposto sulla qualità dell'embrione, a sua volta esito della qualità dei gameti da cui deriva e dell'ambiente in cui è inserito (Yang SH et al., 2018; Strouthopoulos C e Anifandis G, 2018; Daughtry BL e Chavez SL, 2018). Altre informazioni si potranno probabilmente ottenere in futuro (ora vi sono solo dati sperimentali) dallo studio delle varie sostanze prodotte dell'embrione e riscontrabili nei terreni di coltura, in grado di indicare diverse caratteristiche e competenza evolutiva di ogni singolo embrione (Bracewell-Milnes T et al., 2017; Siristatidis CS et al., 2018).

Manipolazioni varie

Più vengono inserite manipolazioni sull'oocita e sull'embrione (dal livello della stimolazione ovarica alla ICSI, alla coltura a blastocisti, alla crioconservazione, alla diagnosi pre-impianto) più vengono descritte anomalie placentari; anomalie placentari epigenetiche che ci vengono raccontate anche dall'insorgenza di preeclampsia. Sono modificazioni epigenetiche il raccordo tra l'ambiente modificato della FIV con le sue varianti e una anomala invasione del trofoblasto nell'utero con conseguente patologia della gravidanza. L'ambiente subottimale della FIV e delle manipolazioni connesse può disturbare grandemente l'assetto epigenetico non solo della massa interna dell'embrione, che può arrivare a non impiantarsi o non svilupparsi, ma soprattutto il trofoblasto e poi la placenta, che modifica a sua volta l'assetto epigenetico per adattarsi alla situazione e cercare di salvaguardare il feto (Choux C et al., 2015).

Indipendentemente dal peso alla nascita dei bambini, il significato di una buona placenta per la salute a lungo termine dei bambini, come già raccontato, deve servire di stimolo per mirare anche in FIV alla placenta migliore possibile (Choux C et al., 2015). Il problema è che sovente sono pubblicati studi che attirano l'attenzione e orientano la prassi di molti operatori o sono nei convegni raccontate esperienze che coinvolgono per la loro novità o valenza pratica o economica, ma tali studi, in genere retrospettivi, soffrono di carenze gravi di tipo metodologico, di selezione della casistica, di focalizzazione su esiti poco accurati nell'individuare la complessità del problema (ad esempio, si riporta il numero di gravidanze iniziali senza riportare il numero degli esiti negativi in totale e gli eventi avversi). In genere poi vengono più probabilmente pubblicati studi che riferiscono dati positivi, perché nessuno ha voglia di pubblicare dati negativi e così la letteratura è ricca nel descrivere i presunti successi e povera nel raccontare gli insuccessi, passando ai lettori poco esperti la parziale impressione che generalmente tutto va bene. Il che impegna a prendere più in considerazione le problematiche descritte che i successi raccontati.

Nessun dubbio che la FIV continuerà ad essere l'approccio sempre più diffuso alla sterilità, ma molto lavoro ancora manca per aumentare la sicurezza e per ridurre i rischi dei nati. Pertanto, almeno per ora, in tale ottica la FIV andrebbe utilizzata con prudenza e come ultima risorsa dopo aver verificato l'insuccesso di altre vie (vedi cap. 14).

Capitolo 8

Aspetti particolari della FIV: l'ovodonazione

A questo punto è importante aggiungere alcune considerazioni su una particolare forma di FIV, cioè la FIV con ovodonazione (OD). Questa comporta problemi specifici e poco noti. Bisogna poter valutare se e quanto i diversi aspetti della OD possano interagire a modificare l'equilibrio di salute di tutti i soggetti coinvolti (gestanti, bambini e donatrici di oociti). Per le gravidanze in gestanti surrogate, quando ottenute con oociti donati, valgono ovviamente le stesse considerazioni.

Gravidanze da OD: rischi specifici per gestanti e bambini

Le gravidanze da OD corrono il rischio di essere mal seguite, perché le donne non ne rivelano l'origine, per motivi psicologici, ma anche perché non sono state adeguatamente informate che si tratta di gravidanze ad alto rischio (Storry JR 2010; Pecks U et al., 2011).

Le gestanti da OD sono a più alto rischio di patologia in gravidanza in confronto alle gravidanze da FIV omologhe, per incidenza di ipertensione, preeclampsia, diabete gestazionale, emorragie nel *post-partum*, gemellarità omozigote, il che comporta aumento di malattia e morte materna e fetale anche in giovani riceventi (Keegan DA et al., 2007; Braat DD et al., 2010; Pecks U et al., 2011; Younis JS e Laufer N, 2015; Kawwass JF et al., 2015; Luke B et al., 2016 b; Savasi VM et al., 2016; Blázquez A et al., 2016; Storgaard M et al., 2017; Garner J et al., 2017). Per giungere a esiti soddisfacenti anche per i bambini, le donne dovrebbero essere infatti seguite solo in centri specializzati nel gestire l'alto rischio (Porreco RP et al., 2005; Shrim A et al., 2010), quindi sono gravidanze per le quali devono essere messi nel conto importanti costi individuali e sociali, di salute ed economici. Le gravidanze da OD presentano un maggior rischio di malformazioni (Shrim A et al., 2010), poco noto anche perché non vengono identificate le interruzioni terapeutiche di gravidanza relative (Pecks U et al., 2011).

I neonati da OD presentano alta incidenza di restrizione di crescita intrauterina (IUGR) dovuta alla presenza di preeclampsia (Tranquilli AL et al., 2013), condizione che si associa a rischio di danno cardiovascolare, individuabile anche già prima della nascita (Tranquilli AL, 2013; Zanardo V et al., 2013).

Vi è aumento di rischio di basso peso alla nascita, in alcune casistiche in particolare dopo crioconservazione di embrioni, e parto pretermine, pure in caso di gravidanze singole e in confronto a IVF omologa, anche in caso di riceventi giovani e in buona salute, mentre non sono state monitorate le conseguenze di salute a lungo termine (Malchau S et al., 2013; Adams DH et al., 2016; Dude AM et al., 2016; Elenis E et al., 2016; Storgaard M et al., 2017; Kamath MS et al., 2017; Mascarenhas M et al., 2017; Boulet SL et al., 2018). Molti anni fa, nonostante il rischio aumentato, gli esiti erano definiti buoni per i bambini, purché le madri fossero accuratamente monitorate in gravidanza (Sheffer-Mimouni G et al., 2002), ora invece con maggiore documentazione dell'esperienza si riconosce un rischio di morbilità e mortalità neonatale aumentato rispetto a tutte le altre tecniche di PMA (Savasi VM et al., 2016; Storgaard M et al., 2017). Sono descritte anche complicanze di tipo autoimmune per i nati con rischi immediati (compromissione dell'attività delle varie cellule del sangue), anche mortali, ma vi possono anche essere danni di tipo autoimmune a lungo termine. Infatti i cambi nelle risposte immuni della madre per permettere la sopravvivenza di un embrione semi-allogenico (quando l'oocita appartiene alla madre) fino al parto devono essere in equilibrio con la continua necessità di rispondere appropriatamente a fattori che possono dare origine a malattie, a danno cellulare o tissutale, e a ogni tendenza in senso tumorale. Questo complesso e sofisticato bilanciamento è essenziale per la sopravvivenza di madre e feto, può però non mantenersi ugualmente preciso e/o adeguato in caso di trapianto completamente allogenico (quando l'oocita appartiene a un'altra donna rispetto alla gestante), fino a comportare anche il rigetto del trapianto. La placenta da ovodonazione presenta infatti l'aspetto tipico della reazione di rigetto nei trapianti (Gundogan F et al., 2010), il che rende ragione delle significative complicanze descritte in tali gravidanze e indica la necessità di una migliore selezione degli abbinamenti donatrice-ricevente, tenendo conto delle rispettive differenze molecolari. Uno dei meccanismi di bilanciamento della risposta immune consiste nel fenomeno del microchimerismo. Microchimerismo è la presenza di cellule fetali nella madre e materne nel feto, che persistono negli anni, anche nel caso la gravidanza derivi da oociti donati (Gammill HS e Nelson JL, 2010; Williams Z et al., 2009).

Infatti le cellule della madre gestante persistono per tutta la vita nel figlio e quelle del figlio nella madre gestante, e per questo sono state anche implicate nell'induzione o nella persistenza di malattie croniche infiammatorie autoimmuni. La tolleranza materno-fetale può avere, relativamente alle differenze molecolari tra individui, implicazioni di salute ben oltre il tempo della gravidanza ed estendersi al corso della vita del figlio (Stevens AM, 2016) e a quella dei figli che eventualmente nascessero in seguito (Kinder JM et al., 2017), il che può avere seria rilevanza soprattutto per le gestanti surrogate.

Ad esempio, se si verifica un maggior passaggio di cellule materne nel feto, cioè un maggior microchimerismo materno, questo è correlato a rischio di patologia successiva nei bambini, come nel diabete di tipo 1 (Fugazzola L et al., 2012).

Si dovrebbe poter valutare se vi sia una maggior incidenza di microchimerismo materno nel feto e con maggior transfer cellulare, come capita per il microchimerismo fetale nella madre in caso di preeclampsia (Gammill HS et al., 2013), frequente in casi di OD. La presenza di cellule fetali nella madre è stata poi associata con effetti sia positivi che negativi sulla sua salute. Si ipotizza che vi possa essere un ruolo protettivo verso alcuni cancri (Cirello V e Fugazzola L, 2016) come anche un ruolo di induzione per altri o di scatenamento di patologia autoimmune successiva (Bryan JN, 2015). Questi effetti divergenti possono essere dovuti al fatto che gli interessi di benessere e sopravvivenza materni e fetali sono gli stessi in certi compartimenti e conflittuali in altri, il che può aver condotto all'evoluzione di fenotipi epigeneticamente diversi di microchimerismo fetale che possono diversamente interagire con i tessuti materni in positivo o in negativo. Alcuni effetti possono contribuire alla salute materna, ad esempio nella riparazione delle ferite, o anche agendo sulla fisiologia materna al fine dell'impianto dell'embrione nell'utero (Sipos PI et al., 2013) e dell'incremento della trasmissione di risorse alla prole, ad esempio aumentando la produzione di latte (Boddy AM, 2015). Si sa però, come detto, che nel corso di gravidanze affette da preeclampsia vi è un maggior trasferimento di cellule fetali nel comparto materno, il cui impatto è ignoto, ma potenzialmente correlato al successivo sviluppo a distanza di tempo, di patologia cardiovascolare e renale nella ex-gestante, tanto più evidente quanto più seria è la preeclampsia e tanto più a lungo sono monitorate le pazienti (Mongraw-Chaffin ML et al., 2010; Gammill HS et al., 2013; Kessous R et al., 2015). Ulteriormente per questo aspetto, studi a lungo termine sono necessari per capire se una gravidanza da OD (che è un completo allotrapianto e lo è altrettanto una gravidanza surrogata che comporti l'uso di oociti eterologhi), è benefica o indifferente o pericolosa per la salute della gestante e del bambino, andando a valutare tra gli effetti prenatali e postnatali ciò che è dovuto a quanto è stato fornito dalla madre genetica e ciò che è successivo all'impianto, dovuto alla gestante (Thapar A et al., 2007).

Studi in tal senso attualmente non sono pubblicati, se pure esistono (Kushnir VA e Gleicher N, 2016). Per ora si può solo rilevare che una gravidanza surrogata, che praticamente sempre comporta la donazione di oociti, comporta anche maggiori rischi ostetrici per la gestante rispetto alle proprie gravidanze spontanee (Woo I et al., 2017).

In conclusione, i dati scientifici non fanno che confermare che se gestante e feto sono completamente diversi il feto può condizionare la madre a fornirgli una sufficiente tolleranza, ma questa tolleranza ha un costo per la gestante e i rischi in gravidanza aumentano. Vi sono sospetti che possano persistere rischi aumentati per la salute di entrambi anche in seguito.

Di tutti questi aspetti le donne devono essere avvertite nei consensi informati. Secondo le linee guida ESHRE, devono essere allestiti monitoraggi a lungo termine per valutare gli esiti in salute.

Donatrici di oociti

È necessario prendere anche in considerazione se esista un rischio di salute per le donatrici di oociti, che in quasi tutto il mondo vengono bene o male retribuite, mentre in Italia si assiste ben poco a donazione di oociti probabilmente perché non è previsto per legge un pagamento.

La donatrice può donare per spirito altruistico, ma molto più sovente per necessità economiche, in Spagna ad esempio la donatrice è retribuita con circa 900 € per un prelievo di circa 20 oociti (Ahuja KK, 2015).

La donazione può avvenire anche sotto la forma della condivisione di oociti al momento di una procedura di FIV effettuata per propria necessità (*egg sharing*), forma praticata in UK e lì ricompensata dal 2012 con £750 (precedentemente la cifra era di £250). Se una donna sterile accetta di condividere i suoi oociti con un'altra, diminuisce la propria probabilità di gravidanza; questo comprensibilmente espone la donna a conflitti emotivi non indifferenti e ha determinato carenza di *egg sharing*. Proprio per tale motivo la ricompensa è stata aumentata, quale attestazione del valore della donazione e nell'ottica di diminuire il turismo riproduttivo (Ahuja KK, 2015). In momenti economici precari come quelli attuali si assiste infatti a incremento di offerta di donazione di oociti e sperma da parte di chi quello ha da vendere per supplire alle proprie necessità economiche (Wu JA et al., 2015). Non per nulla, secondo molti, per supplire alla carenza di donatori e ancor di più di donatrici, la donazione deve essere risarcita con congrui pagamenti (Fuller MF, 2000; Flower D, 2010; Klitzman RL e Sauer MV, 2015; *Ethics Committee of the American Society of Reproductive Medicine*, 2016 a) e per avere più donatori l'anonimità del donatore/donatrice è l'opzione preferita dai medici (Haimes EV, 1993; Heng BC, 2008; Lampic C et al., 2009; Purewal S e van der Akker OB, 2009), anche se dal punto di vista strettamente medico e non commerciale così non dovrebbe essere.

Proprio per la tendenza a livello internazionale a tutelare i diritti del concepito a una maggiore informazione una volta adulto, si teme, e di fatto si verifica, carenza di donatori/donatrici. In USA, e in altri paesi ove l'anonimato è facoltativo, sempre più si raccomanda agli operatori di favorire l'esclusione dell'anonimato nell'interesse della coppia e del bambino (Wilde R et al., 2014). Si assiste però a un notevole distacco tra le raccomandazioni e la realtà. L'esclusione dell'anonimato è ormai obbligatoria in alcuni paesi (UK, Svezia, ecc..), in altri è obbligatorio l'anonimato, come lo è ora, in controtendenza, in Italia. Medici e infermieri si trovano così al confine tra due doveri nei confronti di due (o più) soggetti coinvolti donatore/donatrice-coppia/bambino: consenso informato, tutela della salute e dovere di riservatezza, che possono essere messi a prova in caso di incidenti (Daar J, 2014); aspetto questo in cui non vi sono chiarezze legali, neanche in Italia. Purtroppo è noto che le donatrici sottostimano i rischi fisici e psicologici della procedura (Kenney NJ e McGowan ML, 2010). In effetti sarebbe necessaria per prima cosa un'auto-regolamentazione dei professionisti decisamente migliore, tanto per iniziare a minimizzare il conflitto di interessi che si presenta inevitabilmente nella pratica di donazione e che penalizza ovviamente la donatrice (Bass C e Gregorio J, 2014; Blake VK et al., 2015).

I rischi normalmente citati per le donatrici riguardano l'incidenza di iperstimolazione ovarica (OHSS), la cui incidenza aumenta con l'aumento del numero di oociti ricuperati, che è condizione a rischio trombotico e di morte, di cui non è stato possibile tenere adeguato monitoraggio nella pratica di PMA, anche perché in tutto il mondo manca il relativo DRG (Diagnosis Related Groups), necessario al monitoraggio statistico da parte dei vari governi. Il rischio di OHSS con relativa ospedalizzazione in UK era circa del 15% dei cicli di FIV in caso di ricupero di più di 20 oociti per donazione (Jayaprakasan K et al., 2007); d'altra parte si ritiene che per massimizzare le probabilità di gravidanza in un grande centro di FIV l'ideale sia ricuperare da una donatrice in un singolo ciclo di stimolazione più di 10-20 oociti (Barton SE et al., 2010; Hariton E et al., 2017), dunque la stimolazione ovarica non può essere leggera. L'incidenza di OHSS attualmente nelle donatrici è invece stimata intorno allo 0.5-1%, come riferito da operatori di singoli centri di PMA (Bodri D et al., 2008; Maxwell KN et al., 2008). Quale è allora l'incidenza reale di OHSS? Quale citare nei consensi informati per le donatrici? In UK, dopo la morte di cinque giovani ragazze donatrici di oociti a causa di OHSS, dal 2005 è stata adottata la pratica dell'*egg sharing* (condivisione di oociti), pratica peraltro che ha determinato l'esodo di donne inglesi verso altri paesi in cerca di OD per carenza di oociti in patria (Spar D, 2007). Il cambiamento di prassi in quel paese dal 2005 è avvenuto però proprio in quanto non si è ritenuto etico che giovani ragazze corressero un rischio di morte per un minimo compenso. Ora in UK una donna che procede a stimolazione ovarica per la propria necessità di effettuare FIV per sterilità, se recupera molti oociti può decidere di donarne alcuni a un'altra donna, in cambio di un rimborso monetario (ESHRE Capri Workshop Group, 2013). In effetti della morte di giovani donne a causa di tale pratica o di ospedalizzazione in terapia intensiva si parla ben poco, se non per nulla, e questo generalmente non viene citato tra i rischi per le donatrici. Inoltre praticamente mai le donatrici sono state monitorate nel tempo. Altre complicanze (danni a uretere, emoperitoneo, ovariectomia, torsione ovarica, morte per cancro) sono state episodicamente riportate, ma è stato calcolato a cura di operatori di singoli centri di PMA che solo 0,5%-0,7% delle donatrici riportino complicanze severe a breve termine e l'8,5% complicanze minori (Bodri D et al., 2008; Maxwell KN et al., 2008). Vi sono quindi aspetti problematici documentati per le donatrici, dato che la donazione di oociti è tutt'altra pratica rispetto alla donazione di sperma, come ovvio, ma anche solo di sangue. Bisogna tenere conto che la pratica della donazione non è una pratica terapeutica per le donne donatrici, dunque non dovrebbe essere gravata da un eccesso di rischio, dato il rapporto ben poco favorevole rischio/beneficio, comunque prevalentemente di tipo economico. Tale rischio globale è certamente sottostimato, perché mai adeguatamente monitorato, in particolare anche sotto l'aspetto tumorale, che tratterò comunque più avanti nel capitolo sui rischi per le donne stimolate in generale. Uno studio retrospettivo a più di 9 anni dalla donazione indica che le complicanze riportate dalle donne si presentano in percentuale molto maggiore rispetto a quelle indicate da operatori di centri di PMA. Infatti secondo le donatrici l'incidenza di iperstimolazione moderata e severa è del 30%, mentre sterilità successiva si presenta in circa il 10% dei casi. Inoltre nel 30% delle donne nel tempo si sono verificate alterazioni dello stato di salute, tuttavia l'informazione di tali alterazioni non è stata trasmessa a chi poteva usarla a tutela della salute futura dei bambini (Kramer W et al., 2009).

Bisognerebbe avere Linee Guida circa lo scambio di informazioni e monitoraggio sulla salute della donatrice, anche perché non vi sono studi prospettici che accertino il rischio di cancro o sterilità nelle donatrici (Pearson H, 2006; Kramer W et al., 2009; García D et al., 2015; Holwell E et al., 2014). Ci sono seri dubbi che le donatrici vengano adeguatamente avvisate nei consensi informati delle indicazioni già presenti in letteratura circa i loro rischi, anche di quelli non monitorati ma sospettabili, compresi quelli tumorali, e quindi che a loro sia proposto di sottostare a adeguati monitoraggi, però se fossero informate forse avrebbero molti più dubbi a donare. La mancanza di monitoraggio dei rischi, in particolare tumorali non solo sul seno ma anche ovarico, può essere scorrettamente interpretata come mancanza di rischi a livello di consenso informato (Fauser BCJM e García Velasco J, 2017; Schneider J et al., 2017). Data l'assenza di studi prospettici e statisticamente adeguati su di loro, è semplicemente impossibile raccontare alle candidate alla donazione quali rischi immediati e futuri corrono e con quale frequenza dal punto di vista sia fisico che psicologico.

Sovente le donatrici non aderiscono neanche a *counselling* psicologico, pur offerto, e ciò rende non attendibili gli studi che mostrano un benessere delle donatrici per errore di selezione del campione (Purewal S e van der Akker OB, 2009), anche se questi stessi autori concludono che per ora alla luce degli scarsi e statisticamente non significativi dati retrospettivi la donazione sembra essere stata una buona pratica, almeno per alcune donatrici. Le candidate alla donazione sono escluse in un terzo dei casi per motivi genetici e psicologici (Reh A et al., 2010); circa un quarto delle candidate minimizza sintomi psichiatrici (Williams KE et al., 2011), che dovrebbero quindi essere evidenziati da valutazioni psicometriche, che non sempre vengono effettuate; le candidate escluse peraltro subiscono un serio impatto emozionale, in genere a breve termine, ma che può essere protratto e severo (Zweifel JE et al., 2009). L'assenza di studi sulle donatrici contrasta fortemente con l'entità del ricorso alle stesse a livello mondiale, sempre più crescente (Gleicher N et al., 2014 a; Practice Committee ASRM-SART, 2014; Kushnir VA et al., 2017). Ciò potrebbe configurare una precisa condizione di sfruttamento di genere, perseguita in tutto il mondo con la più o meno valida ragione dell'assunzione su di sé del rischio dovuta all'accettazione del rimborso spese e della firma del consenso informato (Pfeffer N, 2011; Nahman M, 2011). Non si pensa alle donatrici di oociti in questi termini generalmente, ma nella realtà le donatrici donano per necessità economiche, non per altruismo (Purewal S e van der Akker OB, 2009), come è peraltro evidente in Italia ora. Anche se da una quindicina di anni è stata raccomandata l'implementazione di un registro delle donazioni a livello mondiale, questo non è mai stato realizzato. Sarebbe stato invece molto importante, anche perché molte donatrici per necessità finiscono per fare molteplici donazioni, più di quelle consigliate (Caligara C et al., 2001), correndo rischi non noti per la loro salute e in particolare per il loro rischio tumorale anche per il seno (Schneider J et al., 2017). Ma quale istituzione *super partes* si impegna a pagare per l'implementazione di un Registro, a livello sovranazionale, che anche monitori gli esiti a lungo termine e come regolamentare l'iscrizione obbligatoria a tale registro?

Sarà dunque ben difficile, almeno per molto tempo, conoscere i reali rischi di salute, anche a lungo termine, delle donatrici e poterle adeguatamente informare nei consensi informati, anche se recentemente, proprio in considerazione del maggior ricorso a donatrici e della chiarezza che si deve loro nei consensi informati, si richiede alle società scientifiche nazionali e alle istituzioni di istituire tali registri di monitoraggio della salute a lungo termine delle donatrici (Fauser BCJM e García Velasco J, 2017). La carenza di informazioni sulla salute a lungo termine coinvolge peraltro non solo le donne che diventano donatrici, ma anche quelle che si sottopongono al cosiddetto "*social freezing*", cioè congelano oociti da giovani al fine di uso futuro, che non sono sterili e non possono accedere ad informazioni sulla sicurezza di tale procedura sulla loro salute a lungo termine (Schneider J et al., 2017).

Capitolo 9

Aspetti particolari della FIV: la Diagnosi Genetica Pre-impianto (PGD) e la Diagnosi Genetica di Screening (PGS)

Infine un cenno sulla tecnica utilizzata in FIV per prevenire malattie di tipo genetico nei bambini nati procedendo al transfer solo di embrioni selezionati sani, cioè la diagnosi genetica pre-impianto (PGD), quella che ha costituito lo scopo principale del lavoro di Edwards. In pratica, dopo l'applicazione di una tecnica di FIV su coppie di norma fertili, si sceglie tra gli embrioni a disposizione quello/i senza patologia ereditaria, applicando su alcune cellule degli embrioni analisi genetiche. Le diverse metodiche di analisi hanno in comune l'iperstimolazione ovarica che deve condurre al recupero di molti oociti maturi al fine di avere a disposizione più di 6-8 embrioni tra cui poter scegliere. Vi è anche un tipo di diagnosi pre-concezionale che si attua direttamente sull'oocita maturo con il prelievo del 1° globulo polare, ma è effettuata raramente o in abbinamento con il prelievo del 2° globulo polare dopo la fecondazione. È stata proposta al fine di poter scegliere tra gli oociti da sottoporre a successiva fecondazione quelli privi di geni patologici in caso di malattie a trasmissione legata al cromosoma X o monogeniche (trasmesse da un singolo gene alterato), ma anche per poter studiare le anomalie cromosomiche che insorgono a questo stadio della divisione dell'oocita.

In genere però la PGD si è attuata sugli embrioni sottoponendoli a varie metodiche di indagine genetica allo stadio di 6-8 cellule (stadio di clivaggio) con il prelievo di 1-2 cellule o più recentemente allo stadio di blastocisti con il prelievo di una decina di cellule circa, generalmente con successiva crioconservazione degli embrioni sottoposti a biopsia in attesa degli esiti. Si iniziano a studiare anche metodiche diverse non invasive dell'embrione, ma sono ancora assolutamente a livello di studio, non di applicazione clinica. Sono sempre necessari 10-20 oociti per aver 6-10 embrioni da analizzare con solo 1,5 embrioni in media trasferiti o da trasferire dopo scongelamento, considerando l'elevata incidenza di errori cromosomici (più del 50%) negli embrioni, dovuta all'iperstimolazione ovarica. Ciò comporta nella pratica, in genere con la tecnica applicata allo stadio di clivaggio, una media di 6 trattamenti per ottenere una gravidanza a termine a partire dal ciclo iniziato, trattamenti attuabili in 2 o 3 anni, poiché nel 28% di cicli in cui è stato effettuato un prelievo non si può procedere a transfer di embrioni e la probabilità di gravidanza a termine è del 17% per prelievo di oociti (De Rycke M et al., 2015). Il ricorso alla tecnica PGD, nel caso di malattie monogeniche, non garantisce il risultato, in effetti si effettuano in seguito di norma diagnosi prenatali, in quanto le misdiagnosi sono sottostimate (circa il 94% degli embrioni paiono correttamente diagnosticati) (Dreesen J et al., 2014).

In caso di poliabortività, alcuni propongono di procedere a FIV o a FIV associando PGD/PGS, sia in caso di poliabortività senza causa evidente sia da anomalie cromosomiche nei genitori, ma, pur mancando studi prospettici randomizzati, gli studi retrospettivi e di analisi dei costi non indicano alcun vantaggio nel procedere a FIV o a FIV più PGD/PGS rispetto a un comportamento di semplice attesa, né in termini di probabilità di gravidanza a termine né in termini di tempo, mentre a svantaggio sono i costi e i rischi della tecnica (Vissenberg R e Goddijn M, 2011; Murugappan G et al., 2015; Ikuma S et al., 2015; Murugappan G et al., 2016; Maithripala S et al., 2018).

La PGD effettuata su blastocisti con l'individuazione oltre che delle patologie geniche anche di quelle da errori nel numero dei cromosomi (PGS) permette di diminuire il numero dei transfer e degli aborti, ma ovviamente non aumenta il numero dei bambini sani che possono nascere, dato che gli embrioni da cui provengono sono già presenti nel gruppo totale degli embrioni (Minasi MG et al., 2017). Bisogna considerare che la PGS, mentre non aumenta la probabilità di gravidanza del singolo ciclo di stimolazione ovarica, certamente non migliora la qualità dell'embrione, dunque maggiore prudenza deve essere posta nel proporla ai pazienti, oltre a discutere con loro come comportarsi con i risultati a volte problematici dell'indagine (Schattman GL, 2018).

Le gravidanze dopo PGD mostrano maggiore incidenza di placenta previa rispetto a gravidanze spontanee, con un rischio di nascita pretermine e di ospedalizzazione neonatale analoga a quella di neonati da FIV/ICSI (Bay B et al., 2016).

Se la PGD è effettuata su blastocisti con successiva crioconservazione rispetto allo stadio di clivaggio senza crioconservazione vi è una maggiore incidenza di ipertensione in gravidanza (Jing S et al., 2016).

Ben poco si può dire sul monitoraggio dei bambini nati, mentre sta aumentando l'incidenza di ricorso alla PGD per la sola selezione di sesso, indicazione che necessita di Linee Guida dal punto di vista medico ed etico (Capelouto SM et al., 2017).

I nati non risultano differenti dai nati da FIV/ICSI per parametri fisici, ma paiono mostrare a 4 anni un significativo aumento di ricorso a cure per problemi di linguaggio e fisici, il che suggerirebbe un effetto della PGD/PGS su parametri di sviluppo poco evidenti (Seggers J et al., 2013). Gli stessi autori, proseguendo lo studio fino a 9 anni di età, non trovano grandi differenze tra i nati da PGD/PGS e i nati da FIV. Il che è riportato come tranquillizzante, dato l'aumento progressivo di ricorso a biopsia embrionale per la PGS. Tuttavia i nati, sia da PGD e PGS che quelli da FIV, mostrano elevata incidenza (fino al 40%) di lievi, ma clinicamente rilevanti, disfunzioni neurologiche e di indici di rischio cardiovascolare. Riscontri allarmanti secondo il giudizio degli autori, che attirano l'attenzione sull'importanza della ricerca che possa identificare i meccanismi sottostanti allo sfavorevole sviluppo neurologico e cardiovascolare nei nati da FIV, indipendentemente dal fatto se sono state effettuati o meno vari tipi di micromanipolazioni (Kuiper D et al., 2018).

Dunque bisogna continuare il monitoraggio dei nati secondo tutti gli autori, anche secondo coloro che non riscontrano differenze di sviluppo psicosociale in età infantile (Winter C et al., 2015), perché ancora non si sa se e quanto la biopsia dell'embrione influenzi lo sviluppo neurologico a più lungo termine (Schendelaar P et al., 2013) e anche per il piccolo numero del campione esaminato (Winter C et al., 2015). Recentemente viene riferito un minor ricorso alla diagnosi pre-impianto al fine di screening di embrioni (PGS), effettuata nell'ipotesi di migliorare i successi nella FIV eliminando gli embrioni affetti da errori cromosomici e non per malattie genetiche della coppia, anche in caso di aborto ripetuto, dati gli insuccessi ampiamente documentati, verosimilmente per il danno causato dalla biopsia allo stadio di clivaggio (Harper J et al. 2010; Gleicher N et al., 2014 b; Wong KM et al., 2014; Murugappan G et al., 2015; Kang HJ et al., 2016; Kushnir VA et al., 2016; Barad DH et al., 2017). C'è anche chi, per provare a superare i problemi derivati dalla biopsia allo stadio di clivaggio, propone di effettuare la PGS con nuove tecniche citogenetiche e solo allo stadio di blastocisti e la propone con entusiasmo (Cimadomo D et al., 2016; Griffin DK et al., 2017), ma c'è chi la ritiene parimenti inefficiente (Gleicher N et al., 2016). I vantaggi sono così poco evidenti finora che le opinioni di molti esperti di tutto il mondo variano dall'applicare la biopsia a tutti gli embrioni da FIV al non farla per niente in attesa di chiarezza da studi adeguati (Sermon K et al., 2016). In ogni modo continua ad essere molto usata, nonostante la mancanza di prove di efficacia (Weissman A et al., 2017). In ogni modo non è certamente sufficiente considerare solo la probabilità di impianto degli embrioni e di nascita per *embrio-transfer* al fine di valutare gli eventuali vantaggi, soprattutto dal punto di vista dei costi, ma anche degli esiti in salute dei nati, come ritengono anche coloro che sono favorevoli alla PGS effettuata allo stadio di blastocisti (Lee HL et al., 2015).

Capitolo 10

Le ricadute della FIV sui bambini

Tante cose non sappiamo ancora sull'esito del prodotto FIV, cioè i bambini. Riprendiamo in considerazione i rischi sui nati non a lungo termine, ma a breve-medio termine in infanzia e adolescenza e quindi più documentati in letteratura medica. Vi sono molti studi sostanzialmente rassicuranti sulla salute degli adolescenti nati da FIV, ma sempre concludono con la necessità di effettuare studi di monitoraggio su più ampie coorti.

Inoltre più recenti sono gli studi, più raccomandano tali monitoraggi (Fruchter E et al., 2017), proprio perché per ora sono stati condotti solo su qualche centinaio di individui fino a un età adolescenziale. Uno studio in Australia su un piccolo numero di giovani adulti (età massima 28 anni), con una metodica poco adeguata, metteva in evidenza sostanzialmente solo una maggior incidenza di asma (Halliday J et al., 2014), in accordo con uno studio inglese su bambini (Carson C et al., 2013). Ora in Australia è in corso uno studio clinico approfondito su più di 500 individui adulti per valutare a fondo le caratteristiche vascolari a livello di carotide e retina, funzionalità respiratoria e parametri antropometrici e metabolici e di questo si attendono gli esiti (Lewis S et al., 2017).

I rischi ampiamente accertati per i nati comprendono problemi perinatali legati alle alterazioni epigenetiche della placenta: in particolare sono ampiamente documentate prematurità, morbilità e mortalità perinatale in eccesso rispetto alle gravidanze spontanee, la cui incidenza fortunatamente sembra ora in diminuzione per la diminuzione di (pluri)gemellarità e per il miglior monitoraggio delle gravidanze, ora finalmente considerate a rischio e come tali seguite (Henningsen AA et al., 2014; Henningsen AA et al., 2015). Tali rischi sono comunque seri e presenti anche in gravidanze singole (Qin J et al., 2016; Ombelet W et al., 2016 a). Per quanto i dati siano sovente sottostimati, è noto un maggior rischio malformativo dei nati sia in gravidanze singole che gemellari (aumento del 20-50%)

a carico di apparato cardiovascolare, genito-urinario, gastrointestinale, muscolo-scheletrico e sistema nervoso (Feuer SK et al., 2013; Kelley-Quon LI et al., 2013; Pinborg A et al., 2013 a; Qin J et al., 2016; Qin JB et al., 2016; Boulet SL et al., 2016; Beltran Anzola A et al., 2017; Liberman RF et al., 2017; Liang Y et al., 2017; Davies MJ et al., 2017 a; Chen L et al., 2018; Henningsen AA et al., 2018), inoltre il rischio è più frequente quanto più è giovane la madre (Davies MJ et al., 2017 b). Sono più frequenti le malformazioni che insorgono a livello di blastogenesi, dunque nei primissimi giorni e settimane di sviluppo dell'embrione (Halliday JL et al., 2010), soprattutto dopo transfer in utero di embrioni a fresco, il che può far pensare a un ambiente più alterato dopo stimolazione ovarica o anche a un effetto di selezione degli embrioni dopo crioconservazione e scongelamento. Alterazioni epigenetiche sottostanno anche al maggior rischio di manifestazione di asma (quasi un raddoppio di rischio rispetto ai bambini concepiti spontaneamente da coppie subfertili) (Kuiper DB et al., 2015), di patologie dermatologiche (Krieger Y et al., 2018), di patologie cardiovascolari o tumorali o neuro-comportamentali a manifestazione più tardiva nella prole (obesità, depressione….) (La Bastide-Van Gemert S et al., 2014; Lazaraviciute G et al., 2014; Hoeijmakers L et al., 2016; Guo XY et al., 2017). I bambini nati da FIV, soprattutto per la maggiore incidenza di tagli cesarei nelle madri, hanno meno probabilità di essere allattati al seno, fattore notoriamente protettivo circa la salute (Fisher J et al., 2013). Sono stati evidenziati problemi di vista nei bambini nati da coppie sterili dopo FIV con incidenza lievemente aumentata, ma significativa, rispetto alla popolazione generale (Tornqvist K et al., 2010). Per quanto riguarda lo sviluppo cognitivo, esaminando molto di ciò che è stato scritto, si nota una notevole inadeguatezza di moltissimi dati pubblicati, mentre anche i pochi studi di buona qualità soffrono di carenze metodologiche e sono in contrasto, anche netto.

Dunque non si può dire ancora granché, ma è chiaro che bisogna monitorare con studi di popolazione gli aspetti specifici di ogni trattamento e la combinazione di tecniche, esaminando peraltro tutti i bambini nati (Rumbold AR et al., 2017).

In effetti studi più recenti o più ampi, già citati in questo libro e non noti precedentemente, individuano alcuni aspetti problematici, cioè una significativa diminuzione della competenza cognitiva (Xu GF et al., 2017 b; Spangmose AL et al., 2017), da approfondire.

Molto discusso è stato anche il tema dell'autismo, se sia aumentato o no nei nati dopo FIV e in particolare dopo ICSI. Una metanalisi molto recente ritiene effettivamente presente questo rischio, essendo la FIV/ICSI stata riconosciuta come fattore indipendente di rischio. Il possibile meccanismo pare risiedere in modificazioni epigenetiche indotte da esposizione a fattori proinfiammatori presenti in caso di FIV (Menezo YJR et al., 2015), quali quelli determinati da elevati livelli ormonali, dalla preparazione dello sperma, dalla crioconservazione di gameti e di embrioni e dalle condizioni di coltura (Liu L et al., 2017).

Ma non si può scorporare il rischio derivante dalla sterilità da quello relativo al trattamento, anche se ciò sarà molto importante da definire in studi futuri, dato il rischio aumentato di disturbi mentali nella prole correlato alla sterilità in sé e ai trattamenti riscontrato in un ampio studio retrospettivo (Svahn MF et al., 2015). In effetti la sterilità di per sé, anche in particolare da occlusione tubarica, endometriosi, fattore uterino e sindrome dell'ovaio micropolicistico, ma non il ricorso a FIV o altre terapie, è stata correlata al maggior rischio di manifestazione di disturbi dello spettro dell'autismo (Schieve LA et al., 2017) in caso di gravidanza singola a termine; correlazione con FIV è presente se la gravidanza è gemellare o il parto è pretermine. In ogni modo questi autori concludono con la necessità di informare le donne su tale tipo di rischio per i figli in caso di presenza di sterilità e eventuali relativi trattamenti. Anche l'età paterna e le anomalie epigenetiche dello sperma (Feinberg JI et al., 2015), il ricorso a ICSI, come già detto, il peso pre-gravidanza della madre, sia il sottopeso che il sovrappeso e l'obesità (Getz KD et al., 2016), l'insorgenza di patologia della gravidanza, particolarmente di diabete gestazionale e di preeclampsia (Walker CK et al., 2015; Curran EA et al., 2018), sono tutti fattori associati a un maggior rischio di autismo o patologie neuro-comportamentali nei nati. In futuro quindi è necessario poter discriminare con studi prospettici accurati, che riportino la diagnosi accertata, l'età dei fornitori di gameti, la tecnica utilizzata (FIV o ICSI o altro), l'insorgenza di preeclampsia o altre patologie in gravidanza, a quale fattore sia associata la manifestazione di autismo e a quale fattore invece imputare direttamente il maggior rischio: alla sterilità in generale, al fattore maschile, alla tecnica ICSI, alla preeclampsia che insorge in gravidanza e quindi al tipo di placentazione? Poiché l'autismo e altri disturbi neuro-comportamentali sembrano originare da precoci alterazioni nello sviluppo del cervello in fase fetale, eventualmente correlate ad anomalie della placenta come evidenziate attraverso lo studio del tipo di vascolarizzazione della stessa presenti in gravidanze ad alto rischio, esaminando accuratamente la placenta si potrebbe meglio nel tempo poter valutare il rischio di patologia del nato (Chang JM et al., 2017).

È stato anche tema di indagine di molti studi se vi sia un aumento di rischio tumorale in età pediatrica, con esito in dati contrastanti e comunque dubbi.

Poiché i bambini nati da FIV stanno crescendo come numero e di età e la letteratura medica evidenzia aumento di rischio di cancro in alcune sedi, in particolare a carico di cellule del sangue, ma mancano prove definitive, bisogna continuare il monitoraggio dei nati con ampi studi di coorte che includano più casi di cancro (Sundh KJ et al., 2014; Reigstad MM et al., 2017 a; Bunevicius A et al., 2018).

Nello studio di coorte più recente con un lungo monitoraggio, limitato alle gravidanze singole con esclusione dei casi di malformazione, si è effettivamente evidenziato significativo aumento per patologie tumorali sia benigne che maligne dopo stimolazione ovarica per induzione dell'ovulazione e dopo FIV, indipendente da altre variabili quali il peso alla nascita e l'età gestazionale (Wainstock T et al., 2017); la conclusione è che i bambini concepiti dopo tali trattamenti presentano un aumento di rischio di tumori pediatrici, il rischio è quantificabile in 1,5/1000 bambini per anno se concepiti dopo FIV verso 0,59/1000 bambini per anno se spontaneamente concepiti.

In altri studi di coorte si è rilevato aumento di rischio per tumori del sistema nervoso centrale (Sundh KJ et al., 2014), per leucemie e per linfoma di Hodgkin (Hargreave M et al., 2015; Reigstad MM et al., 2016 a) e per tumori rari, quali rabdomiosarcomi ed epatoblastomi, retinoblastomi, tumori renali (Williams CL et al., 2013; Lerner-Geva L et al., 2017).

Il numero di bambini affetti è comunque certamente piccolo, ma tali dati necessitano monitoraggi adeguati dei nati, con riferimento preciso alle metodiche utilizzate, anche per poter sapere cosa dire ai futuri genitori nei consensi informati, dato che potrebbero dipendere da modificazioni epigenetiche che si realizzano più facilmente con alcune metodiche e non con altre. Si evidenzia inoltre, o meglio si incomincia ad individuare, un aumento relativo di malattie rare quali la Sindrome di Beckwith-Wiedemann, di Angelman, di Silver-Russel, di Goldenhar e altre (Wieczorek D et al., 2007; Vermeiden JP e Bernardus RE, 2013; Õunap K, 2016; Mussa A et al., 2017; Goel NJ et al., 2018). La Sindrome di Beckwith-Wiedemann (BWS) passa da un'incidenza in Italia di circa 1:10000 nati (dunque si tratta di una malattia rara nella popolazione generale) a circa 1:1000 nati da FIV (dunque si tratta di un'incidenza meno rara in questa popolazione) (Mussa A et al., 2017). È una patologia che insorge da un'eccessiva tendenza alla crescita somatica e allo sviluppo di cancro, in cui possono essere presenti errori epigenetici in particolare di geni *imprinted*.

Il rischio di malattie rare, per quanto aumentato, rientra sempre nell'incidenza rara delle varie patologie nella popolazione generale e come tale è sottostimato in FIV.

In realtà il dato è rilevante non tanto numericamente in sé, ma perché esemplifica chiaramente l'ulteriore possibilità di insorgenza e l'importanza di talune modificazioni epigenetiche, anche su geni *imprinted*.

A tutt'oggi non riusciamo assolutamente a definire il quadro globale delle alterazioni epigenetiche, cioè quali e quante di queste insorte dopo FIV hanno rilevanza per le malattie rare, per i tumori, per lo sviluppo cerebrale, per le patologie immuni ecc...oppure al contrario hanno ben poca rilevanza, anzi contribuiscono a migliorare l'adattabilità della specie. Tutto questo è ancora da studiare e capire. Il ricorso a ICSI in caso di fattore maschile severo comporta ovviamente in figli maschi l'ereditarietà di condizioni che conducono di per sé a sterilità, ad esempio le microdelezioni sul cromosoma Y. Tuttavia vi sono modificazioni genetiche ed epigenetiche degli spermatozoi, non note o ben poco note, che comportano alterazioni della produzione di spermatozoi nei figli, come evidente da uno studio recente già citato (Belva F et al., 2016 a), e aumento di incidenza di disfunzioni metaboliche a lungo termine nei nati (Lucas ES e Watkins AJ, 2017), il che costituisce elemento di preoccupazione a livello di genitori e di società. Rischi specifici a breve-medio e lungo termine riferiti alle diverse micromanipolazioni, tipi e durata di colture non sono ancora mai stati adeguatamente studiati (tipo di stimolazione, mezzi di coltura, diverse tensioni di ossigeno, plastiche delle piastre di coltura, transfer allo stadio di clivaggio o di blastocisti, ICSI, crioconservazione di embrioni e oociti con il metodo del congelamento lento (*slow freezing*) o con il metodo della vitrificazione, maturazione di oociti *in vitro*, PGD/PGS, *assisted hatching*, ecc..), da poco tempo infatti vi sono indicazioni precise al riguardo da parte di esperti in etica, legge, sicurezza e qualità delle tecniche di FIV (Provoost V et al., 2014). Dunque è ancora troppo presto per escludere come per confermare la portata delle importanti implicazioni di salute a lungo termine di tutti i nati da FIV, infatti alcune sono solo sospettate ma altre sono inizialmente evidenziate negli studi su citati. Bisogna procedere con un approfondito monitoraggio dei parametri di salute di tutti i bimbi nati da tutte le tecniche di PMA fino all'età adulta e riproduttiva, mentre come prima precauzione, da implementare possibilmente subito a livello clinico, in FIV gli embrioni dovrebbero essere poco manipolati e trasferiti in utero il prima possibile, almeno fino a quando non vi sia maggior chiarezza a livello di ricerca.

Tale è l'opinione di molti esperti di tutto il mondo, ovviamente non tutti sono stati citati (Pinborg A et al., 2013 b; Nelissen EC et al., 2013; Sunde A e Balaban B, 2013; Nelissen EC et al., 2014; Bolton VN et al., 2014; Brison DR et al., 2014; Provoost V et al., 2014; *The Harbin Consensus Conference Workshop Group*, 2014; Loke YJ et al., 2015; Ventura-Juncá P et al., 2015; Marianowski P et al., 2016; Swain JE et al., 2016; Sunde A et al., 2016; Li S e Winuthayanon W, 2017; Luke B et al., 2017; Sullivan-Pyke CS et al., 2017; Davies MJ et al., 2017 a e b; Jiang Z et al., 2017).

Capitolo 11

Le ricadute della FIV sulle donne

Rischi a breve-medio termine

Parimenti poco monitorati sono stati i rischi per le donne sottoposte a stimolazione ovarica per FIV: vi sono rischi relativi alla fase di stimolazione, rischi durante la gravidanza e infine rischi a lungo termine. Il rischio più serio immediato è l'iperstimolazione ovarica (OHSS) nella forma severa, che dipende dalla reattività della paziente, ma soprattutto dal livello di stimolazione ovarica attuato attraverso la somministrazione dei farmaci potenzianti il numero di oociti portati a maturazione; minore infatti è il livello di stimolazione, minore è il rischio di manifestazione di OHSS.

In altre parole, una donna che manifesti una OHSS, ha ricevuto una stimolazione ormonale che, quando pur funzionale alla procedura, si dimostra eccessiva per le sue caratteristiche di risposta ai farmaci.

Tale condizione è seria poiché espone la donna a rischio trombotico e di morte, e richiede quindi ospedalizzazione anche in terapia intensiva (Baron KT et al., 2013; Mor YS e Schenker JG, 2014). L'OHSS è riportata nei registri della PMA pari solo allo 0,1-2% dei cicli di stimolazione (Zivi E et al., 2010); questo dato sottostimato può essere dovuto al fatto che le donne non si rivolgono al centro di PMA, ma si rivolgono per la cura ad altra struttura, in genere un ospedale. In realtà si presenta con incidenza ben maggiore, a seconda del tipo di stimolazione ovarica effettuata con antagonisti del GnRH e gonadotropine o agonisti e gonadotropine, pari rispettivamente al 5,1%-8,9% di tutti i cicli di FIV se in forma severa e al 10.2%-15.6% se moderata (forma che che richiede comunque un monitoraggio per individuare tempestivamente la progressione verso la forma severa) (Toftager M et al., 2016); su dati del genere c'è abbastanza accordo e la probabilità di OHSS aumenta nelle pazienti ad alto rischio (donne giovani e/o magre e/o affette da sindrome dell'ovaio micropolicistico) fino al 20% dei cicli (Nastri CO et al., 2015; Mourad S et al., 2017). Come detto, con i protocolli cosiddetti convenzionali (GnRH agonisti + gonadotropine a medio-alto dosaggio) è rilevante il rischio di iperstimolazione ovarica moderata/severa; solo dopo l'introduzione dei GnRH antagonisti si è visto diminuire nettamente questo rischio (Marci R et al., 2013). Dunque viene consigliato l'uso degli antagonisti per minimizzare l'incidenza di OHSS (Toftager M et al., 2016). Se anche non si manifesta un reale rischio di salute, comunque pure nella forma moderata l'iperstimolazione ovarica comporta notevole disagio fisico alle donne. Non è stata adeguatamente monitorata in tutto il mondo per la semplice ragione che manca la possibilità di codificare alla dimissione dall'ospedale tale patologia come diversa da tutte le altre, per cui non si conoscerà mai la sua reale incidenza.

Verosimilmente peraltro è attualmente in diminuzione, non tanto per le stimolazioni più *mild*, considerato che i protocolli di stimolazione convenzionale non sono stati granché modificati negli anni ed è ancora prassi in tanti centri di PMA cercare di ricuperare molti oociti, quanto per il ricorso alla crioconservazione di tutti embrioni senza procedere a transfer a fresco.

Questo comportamento diminuisce il rischio, non potendosi verificare gravidanza in quel ciclo, dato che la gravidanza potenzia la stimolazione ovarica. Ricordo di nuovo, ad attestazione del rischio, che in Inghilterra, dove si tengono registri di tutte le stimolazioni ovariche, nel 2005 ci si è resi conto che erano morte cinque ragazze giovani dopo essere state sottoposte a stimolazione ovarica e prelievo di oociti allo scopo di donarli, proprio per OHSS, e nonostante non ci fosse il rischio di gravidanza (Spar D, 2007).

Altre complicanze a breve termine di potenziale interesse chirurgico sono la gravidanza extra-uterina (GEU) e la torsione ovarica.

Nonostante il transfer di embrioni direttamente nell'utero, gli embrioni infatti possono impiantarsi poi in una sede diversa; la GEU si presenta infatti con incidenza non trascurabile a seconda delle casistiche e della tipologia di pazienti trattate, comunque sembra superiore a quella delle gravidanze spontaneamente insorte e costituisce un rischio da tenere sempre presente (incidenza in FIV 2,1%-8,6% delle gravidanze) (Baron KT et al., 2013).

La torsione ovarica, facilitata dall'aumento di volume delle ovaie, deve essere comunque sempre presa in considerazione in presenza di forte dolore (incidenza 0,8%, ma 7,5% se è presente OHSS, su tutti i cicli di FIV) (Baron KT et al., 2013).

Il rischio relativo di trombosi venosa in gravidanza è pari almeno a tre volte rispetto a quello che si verifica in una gravidanza spontanea (Hansen AT et al., 2014) ed è particolarmente presente nel primo trimestre di gravidanza, anche in siti poco usuali, come le braccia e il collo. Per quanto il rischio di embolia polmonare sia basso in valori assoluti, i sintomi sono poco chiari e grande attenzione deve essere posta alla presenza di fattori di rischio, tra i quali in questi casi non è prevalente il peso della donna (Henriksson P et al., 2013). Pare piuttosto essere implicato l'elevato livello degli estrogeni determinato dalla stimolazione ovarica (Olausson N et al., 2016). In gravidanza da FIV è anche aumentato nettamente il rischio di placenta previa e di distacco di placenta, soprattutto in caso di transfer allo stadio di blastocisti, quindi di emorragie nell'ultimo periodo di gravidanza (Romundstad LB et al., 2006; Ginström Ernstad E et al., 2016). Le gravidanze insorte da FIV presentano un aumento significativo di rischio di preeclampsia, anche correlato all'entità della stimolazione ovarica precedente (Martin AS et al., 2016 a), il che rappresenta una delle ragioni che comportano un maggior rischio di ospedalizzazione e tempi di ricovero più prolungati prima del parto in caso di gravidanza da FIV, anche se singola (Martin AS et al., 2016 b). Al momento del parto possono insorgere complicanze con incidenza significativamente aumentata (emorragie *post-partum*, estrazione manuale della placenta), soprattutto in caso di donazione oociti o dopo transfer di embrioni crioconservati (Aziz MM et al., 2016; Storgaard M et al., 2017). Nel *post-partum* è decisamente rilevante l'incidenza di asportazione d'urgenza dell'utero rispetto alle gravidanze spontanee (Cromi A et al., 2016).

L'aspetto psicologico in FIV non è poi da sottovalutare per il peso emotivo dei trattamenti soprattutto su pazienti con più fragili substrati.

La valutazione del rischio di depressione mostra risultati conflittuali in letteratura, per alcuni è più evidente dopo sospensione dei trattamenti e persistenza di sterilità (Lande Y et al., 2015; Shani C et al., 2016). Per altri (questo è uno studio di coorte basato su incrocio di registri in Danimarca) è proprio la maternità a scatenare la depressione dopo FIV, con minor incidenza della stessa per le donne rimaste senza prole dopo i tentativi di FIV (Sejbaek CS et al., 2015).

Rischi a lungo termine

Ancora da monitorare adeguatamente sono le complicanze a medio-lungo termine. Da un ampio studio di coorte in Svezia si è evidenziato aumento di rischio di ipertensione e anche di ictus in pazienti sottoposte a stimolazione per FIV pochi anni prima (Westerlund E et al., 2014), per cui gli autori consigliano di dedicare più attenzione circa il rischio cardiovascolare nelle donne che hanno effettuato trattamenti di FIV.

Sicuramente si pensa poco ad associare un rischio per la vista all'aver effettuato in passato cicli di FIV, ma sono descritte anche complicanze oftalmiche a medio-lungo termine. Un distacco di retina, verosimilmente correlato alla stimolazione ovarica e/o alla preeclampsia, è stato riscontrato con frequenza nettamente aumentata in donne in precedenza sottoposte a FIV, indipendentemente da età, obesità e gravidanze, mentre non è altrettanto presente in donne sterili non trattate con FIV (Ratson R et al., 2016). In Italia è stato riportato un caso degno di attenzione in quanto correlato agli elevati livelli di un fattore di crescita circolanti in caso di FIV con stimolazione ovarica convenzionale: è insorta diminuita acuità visiva e visione distorta durante la stimolazione ovarica, regredita con terapia diretta contro il fattore di crescita e sospensione della stimolazione, per cui gli autori consigliano monitoraggio oculistico in caso di fattori predisponenti, quali una miopia o patologie infiammatorie oculari (Ciucci F et al., 2015). L'aspetto più dibattuto riguarda però il rischio tumorale dopo stimolazione ovarica in totale, cioè su tutte le donne stimolate, e nei vari sottogruppi di donne stimolate (più giovani, con ripetuti trattamenti, con gravidanza o senza, con gemellarità ecc.).

I sospetti sono puntati in particolare sull'eventuale correlazione tra stimolazione ovarica per FIV e cancro del seno, ovaio e endometrio.

Molti studi denunciano un aumento di rischio e altrettanti lo negano o lo legano alla sterilità di base. Quindi i messaggi riscontrabili in letteratura medica sono generalmente rassicuranti, ma è ancora troppo breve il monitoraggio (la FIV si è diffusa dalla metà degli anni '80) e troppo diverse sono le casistiche e le valutazioni statistiche effettuate per poter correttamente valutare il rischio in donne sottoposte a FIV in totale e nei diversi sottogruppi (Brinton LA et al., 2012). Sono necessari a livello nazionale registri che incrocino i casi di tumore nelle diverse sedi del corpo con i cicli di FIV, almeno per quelli effettuati all'interno della stessa nazione, e che monitorino per un periodo di tempo adeguatamente lungo.

È molto dibattuto se vi sia davvero o no un rischio aumentato di cancro al seno con le terapie per FIV e la maggior parte degli articoli relativi, anche analizzati insieme in alcuni studi di metanalisi, riportano risultati rassicuranti indicando un rischio relativo sostanzialmente assente (Lo Russo G et al., 2015; Gennari A et al., 2015; Gabriele V et al., 2017; Lundberg FE et al.,

2017). Altri studi di coorte recenti però riportano un aumento di rischio per cancro al seno in donne sottoposte a stimolazione per FIV e che hanno poi partorito, rischio che diventa maggiore se il monitoraggio si protrae oltre i dieci anni (Reigstad MM et al., 2015) e che pare più evidente nelle donne più giovani al momento della procedura in confronto a donne sterili che non sono state sottoposte a FIV (Stewart LM et al., 2012). In alcuni studi caso-controllo è stato riportato un aumento di rischio solo per le donne sottoposte a stimolazione ovarica con gonadotropine per 6 o più cicli (Burkman RT et al., 2003; Taheripanah R et al., 2018).

È necessario pertanto valutare i diversi sottogruppi, in quanto pur non essendo risultato aumentato il rischio di cancro al seno in totale nelle donne sottoposte a FIV rispetto alla popolazione generale e a quelle sterili non sottoposte a FIV (van den Belt-Dusebout AW et al., 2016), tale rischio risulta presente nel sottogruppo di pazienti con gravidanze gemellari dopo FIV e non è chiaro il perché, mentre non vi è aumento di rischio, anzi una diminuzione, per le donne rimaste senza figli per riserva ovarica ridotta dopo FIV con stimolazione ovarica convenzionale, il che non è il caso delle donatrici di oociti (Krul IM et al., 2015).

Importante è quindi anche considerare separatamente il gruppo di quelle che partoriscono dopo FIV, con gravidanze gemellari o singole e quelle che non partoriscono, inoltre a quanti cicli sono state sottoposte, l'età al momento dei trattamenti, il livello della stimolazione con un lungo monitoraggio per avere maggiori chiarezze del rischio nei vari sottogruppi, dato che non tutte le donne sono uguali per rischio ed esposizione.

Per far capire l'importanza dei sottogruppi, l'esempio più semplice è quello del pollo in statistica: se per la statistica tutti mangiamo mezzo pollo, ci saranno alcuni che mangiano un pollo intero, alcuni che ne mangiano mezzo e altri che non mangiano niente. In statistiche globali tutte le donne sottoposte a stimolazione ovarica convenzionale per FIV non presentano aumento di rischio di sviluppare cancro al seno, ma alcune possono avere un rischio aumentato (le donne più giovani o quelle con gravidanze gemellari), alcune un rischio uguale alla popolazione generale e altre (quelle con sterilità da riserva ovarica ridotta) più basso della popolazione generale. Identificare i vari sottogruppi è importante, perché solo così si può capire cosa fare e come monitorare gli esiti (Krul IM et al., 2015).

Uno studio interessante ha investigato l'atteggiamento di operatori di centri di PMA, medici e infermieri, verso il rischio di cancro al seno. Nonostante i dati di letteratura rassicuranti, questi temono ugualmente un aumento di rischio di cancro al seno in donne stimolate per FIV e quindi mettono in atto diverse strategie di controllo, ma questo dubbio non fa parte dell'informazione alle pazienti (Kadmon I et al., 2014).

Per quanto riguarda il rischio di cancro all'ovaio in donne trattate con stimolazione ovarica con gonadotropine per FIV, già sospettabile per riscontri anatomo-patologici (Dauplat J et al., 2009; Chene G et al., 2012), questo appare più evidente sia in studi di coorte che in studi di metanalisi recenti.

I sospetti riguardano in particolare il sottogruppo delle nullipare (quelle che non concepiscono dopo FIV) (Reigstad MM et al., 2015) e il sottogruppo di quelle con ripetuti trattamenti (Diergaarde B e Kurta ML, 2014).

Si è evidenziato in più studi aumento di incidenza di cancro all'ovaio in donne sottoposte a FIV (Li LL et al., 2013), sia per il cancro invasivo che per il *border-line* (van Leeuwen FE et al., 2011; Stewart LM et al., 2013 a; Siristatidis C et al., 2013), ancora maggiore se le donne erano state trattate per più cicli (Brinton LA et al., 2013).

Il rischio, in diverse casistiche, appare consistente sia nel gruppo delle donne rimaste nullipare (Stewart LM et al., 2013 b) che in quello delle gravide (Brinton LA et al., 2013).

Più recentemente sono emersi dati, cui prestare molta attenzione, frutto di un monitoraggio a lungo termine, ottenuti all'interno della stessa nazione e con l'incrocio di registri, dati che evidenziano una reale preoccupazione degli epidemiologi e degli oncologi.

È stato riscontrato un aumento di tumori a carico dell'ovaio e dell'interno dell'utero (endometrio) nelle donne sottosposte a stimolazione ovarica per FIV molto significativo, più significativo di quello delle precedenti segnalazioni.

Pertanto si ritiene necessario che di questi rischi debbano essere specificamente e chiaramente informate le pazienti nei consensi informati, poiché i rischi sono stati individuati nelle pazienti sottoposte a FIV e non nelle pazienti trattate per sterilità con inseminazione intrauterina o induzione dell'ovulazione con gonadotropine a basso dosaggio (Kessous R et al., 2016). Tali indicazioni provengono da uno studio di coorte con il più lungo monitoraggio finora effettuato anche per FIV. Il rischio di sviluppare successivamente un cancro all'ovaio o all'endometrio viene rispettivamente quadruplicato o quasi quintuplicato nel caso di una stimolazione ovarica per FIV, mentre non è presente se si è proceduto solo a induzione dell'ovulazione. Gli stessi autori concludono che per quanto riguarda il seno non vi è un rischio aumentato di cancro nel totale delle donne trattate.

Per quanto riguarda il cancro all'endometrio dopo stimolazione ovarica per FIV, viene individuato aumento di rischio anche da uno studio di metanalisi (Siristatidis C et al., 2013), non evidenziato invece in un altro successivo (Saso S et al., 2015). Tutti gli autori comunque, compresi quelli che non evidenziano un aumento di rischio di cancro rispetto alla popolazione generale su seno o ovaio o endometrio dopo avere effettuato una stimolazione ovarica per FIV (Sergentanis TN et al., 2014; Bjørnholt SM et al., 2015; Gennari A et al., 2015), sono concordi nell'affermare che è troppo presto per essere conclusivi, perché troppo brevi sono i monitoraggi, perché persistono maggiori preoccupazioni sulle donne trattate, in particolare senza gravidanza successiva, per il cancro *borderline* e invasivo dell'ovaio e per le dosi cumulative di farmaci usati (Reigstad MM et al., 2017 b). Rilevante è che nessuno studio sui rischi tumorali nelle varie sedi dopo stimolazione ovarica è stato indirizzato alle donatrici di oociti, che rimangono ovviamente nullipare, cioè non concepiscono in seguito al trattamento, sono giovani, non sono sterili e vengono sottoposte a più trattamenti, con alte dosi di gonadotropine, più di quanti ne facciano mediamente le pazienti sterili. Sarebbero necessarie indagini prospettiche di monitoraggio su questo particolare sottogruppo (Schneider J et al., 2017).

Rimane infatti il dubbio che queste donne, in quanto nullipare dopo FIV e sottoposte a più trattamenti, costituiscano un gruppo a più alto rischio successivo di cancro, dato che non sono state identificate negli studi finora fatti, rischio che è da appurare per poterlo sia escludere che confermare (Fauser BCJM e García Velasco J, 2017).

Se non vengono chiarite le indicazioni al trattamento (donne sterili con la loro diagnosi o fertili ma sottoposte a stimolazione per altri motivi, come per il *social freezing*, o donatrici di oociti), il tipo, la dose e la durata dei farmaci usati, e l'incidenza di fattori confondenti non specificata, risulta molto difficile identificare il rischio e ciò rende ragione del perché per molti anni non lo si è identificato, per di più se solo un sottogruppo di donne vi è più soggetto (Mendola P, 2013).

È stato anche individuato un aumento di rischio di cancro a carico del colon-retto presumibilmente correlato alla stimolazione ovarica, in quanto non presente in pazienti sterili non trattate con FIV e inoltre di cancro alla tiroide, correlato o meno alla sterilità di base (Spaan M et al., 2016; Reigstad MM et al., 2017 b).

Un aumento di rischio per tumori del sistema nervoso centrale dopo FIV, sospettato in uno studio recente (Reigstad MM et al., 2015 b), non è stato confermato dallo stesso gruppo di studiosi in uno studio successivo (Reigstad MM et al., 2017 b), pare per un più breve monitoraggio delle pazienti nel secondo studio. Gli stessi autori commentano che bisogna continuare le indagini, valutando anche il rischio di tumori del sistema nervoso centrale, monitorando le donne sottoposte a trattamenti per FIV e non solo le donne gravide ma anche quelle senza figli dopo FIV (Reigstad MM et al., 2015 b).

Tuttavia in USA le valutazioni di questi studiosi sono state ritenute sbagliate e potenzialmente dannose per le pazienti perché fanno sorgere falsi allarmi, basandosi su registri amministrativi che non raccontano tutto (Grimes DA, 2015). In USA si suggerisce di avvisare nei consensi informati le pazienti sterili che la sterilità di per se stessa comporta un rischio maggiore di cancro per le sedi ginecologiche, ma che questo rischio non è aumentato dalle terapie per la fertilità (Practice Committees, 2016).

Il problema è che è difficile, lungo e costoso allestire studi prospettici adeguati (chi li paga?) e una risposta in questo campo invece è bene averla, utilizzando con seri criteri i dati già a disposizione, così come è stato fatto nei paesi dell'Europa del Nord (Reigstad MM et al., 2016 b).

Vi sono quindi zone d'ombra nella pratica della fertilizzazione *in vitro* e poche chiarezze circa i rischi tumorali, che sarebbe giusto per il bene delle donne diradare il più possibile con l'implementazione di buone prassi di informazione e monitoraggio condivise.

La raccomandazione finale comunque è che bisogna avvisare del rischio, minimizzare le stimolazioni e monitorare tutte le pazienti a lungo, oltre 15 anni dalle terapie, quando il rischio aumenta ulteriormente, soprattutto se nullipare (Zreik TG et al., 2008; van Leuween FE et al., 2011; Gennari A et al., 2015). Si viene avvisate (tutte le donne sottoposte a stimolazione ovarica per FIV, anche le donatrici di oociti) nei consensi informati di tali rischi, si minimizzano le stimolazioni e inoltre come si monitora dopo 15 anni?

Si raccolgono tali dati di salute e/o di malattia per la loro rilevanza in ambito di interesse sanitario (Kessous R et al., 2016)? In Italia no, almeno per ora, per motivi di riservatezza. All'estero sovente no per motivi di costi, un registro dovrebbe infatti essere implementato a spese del governo (Woodriff M et al., 2014). Nel frattempo possiamo dire che la prassi delle stimolazioni ovariche né nelle donatrici né in tutte le altre donne generalmente non comprende la minimizzazione del livello della stimolazione, anche se molta più attenzione è oggi posta alla personalizzazione del rischio e molti operatori di centri di PMA, tra i più esperti, considerano favorevolmente le stimolazioni lievi (*mild*).

Certamente finora su alcuni tipi di rischi, anche tumorali, non possiamo ancora essere conclusivi. Purtroppo non possiamo escluderli e neanche possiamo generalmente individuarne le cause, se dovuti alla sterilità di base o alla stimolazione ovarica o alla sommatoria di questi e altri fattori, ma dobbiamo procedere con attenti monitoraggi, definire con la maggiore chiarezza possibile l'incidenza di un aumento di rischio, se presente, definire l'informazione da fornire alle donne e procedere con la necessaria prudenza medica per una migliore cura delle pazienti che in futuro debbano essere sottoposte a FIV.

Capitolo 12

L'aspetto emotivo

La fertilizzazione *in vitro* offre alle coppie non tanto il potere di una moderna tecnologia, ma qualcosa di più antico e profondo, cioè l'appagamento del desiderio di tornare ad appartenere alla specie.

Per molti la speranza che conduce alla FIV non è tanto il bambino in sé, ma il bambino in quanto desiderio di ricongiungimento con la propria natura umana, che in caso di sterilità si percepisce ferita, mutilata. Il bambino è il mezzo per riconnettersi con il proprio sé di nuovo ricomposto e pieno di senso. Avere un figlio per molti è il modo, anche l'unico modo, di avere stima di sé stessi all'interno di una comunità.

Raggiunta una certa età, la genitorialità viene percepita come una norma praticamente obbligatoria e la promettente attrattiva di avere figli non si discute in quanto potente fine di umani comportamenti. Per questo la fertilizzazione *in vitro* ha tanto successo nonostante le difficoltà, gli insuccessi e le apprensioni scientifiche, ma le donne e le coppie sterili sono molto vulnerabili, farebbero qualunque cosa pur di ottenere una gravidanza e proprio per questo non dovrebbero essere sfruttate (Nap AW e Evers JLH, 2007). Di recente mi è capitato che una paziente, mai vista prima, alla fine della visita inaspettatamente mi abbia abbracciata e baciata. Sono rimasta più che sorpresa; io temevo infatti che potesse piuttosto avere motivi per essere poco soddisfatta della consultazione con me. In effetti avevo disatteso le normali aspettative di una signora che veniva ad esporre un problema di sterilità persistente cercando di essere confortata circa la strada intrapresa. Aveva già effettuato più tentativi di PMA con l'uso dei gameti omologhi, poi, delusa dagli insuccessi, anche con ovodonazione e infine con donazione dello sperma, tecniche che le erano state di nuovo proposte. Dopo aver analizzato tutti i dati a disposizione, io le avevo spiegato con chiarezza e abbondanza di particolari perché nel suo caso non ci fosse poi tanto da stupirsi del risultato, senza attribuirle alcuna responsabilità degli insuccessi.

Le avevo illustrato, in considerazione della sua esperienza e dei dati scientifici noti, le incongruenze che sottostavano a molte delle sue "nozioni" scientifiche acquisite, e non capite, non solo da Internet, ma anche da operatori del settore. Insomma alla fine di un lungo colloquio, dopo aver tanto ascoltato quanto parlato, non solo avevo smontato le sue incomplete informazioni, ma avevo concluso alla luce della mia esperienza che quella ultima proposta per lei costituiva una strada abbastanza impegnativa dal punto di vista della salute, che i rischi erano molteplici e l'avevo consigliata di procedere con l'adozione, cui peraltro era favorevole. Nulla a che vedere con l'esortarla a continuare sulla precedente strada! La signora, anche lei quasi incredula del gesto spontaneo dedicatomi, ma rivendicandolo perché trascinata dalla riconoscenza, spiegò che mi era grata, dato che io sola tra tanti le avevo fatto capire perché lei non doveva sentirsi in colpa di nulla, poiché tutti le avevano lasciato intendere che se non c'era stata gravidanza era evidente che il problema, cioè la colpa, era solo sua e di qualche suo difetto.

La percezione comune è che, se la FIV fallisce, è colpa di qualcuno, della donna certamente, ma mai della FIV in sé e dei suoi limiti.

Percezione che gli operatori del settore generalmente non aiutano a rimuovere, con analisi dei risultati talvolta superficiali e incomplete, percezione che rovina il vissuto di tante donne e di tante coppie più che la sterilità in sé; perché al di sopra e oltre la sofferenza che accompagna la sterilità, ora si inserisce più definitivamente un sentimento di colpa della donna, sempre della donna.

Ora più pesantemente che mai il senso di colpa è riversato solo sulla donna, dato che se l'impianto dell'embrione non avviene è chiara la sua responsabilità!

Questo è ciò che si crede e talvolta si vuole far credere. Di fronte alla presunta onnipotenza della FIV nelle sue varianti, si può arrivare a attribuire la responsabilità di una sterilità in piccolissima parte all'uomo e quasi sempre alla donna, magari facendoglielo acutamente avvertire con insufficiente attenzione all'aspetto psicologico. Se tecnicamente poi, anche con il ricorso a tutte le tecniche eterologhe e in più tentativi, qualunque sterilità può essere affrontata, questo non vuole dire che psicologicamente il percorso sia banale e umanamente superabile.

Mai la signora (e la coppia) aveva intrapreso un percorso di supporto psicologico, nonostante i trattamenti di FIV si fossero protratti per anni. Nessuno aveva riconosciuto in tanti anni la sofferenza di questa donna. Solo il medico che alla sua domanda "Cosa si può ancora fare subito?" invece di dirle "Ma certamente signora, molto si può fare e subito" le aveva invece chiesto "Ma Lei si sente ancora di procedere e subito?" ha potuto cogliere nel suo "No, non me la sento proprio", un "Non me la sento" che aggiungeva anche un sovrappiù di sentimento di colpa alla colpa già percepita. Una volta ci si rassegnava più facilmente alla sterilità o si cercavano soluzioni umanamente sostenibili.

Ora ci si sente impegnati, quasi obbligati, alla tecnologia, e quando questa fallisce, anche nelle forme più sofisticate, acquistando gameti che si immaginano perfetti, ci si sente peggio che mai, piene di vergogna, perché è proprio più evidente che siamo fallite come donne, il tutto più chiaramente di una volta e sotto gli occhi di tutti, ed è più difficile trovare scampo ai complessi di colpa. Perché dobbiamo sentirci noi donne in colpa per i limiti imposti dall'evoluzione e poi anche per le imperfezioni della tecnica e l'incompletezza della scienza?

Oltretutto, anche se può contribuire a una felicità immediata, avere figli con la FIV non aumenta necessariamente la felicità a medio e a lungo termine, questo non l'ha proprio mai dimostrato nessuno. La FIV comporta un carico emotivo non trascurabile per la donna e per la coppia, prima e dopo la gravidanza, il che è ampiamente riconosciuto in letteratura medica (Gameiro S et al., 2016 a). Al fine di minimizzarlo, sono state proposte in Europa Linee Guida per i centri di PMA sul comportamento di routine in ambito psicosociale molto dettagliate e rivolte non solo ai medici ma a tutto il personale infermieristico, di laboratorio e di segreteria.

Le Linee Guida costituiscono un indirizzo di comportamento, però comportano tempi lunghi di implementazione e ancor più di aderenza, e di conseguenza molto frequentemente non sono proprio applicate (Gameiro S et al., 2015 e 2016 b).

Le necessità dei pazienti in un percorso di PMA sono di tipo comportamentale (stile di vita, alimentazione, attività fisica, aderenza alle prescrizioni), relazionale (con il partner, con la famiglia, con gli amici e l'ambiente di lavoro), emotivo (benessere, qualità di vita, ansietà, depressione), ma non solo. Certamente i pazienti necessitano anche di informazioni chiaramente fornite sul trattamento, sugli effetti collaterali, sulla possibilità di scelta tra più opzioni, ma anche su eventuali rischi in gravidanza, per la donna e per il/i figlio/i a breve e a lungo termine. Per ottenere informazioni di questo tipo ormai i pazienti si rivolgono a siti Internet, con tutte le problematiche che si possono innescare di false aspettative e di disinformazione, dato che sono informazioni generalmente fornite in un'ottica di commercio e non di salute, e ciò riflette la loro necessità di continuo supporto durante ogni fase del trattamento, tipo di supporto che normalmente i centri di PMA non forniscono (Tuil WS et al., 2009). In effetti una PMA ideale dovrebbe ridurre al massimo il peso fisico e psicologico del trattamento e migliorare il livello dell'offerta di cura sia per i pazienti che per gli operatori (Gameiro S et al., 2013; Domar AD, 2018), ma, come detto, molta strada ancora deve essere fatta prima che le Linee Guida siano correttamente applicate.

Proprio il carico emotivo sottostà al frequente abbandono di tali terapie dopo il primo ciclo anche nei contesti in cui sono completamente gratuite (Domar AD et al., 2010; Gameiro S et al., 2012; Lande Y et al., 2015). Le donne abbandonano la FIV senza aver ottenuto la gravidanza dopo il primo ciclo generalmente per il peso psicologico del trattamento e per aver perduto la speranza. Tanto che il supporto "olistico" con medicine alternative in grado di ridurre l'ansia e lo stress migliora non solo nettamente il benessere delle pazienti (Oron G et al., 2015; Zafman KB, 2016), ma pare anche la probabilità di gravidanza (Hullender Rubin L et al., 2015), e in effetti molte pazienti vi fanno ricorso senza neanche dirlo ai curanti (Porat-Katz A et al., 2015). È anche noto che vi sono frequenti disturbi del tono dell'umore nelle coppie che si rivolgono alla FIV e in alcuni casi si tratta di disturbi psichiatrici non diagnosticati e non trattati (Volgsten H et al., 2008).

Ma se avere un figlio costituisce per molte coppie uno scopo di vita, sarebbe anche utile sapere se avere figli con la PMA aumenta la felicità, e se non averne aumenta l'infelicità. Ebbene, avere figli o non averli dopo tentativi di PMA non comporta di per sé necessariamente una differenza di qualità di vita o di felicità, non è vero infatti che siano necessariamente più felici le donne che li hanno.

I veri problemi psicologici insorgono, sia nel caso di fertilità acquisita sia, ma maggiormente, nel caso di sterilità persistente, principalmente per quelle donne che continuano a manifestare un forte desiderio di maternità con bassa presa di coscienza dei dati di realtà. Infatti il desiderio persistente costituisce un rischio più importante di disadattamento psicologico che la condizione genitoriale. Significativo è che la miglior salute mentale si riscontra tra le donne con sterilità da fattore maschile o con sterilità idiopatica o con trattamenti iniziati ad età avanzata, perché queste donne se ne fanno una ragione in modo più adeguato se sono in grado di non sentirsi responsabili del problema di fertilità.

Ovviamente gli operatori giocano un ruolo molto importante nel preparare le pazienti alla possibilità del fallimento e nell'offrire motivazioni utili ad evitare i complessi di colpa. Ed è utile in ogni caso indirizzare i pazienti a riflettere sugli effetti positivi della rimodulazione dello scopo della loro vita (Gameiro S et al., 2014), poiché le donne rimaste senza figli sono psicologicamente meglio orientate quando adottano bambini abbandonati (Hogström L et al., 2012), o si focalizzano su altri scopi nella vita, rispetto a quelle che persistono nei tentativi con PMA (Verhaak CM et al., 2007). Questo è un compito importante, ma sovente trascurato, degli operatori della PMA. Far percepire a una donna rimasta senza figli nonostante la PMA che la colpa in fondo in fondo sta in qualche suo difetto è certamente psicologicamente deleterio, mentre evidenziare i molti limiti della PMA riconduce la tecnologia al suo normale livello di imperfezione, consentendo alle persone di non sentirsi inadeguate, ma solo differenti e piuttosto arricchite dalla potenzialità di utilizzare la loro differenza nell'esplorazione di doti e opportunità altrimenti ignote o non sfruttate. In effetti è esperienza comune che coloro che riescono a rimodulare e a trovare alternative allo scopo della loro vita stiano bene, e magari meglio anche di coloro che hanno figli spontaneamente o attraverso la PMA. Come già detto, nessuna sorpresa quindi che gli studi sui rischi di depressione dopo tentativi infruttuosi di PMA mostrino risultati conflittuali, in diversi contesti e con diversi metodi di valutazione dei sintomi depressivi. In uno studio su donne precedentemente sottoposte a FIV è stato riscontrato un rischio di tendenza anticonservativa e/o di tentativo di suicidio nel 9,4% dei casi, frequenza talmente seria da consigliare nel percorso della FIV precisi interventi di identificazione delle donne più a rischio di depressione con bisogno di aiuto (Shani C et al., 2016). Infatti questo rischio si evidenzia più probabilmente tra le donne rimaste sterili come anche tra quelle con figli ma con un elevato livello di sintomi depressivi. La gravidanza di per sé comporta un rischio di depressione. Appare uguale il rischio di depressione *post-partum* tra le donne che partoriscono dopo concepimento spontaneo rispetto a quelle che partoriscono dopo FIV (Gressier F et al., 2015; Ledger WL, 2017 a). Infatti avere una gravidanza fortemente desiderata non mette al riparo da eventi psichiatrici rispetto ad averla inattesa o anche non desiderata (Munk-Olsen T e Agerbo E, 2015). Ma uno studio molto serio riporta che è la gravidanza in sé che comporta un'importante concausa scatenante depressione nelle donne trattate con FIV rispetto a quelle trattate e rimaste sterili.

Vi è infatti un rischio molto più elevato di depressione unipolare, particolarmente nel *post-partum* ma anche a più lungo termine, nelle donne che hanno concepito dopo FIV che in quelle che non hanno concepito (Sejbaek CS et al., 2015). Di per sé la gravidanza dopo FIV non assicura il benessere psicologico, la felicità e meno ancora la salute. Può sembrare sorprendente agli occhi di lettori dei giornali e anche a molti cosiddetti esperti, ma è così.

Appare dunque prioritario non tanto procedere rapidamente a FIV, quanto procedere con il necessario bagaglio di adeguate informazioni, cui dedicare il tempo necessario.

Il supporto psicologico deve essere fornito e accolto non come un ulteriore scotto da pagare per una ipotetica inadeguatezza psicologica, ma come reale supporto alla difficoltà emotiva che per tutti si accompagna a un procedimento di FIV sulla propria pelle, procedimento che di molto si discosta dalla naturalezza e dal piacere. Certamente un tale approccio richiede molto tempo agli operatori, tempo che non sempre viene dedicato come se fosse una sinecura.

Il tempo così dedicato invece costituirebbe un notevole risparmio di costi e di sofferenza alle donne e alle coppie e limiterebbe inoltre la sospensione di trattamenti potenzialmente utili, abbandonati per lo stress emotivo non più tollerabile.

Teniamo presente che normalmente la gravidanza si manifesta all'oscuro, non c'è evidenza dei vari passaggi sottostanti, mentre la visibilità, cioè la maturazione adeguata degli oociti in qualità e quantità o meno, il prelievo più o meno doloroso e adeguato degli stessi, la fornitura di un campione adeguato di sperma o meno, la fecondazione avvenuta o meno, la progressione adeguata degli embrioni o meno, il transfer degli stessi o meno, la possibilità di crioconservazione o meno, la fase successiva percepita di lunga durata con uno stato di benessere o malessere più o meno accentuato, il test di conferma di gravidanza e il suo proseguimento o la delusione... tutto questo comporta un sovrappiù di visibilità che induce forzatamente stress emotivo certamente superabile, ma non è detto. La FIV non è un modo semplice di avere figli e chi ci si rivolge lo percepisce acutamente nel corso del procedimento. In fondo per quanto a livello di mass-media si racconti la FIV come terapia ormai di routine e gratificante nei suoi esiti, questa in effetti è tecnologicamente ormai abbastanza semplice, ma fisicamente e psicologicamente continua a non esserlo, mentre gli esiti gratificanti non sono garantiti.

Di questo le donne e le coppie devono essere rese coscienti.

In uno studio retrospettivo, effettuato 8 anni dopo il primo tentativo di FIV, su 100 coppie 29 sono rimaste senza prole e 71 hanno figli: di queste 41 da FIV con più tentativi, 7 da altri trattamenti o da FIV in altri centri, 12 da gravidanza spontanea e 11 da adozione (Troude P et al., 2016). La FIV presenta una elevata probabilità di gravidanza con ripetuti trattamenti certamente, ma non è l'unico modo di diventare genitori e di questo aspetto le coppie, anche quelle che hanno già effettuato trattamenti di FIV, debbono essere informate.

Capitolo 13

Ricerca o terapia

Come ben chiaro da quanto finora detto, da anni in tutto il mondo scientifico ci si pone interrogativi sulla sicurezza in termini di salute dei bambini nati da FIV. La FIV ha spalancato un mondo di conoscenza sull'embriologia umana, ma è parallelamente esplosa in un affare commerciale del valore di milioni e milioni di dollari. Questo mercato è diventato sempre più vasto ed è gestito principalmente in ambito privato con molteplici connessioni internazionali e commercio, ove legale, di gameti, oociti e spermatozoi, di embrioni e uteri "in affitto", definito anche turismo riproduttivo o "*cross-border IVF*".

Mentre lo scopo primario della FIV sarebbe quello dare alla luce un bambino sano, in molte parti del mondo la pubblicazione delle percentuali di successo dei vari centri di FIV sfocia nella logica necessità, dal punto di vista economico, di spingere verso nuove tecnologie che possano migliorare il successo, definito come gravidanza e non necessariamente a termine.

Ovvio che il tempo è denaro e che nuove tecnologie quindi corrono il rischio di non essere adeguatamente valutate e valutabili in termini di valido rapporto costo/beneficio e di sicurezza.

Date le continue varianti della FIV, ad es. il *gene editing* applicato sull'embrione, che vengono prospettate perché fattibili a livello tecnico, è ora assolutamente necessario definire il modo di verificarne la sicurezza in studi animali prima di applicarle in studi sull'uomo. Con questo indispensabile prerequisito, la decisione se poi la tecnica possa essere applicata sull'uomo dovrebbe essere presa da una commissione nazionale, o meglio internazionale, in quanto decisioni di tale portata richiedono una valutazione ponderata di rappresentanti di più discipline, non solo scienziati, ma anche politici e bioeticisti, tra gli altri (Mulder CL et al., 2018).

Lo sviluppo di nuove tecniche diagnostiche e terapeutiche richiede prudenza e prove di sicurezza, prima dell'introduzione in pratica clinica (Harper JC et al., 2018).

Mentre, secondo norme vigenti in tutto il mondo, ogni procedura che coinvolga il corpo umano dovrebbe essere definita come sperimentale fino a quando non emerga, attraverso adeguati e molteplici studi statistici, la sua sicurezza, paradossalmente la medicina riproduttiva è quasi completamente sfuggita a tali condizioni. Ad esempio, nel caso dell'ICSI per fattore maschile severo non sarebbe stato possibile allestire i gruppi di controllo (senza ICSI semplicemente non ci sarebbe stata gravidanza), mentre in altri, come per la diagnostica pre-impianto di screening (PGS) o il transfer di embrioni allo stadio di blastocisti, gli studi statistici sono possibili e essenziali per poter valutare se i rischi sono all'interno di un ambito accettabile (Harper J et al., 2012).

Purtroppo le pressioni economiche e quelle dei pazienti stessi, sovente poco informati, hanno condotto a trattamenti di FIV senza la necessaria ricerca di base o a studi effettuati solo dopo l'applicazione clinica e l'ampia diffusione delle procedure. Una tecnica quale l'ICSI rappresenta una autentica rivoluzione riproduttiva e non sarebbe certo tanto diffusa se fosse stata sottoposta alle regolamentazioni tipiche delle tecnologie applicate sull'essere umano. Tuttavia validi studi di monitoraggio sugli esiti dei nati avrebbero dovuti essere condotti prima dell'ampliamento della sua applicazione. Oggi l'ICSI, da principio applicata nei soli casi di fattore maschile severo, si utilizza sempre più senza alcuna indicazione di utilità cioè senza indicazione di fattore maschile, in Italia e nel mondo. In Italia nel 2014 l'86,4% dei cicli di PMA a fresco è stato effettuato utilizzando l'ICSI e con un'incidenza del 43,4% di fattore maschile, ma non severo, tra i fattori di sterilità. In Italia, come altrove, è riportata maggiore probabilità di gravidanza con la tecnica di FIV classica in assenza di fattore maschile severo (Ministro della Salute, 2016). In assenza di Linee Guida che regolassero l'introduzione di procedure sperimentali nella pratica di ogni giorno, i risultati sono stati retrospettivamente utilizzati per attribuire validità alle varie tecniche attraverso gli esiti ottenuti direttamente dall'esperienza clinica, senza la prova che ci fosse un reale beneficio.

Bisognerebbe sempre poter valutare se le nuove tecniche sono ragionevolmente valide in termini di costo/beneficio e di sicurezza per i pazienti, i bambini e per i centri di PMA, e anche per i costi in termini di salute che ricadono sullo stato sociale (Harper J et al., 2012). Ci sono molti esempi in questo campo in cui le nuove tecnologie e i nuovi metodi sono stati introdotti nell'uso clinico senza adeguato sviluppo di ricerca e senza prove a dimostrare la sicurezza della procedura per il paziente, che in tali casi non è solo la donna o la coppia, ma il/i bambini che nascono dall'applicazione di ogni novità tecnologica, bambini che costituiscono il futuro della nostra specie.

Quali esempi si possono citare la diagnostica pre-impianto di *screening* (PGS), la fuoriuscita non spontanea ma provocata della blastocisti dalla membrana che l'avvolgeva (*assisted hatching*), la maturazione *in vitro* degli oociti, il transfer allo stadio di blastocisti, l'utilizzo della vitrificazione di embrioni e oociti come metodica di crioconservazione.

La vitrificazione, sempre più usata come metodica di crioconservazione di embrioni e oociti rispetto allo *slow freezing* perché appare più efficace in termini di tassi di sopravvivenza e impianto di embrioni, comporta particolari modificazioni epigenetiche che necessitano di monitoraggi più accurati nel tempo (Blumenfeld Z, 2012; Chen H et al., 2016; Shirazi A et al., 2016).

Anche se per ora non sembra che ci siano grandi differenze nella crioconservazione tra *slow-freezing* e vitrificazione per molti aspetti genetici ed epigenetici, l'aspetto epigenetico in campo umano non è stato ancora adeguatamente valutato (Zhang L et al., 2015).

Tutte queste metodiche sono state e sono utilizzate a livello internazionale senza essere definitivamente considerate valide in termini di sicurezza, intesa come salute. Ad esempio, anche se le valutazioni effettuate dopo l'applicazione clinica concludono che la diagnostica pre-impianto di *screening* (PGS) non deve essere offerta per migliorare l'esito della FIV, ciononostante essa è ugualmente offerta ai pazienti, anche con le varianti delle più nuove tecnologie genetiche e in assenza di dati sull'efficacia. Tutto dovrebbe iniziare invece con approfonditi studi su animali e terminare con il monitoraggio sulla salute a lungo termine dei bambini nati.

Altrimenti è possibile che si ricorra a tecniche che non apportano alcun beneficio ai pazienti e/o che conducono a salute compromessa nei nati (Harper J et al., 2012; Swain JE et al., 2016). Oppure è possibile che la sola precauzione adottata sia preparare un consenso informato che informi la coppia dell'assenza di dati sulla sicurezza in termini di salute dei bambini nati dal ricorso alla specifica tecnica.

Assenza di dati noti non significa ovviamente assenza di conseguenze.

I terreni di coltura

Le apprensioni derivano non solo dall'impatto delle diverse tecniche, ma anche da una condizione di base che in FIV è costituita dal tipo di terreno di coltura in cui si sviluppano gli embrioni. Purtroppo è ancora vero che nessun terreno di coltura attualmente in commercio in cui si sviluppano gli embrioni è realmente ottimale per tale sviluppo, considerando i vari fattori coinvolti (concentrazione di sali, osmolarità, pH, concentrazione di substrati energetici, di aminoacidi, di fattori di crescita…).

Per molti parametri non abbiamo idea di quale sia il livello ottimale o la combinazione ottimale di più parametri adeguati allo sviluppo di un embrione che si sviluppi in salute, sappiamo infatti che diversi terreni di coltura condizionano in modo diverso la velocità di sviluppo degli embrioni (Kazdar N et al., 2017).

Sul medio termine sappiamo che terreni di coltura, prodotti da laboratori diversi, in analoghe condizioni condizionano una funzione placentare e un peso neonatale statisticamente diversi, con effetti evidenti valutati fino a due anni dalla nascita, ma non si conoscono gli effetti più a lungo termine (Kleijkers SH et al., 2014).

Questo identifica chiaramente una diversa programmazione epigenetica quando gli embrioni sono inseriti in diversi terreni di coltura. Tali riscontri sono chiaramente importanti e sollevano questioni da prendere in adeguata considerazione. Un recente studio ha paragonato bambini nati dopo coltura da embrioni in due diversi terreni in commercio: anche se non vi erano grossolane differenze di salute alla nascita, il che non può essere del tutto rassicurante sul lungo termine, sono state evidenziate a 5 anni di età importanti differenze di sviluppo neuro-motorio e neuro-cognitivo con deficit significativi nei bambini nati da FIV/ICSI in uno dei due terreni (Bouillon C e a., 2016). Questo è l'unico studio randomizzato prospettico, effettuato per valutare l'impatto di diversi terreni di coltura sulla crescita e sviluppo dei bambini valutati fino a 5 anni di età e purtroppo su un piccolo numero di bambini, di più dunque non si può dire per questi e per gli altri terreni di coltura.

Uno studio di questo genere può contribuire a rendere ragione di conclusioni diverse in studi diversi circa la salute fisica e neuro-comportamentale dei nati da FIV, dato che negli studi retrospettivi e nei pochi prospettivi non sono evidenziate le caratteristiche dei terreni di coltura e le loro modificazioni avvenute nel tempo. Ne discende che bisogna considerare la possibilità di un rischio inerente alla coltura di embrioni in laboratorio; che più è lungo il periodo di coltura, maggiore è il rischio, almeno in linea di principio; che i pazienti debbono essere pienamente informati della presenza di tali rischi potenziali e che il tipo di terreno di coltura utilizzato ha un'incidenza certamente sullo sviluppo e non si sa quanto anche sulla salute del bambino. In animali l'impatto del terreno di coltura non ottimale fino allo stadio di blastocisti si manifesta come ridotta proliferazione cellulare, aumento di morte cellulare (apoptosi) e ridotta sopravvivenza embrionale. L'addizione allo stesso di fattori di crescita potrebbe superare tali problemi, ma crearne altri quali un accumulo di danni a livello embrionale (Fernández-Gonzalez R et al., 2004). In topi l'esposizione a terreni di coltura protratta fino allo stadio di blastocisti comporta una volta adulti alterazioni comportamentali, in particolare circa ansia, attività motoria e memoria spaziale, mediate verosimilmente attraverso alterazioni della funzione placentare con ricadute sullo sviluppo di un sistema neurale adeguatamente funzionante. Non si sa se il topo, dato il riscontro di un tale tipo di conseguenze comportamentali a lungo termine, sia un adeguato modello per mimare gli effetti della FIV sull'uomo. Potrebbe anche essere che, mentre i terreni di coltura per gli embrioni di topo sono ancora sub-ottimali, siano invece già ottimali per gli embrioni umani, ma è poco probabile (Ecker DJ et al., 2004).

In effetti non si sa ancora, dopo molti anni di utilizzo, se l'esposizione a più lunghi periodi in terreni di coltura (coltura a blastocisti) migliori o no anche solo la probabilità di gravidanza cumulativa delle pazienti che effettuano cicli di FIV (Glujovsky D et al., 2016).

I terreni di coltura sono classificati dispositivi medici di III° classe e sono da sottoporre a certificazione di qualità a livello europeo (marcati CE), cioè deve essere nota la composizione, devono essere note le valutazioni di sicurezza in termini di salute dei nati e devono essere posti in essere i programmi di sorveglianza post-vendita per monitorare gli effetti a lungo termine. Nonostante si tratti di stringenti normative di legge a livello europeo, queste condizioni non sono state e non sono assolutamente osservate, i produttori non rendono note le composizioni, per ragioni di proprietà intellettuale, né monitorano gli esiti, per ragioni pratiche. Tutto ciò comporta che non solo le norme di legge europee sono purtroppo disattese, il che potrebbe avere rilevanza legale, ma rende molto difficile, quasi impossibile, agli operatori di FIV valutare i rischi e informarne i pazienti.

Un interessante articolo, pubblicato a ottobre 2016 con il titolo indicativo *"Time to take human embryo culture seriously"* di Arne Sunde e altri, revisiona le ragioni della necessità di monitoraggio degli esiti sui nati dopo coltura nei diversi terreni di coltura attualmente utilizzati. I terreni di coltura sono molto diversi come composizione, generalmente non nota a chi li utilizza come non note sono le loro successive modificazioni da parte dei produttori, e le prove di sicurezza di tali terreni sono state finora condotte con metodiche non standardizzate e solo sui topi: ciò non garantisce la sicurezza per gli embrioni umani, ma ne evidenzia solo la sterilità e la non tossicità.

È anche noto che diversi terreni di coltura influenzano in modo diverso l'espressione dei geni umani e quindi le caratteristiche dei nati. Ma non è noto quanto sia potente tale effetto e se possa avere incidenza rilevante sulla salute a lungo termine.

Ad esempio, è noto che la disponibilità embrionale di aminoacidi è influenzata dall'ambiente, vi sono infatti differenze tra embrioni *in vitro* ed *in vivo*. Gli aminoacidi in coltura *in vitro* contribuiscono dunque allo sviluppo fetale, ma, se troppi, arricchiscono di composti dannosi l'ambiente, il che sfocia in danno embrionale. Però i geni e la loro espressione nell'embrione sono completamente rimodellati tra la fertilizzazione e l'impianto e ciò rende l'embrione particolarmente vulnerabile proprio nel momento in cui si trova in coltura ed è manipolato *in vitro*.

In animali è ampiamente documentato come possano insorgere alterazioni epigenetiche dello sviluppo e della salute successiva come conseguenza del supporto nutrizionale ricevuto *in vitro* attraverso i terreni di coltura, ma vi sono dati iniziali anche sulle alterazioni epigenetiche negli embrioni, nelle placente e nei bambini nati da FIV, anche in caso di assenza di sterilità sottolineando così l'importanza della FIV in sé nel comportare l'insorgenza dell'alterazione (White CR et al., 2015; Kleijkers SH et al., 2015). Purtroppo le evidenze finora raccolte sul rapporto tra esiti avversi delle gravidanze da FIV (ad esempio il peso alla nascita e dopo) e i vari terreni di coltura sono troppo esigue (per mancanza di monitoraggio) per essere conclusive, per cui è ancora presto per conoscere gli effetti a lungo termine.

Inoltre continua a non essere noto come e se i produttori di terreni di coltura per embrioni in campo umano, che sono a tutti gli effetti dispositivi medici e quindi come detto sottostanno in Europa a specifiche direttive, abbiano cominciato ad applicare correttamente secondo la legge tali direttive.

Queste direttive comportano anche l'implementazione di registri dopo la vendita che monitorino l'esito nei nati (Sunde A et al., 2016) e non risulta (almeno a Arne Sunde) che gli organi specifici della Comunità Europea fino a tutto il 2016 si siano attivati per stimolare i produttori in tal senso. I medici e i biologi, che detengono la responsabilità dell'uso di un prodotto piuttosto che di un altro, dovrebbero poter essere compiutamente informati sia dei componenti dei vari terreni in vendita, che degli studi in campo animale ed umano, e dovrebbero monitorare gli esiti sulla salute dei nati, quale indicatore cruciale del controllo di qualità, anche con studi multicentrici nelle stesse condizioni di laboratorio e con registri nazionali che includano le informazioni sui terreni di coltura e permettano l'incrocio dei dati.

Linee Guida

Ormai da molti anni si gira intorno alla stessa questione e in tutto il mondo si cerca di acquisire chiarezza sugli esiti della FIV per tutti i soggetti coinvolti.

Le nuove tecnologie introdotte, con ben pochi dati scientifici, o anche nessuno, a supporto della loro validità clinica, si sono sviluppate anche dietro le pressioni economiche di pazienti senza speranza.

Tuttavia ci sono ormai così tanti esempi di tecniche prive di utilità e controproducenti, come la PGS allo stadio di clivaggio, applicate a migliaia di pazienti, che bisogna, per quanto i tempi possano essere lunghi per avere dati credibili, essere onesti con i pazienti e con i loro figli. Dobbiamo tenere presente che ogni nuova tecnica può ulteriormente mutare la costituzione genetica ed epigenetica dell'embrione creato, il che non è detto comporti maggiore salute (Harper J et al., 2012).

Insomma, se si desidera che il campo della FIV possa progredire bisogna imparare ad essere prudenti, come peraltro deontologicamente richiesto in medicina. Con onestà etica e metodologica molti medici esperti dopo ampia discussione hanno stilato Linee Guida valide a livello internazionale per migliorare la qualità dei rapporti sugli studi controllati in sterilità, in modo che siano non solo statisticamente adeguati ma che pure raccolgano informazioni sovente trascurate, come almeno l'andamento della gravidanza, la crescita fetale in gravidanza, lo stato di salute in seguito, l'allattamento al seno, variabili che condizionano il futuro benessere dei nati (*The Harbin Consensus Conference Workshop Group* 2014). Avendo verificato l'informazione frammentaria e insufficiente di molti studi passati, è stata stilata una lista di informazioni da fornire insieme al monitoraggio di donne, uomini e bambini dopo la fine dei trattamenti in modo di avere informazioni più complete, compreso il conflitto di interesse con case farmaceutiche. Questo ultimo dato sovente non è fornito in modo corretto, a sentire il parere di uno studioso italiano, per gli studi effettuati in Italia (Palomba S, 2013). Lo scopo è stato quello di aumentare la trasparenza del rapporto rischio/beneficio dei vari trattamenti in FIV per poter fornire una migliore cura medica a coloro che ne necessitano.

Anche la Società Europea di Riproduzione Umana e Embriologia ha recentemente indicato la strada in Europa per far luce sul problema che ci interessa, cioè gli esiti delle varie procedure globalmente intese in tutte le varianti metodologiche di strumenti e di mezzi di coltura. Questo capitolo può sembrare troppo tecnico, dedicato solo agli addetti al lavoro.

In realtà è molto utile per capire i passi necessari da fare in FIV per essere scientificamente corretti. Nella rivista *Human Reproduction* (espressione della Società Europea di Riproduzione Umana e Embriologia – ESHRE, fondata dallo stesso Robert Edwards) è stato pubblicato un articolo fondamentale che aiuta a orientarsi nel campo della Procreazione Medicalmente Assistita (PMA) con attenzione alle condizioni poste dalle norme generali in tema di ricerca medica espressamente adattate a questo campo. Si tratta di norme molto importanti perché ribadiscono chiaramente il concetto che i soggetti sottoposti alle terapie non sono solo i pazienti ma i bambini che nascono, pertanto questi devono essere monitorati a lungo termine per individuarne lo stato di salute prima di poter considerare una tecnica di PMA sicura e quindi non sperimentale o innovativa. Tale concetto era stato ormai da molti anni continuamente ribadito in singoli articoli da molti operatori del settore ed è stato ora ripreso in più vasta considerazione, in Europa e nel mondo, in modo che possa essere definitivamente adottato. Questo articolo scientifico è stato posto a disposizione gratuitamente proprio per sottoporlo alla massima attenzione, dunque invito tutti gli interessati a leggerlo in originale su PubMed (Provoost V, Tilleman K, D'Angelo A, De Sutter P, de Wert G, Nelen W, Pennings G, Shenfield F, Dondorp W. *Beyond the dichotomy: a tool for distinguishing between experimental, innovative and established treatment.* Human Reproduction 2014).

In breve, riporta come le due classiche distinzioni che vengono fatte in medicina tra terapie sperimentali, che necessitano di approvazione previa di comitati bioetici, e terapie adottabili in clinica, già consolidate, che necessitano solo di consenso informato, non corrispondono alla pratica clinica in Medicina della Riproduzione. Potrebbe dimostrarsi prematuro applicare in clinica terapie i cui esiti non sono stati sufficientemente monitorati. Dunque è stata proposta per questo particolare campo della Medicina una diversa progressione di livello, con l'introduzione di un passo intermedio, che pure necessita dell'approvazione di un Comitato di Bioetica, quello definito di terapia innovativa. Si considera innovativa una terapia che abbia già dato dimostrazione di essere efficace in condizioni di ricerca, di essere sicura non solo in animali, ma anche sui bambini nati a almeno tre mesi dalla nascita, con risultati analoghi in diversi laboratori e una ancora bassa probabilità di funzionare meglio di altre prassi o tecniche già nell'uso clinico. Così sono stati identificati diversi criteri oltre l'efficacia in condizioni di ricerca, cioè la sicurezza per i pazienti, la riproducibilità e la trasparenza, infine l'efficacia clinica. È stato stabilito un punteggio per definire la progressione di una terapia ai vari livelli in modo da privilegiare l'aspetto della sicurezza per i bambini nati. Questi criteri e questi punteggi dovrebbero essere presi in considerazione dalle varie Società scientifiche nazionali per definire le proprie Linee Guida.

Hanno collaborato alla stesura di tali indicazioni, approvate dal Comitato Esecutivo dell'ESHRE, lo *Special Interest Group Ethics and Law* insieme allo *Special Interest Group Safety and Quality in Assisted Reproductive Technology (ART)* dell'ESHRE nel 2014, tuttavia non vi è ancora evidenza che si sia incominciato ad applicarle estesamente. Altri metodi altrettanto ben definiti in campo di PMA non sono mai stati formalmente espressi a livello di società scientifiche.

È da rilevare che nel testo dell'articolo non vengono chiariti i livelli (sperimentale, innovativo, consolidato) in cui vanno inserite le varie metodologie di FIV, ma questi livelli vanno discussi e inseriti all'interno delle Linee Guida nazionali o inizialmente anche del singolo centro di PMA, al fine di identificazione di buone pratiche condivise anche in Medicina della Riproduzione.

In pratica però secondo queste raccomandazioni solo la fertilizzazione *in vitro* classica (FIV classica) supera il livello per essere considerata terapia applicabile in clinica, peraltro anche la stessa necessita ancora di studi a lungo termine sulla sicurezza. Si ricorda che la FIV classica comporta il semplice affiancamento di oociti ed embrioni, senza altre manipolazioni, e il transfer di embrioni in 2-3° giornata. Tale sistema di classificazione non solo non considera la diagnostica pre-impianto a scopo di *screening* (PGS), come attualmente effettuata, terapia applicabile in clinica, ma neanche innovativa, solo sperimentale, con i vincoli cui devono sottostare i trattamenti sperimentali.

Nell'articolo si esprimono, ad esempio, forti perplessità a considerare applicabile la crioconservazione con vitrificazione degli oociti, anche se oggi è molto usata, ad esempio nella PMA eterologa. Delle altre metodiche (dalla crioconservazione di embrioni alla eterologa, dal transfer di embrioni allo stadio di blastocisti alla PGD) non si fa cenno in questo articolo, proprio perché si rimanda il loro inquadramento nei vari livelli alle varie società scientifiche nazionali, che dovrebbero anche procedere a istituire i registri adatti al monitoraggio, come indicato.

Le raccomandazioni prendono in considerazione la chiarezza dell'informazione nei consensi informati, in particolare circa l'assente (in caso di procedura sperimentale) o limitata (in caso di procedura innovativa) informazione sullo stato di salute a breve e a lungo termine dei bambini nati dall'applicazione della procedura e sulla necessità del monitoraggio nel tempo. In ogni modo anche in caso di terapie applicabili in clinica si sottolinea l'opportunità di allestire registri per valutare gli esiti a lungo termine, per almeno 25 anni dalla nascita, includendo lo sviluppo psicologico e la fertilità, valutando se possibile eventuali effetti lungo più generazioni. È chiaro che un tale contesto offre il massimo dei benefici possibili ai pazienti. Questo articolo esprime la preoccupazione del gruppo di esperti circa una validazione troppo precoce dei vari trattamenti, considerati terapia consolidata clinicamente adottabile, in assenza di monitoraggio a lungo termine degli esiti in salute, e si stabiliscono i presupposti per ricondurre le varie terapie proposte ai pazienti in un ambito rigorosamente scientifico. Tale espressione dell'ESHRE, risalente a gennaio 2014, risulta il quadro di riferimento a livello europeo dal punto di vista etico e legale. Ora è chiaramente definito, sia dal punto di vista della qualità in PMA sia dal punto di vista legale, che il successo per ogni tecnica di PMA non deve più essere inteso solo come probabilità di gravidanza iniziale o a termine, ma piuttosto come sicurezza per la donna durante e dopo il trattamento e a lungo termine, oltre che come sicurezza per i bambini a breve, medio e lungo termine.

Addirittura per la stessa FIV classica, unica ad essere esplicitamente considerata terapia applicabile in clinica, mancano ancora i dati sui monitoraggi a lungo termine, quindi in base a queste raccomandazioni anche ogni centro che la applica è tenuto ad allestire e/o ad aderire a registri che raccolgano i dati in maniera omogenea per monitorare per almeno 25 anni dopo l'applicazione della tecnica stessa gli effetti sulle donne e sui bambini, sia fisici che psicologici, anche in successive generazioni. Si è individuata tale necessità di definizione poiché il problema finora è stato che i centri in tutto il mondo hanno sempre applicato nuove tecniche o nuove procedure senza questa progressione, soprattutto quasi sempre senza adeguato monitoraggio, come sarebbe stato indispensabile per tecniche sperimentali.

Tanto che solo dopo più di 30 anni dalla prima FIV sono emersi chiaramente dati raccolti in tutto il mondo, ove e come possibile, che hanno consigliato gli esperti di etica e legge così come quelli di sicurezza e qualità delle procedure a definire una progressione delle terapie da ritenere sperimentali, innovative o consolidate. Un indice di tale diffusa problematica è ad esempio la difficoltà ad applicare tali raccomandazioni in Italia. Il garante della privacy a suo tempo, dopo la legge 40/2004, definì tali procedure un fatto privato, dunque non fu possibile istituire un monitoraggio né sulle donne né sui bambini.

Non fu valutato all'epoca che si trattava in realtà di un obbligo procedurale in medicina oltre che di un problema di salute pubblica e dal gennaio 2014 anche di un adeguamento a Linee Guida proposte in ambito europeo.

Infatti si è trattato purtroppo di un serio e diffuso errore metodologico e deontologico considerare solo i pazienti sterili come malati da sottoporre a terapie applicabili in clinica, quando pure queste erano sperimentali. Invece erano da considerare coinvolti nel procedimento i bambini che nascono dall'applicazione di tali terapie; per appurare se erano sani o meno sani o anche a rischio di malattie a lungo termine dovevano essere monitorati con registri nazionali, nello stesso modo dovevano essere monitorati gli effetti delle procedure di PMA sulle donne.

Dunque gli esperti da molto tempo ci richiedono di monitorare gli esiti, ma per poterlo correttamente fare anche in Italia bisogna considerare, attenendosi al problema scientifico, che la terapia con PMA non è solo un fatto privato ma un problema di salute pubblica. Ora, a quattro anni dalla definizione di questo quadro in cui correttamente muoversi, la parola va alla discussione presso le varie Società Scientifiche e all'implementazione nei vari centri di PMA. Si può giungere finalmente alla stesura di Linee Guida nazionali alla luce di quanto indicato dagli esperti europei, dato che il problema è tanto serio quanto poco percepito finora sia dal pubblico che dai mass-media che dagli stessi operatori. Un passo in avanti in Italia è stata la pubblicazione in Gazzetta Ufficiale della Repubblica Italiana il 17/2/2017 del decreto che rivede le norme in materia di manifestazione della volontà di accedere ai trattamenti di PMA.

In particolare, oltre a quanto già previsto dalla legge 40/2004, a quanto introdotto dopo le varie sentenze della Corte Costituzionale e dalle successive Linee Guida, si devono esporre nel consenso informato:
- le probabilità delle diverse tecniche espresse come possibilità di nascita di un bambino vivo;
- i rischi per la madre e per il nascituro accertati e possibili come evidenziabili dalla letteratura scientifica;
- i rischi associati alla PMA di tipo eterologo e i provvedimenti presi per attenuarli;
- l'impegno di comunicare al centro in caso di PMA di tipo eterologo le eventuali patologie insorte, anche a distanza di tempo, nella donna e nel nascituro o nel nato;
- la possibilità che il nato possa, una volta adulto, essere oggetto di anamnesi medica inappropriata, e i possibili effetti psicologici per la coppia e per il nato.

Ovviamente, per ottemperare a tale decreto, ogni centro dovrebbe allestire un registro e un programma di monitoraggio non per dati aggregati, ma individuali.

L'insieme di tali informazioni presenta certamente molti aspetti positivi: aggiunge valore al consenso della coppia e potenzia la sua autonomia nella scelta, mentre stimola gli operatori ad acquisire sempre più consapevolezza di una relazione medico-paziente orientata ad un franco e scientifico approccio, esaustivo per quanto possibile alla luce delle sempre nuove acquisizioni.

In effetti, dopo questo decreto, in Italia ora gli operatori di PMA responsabilmente si chiedono come effettuare la comunicazione del rischio ostetrico dopo PMA alle coppie, ed è già un buon inizio, ma dobbiamo tenere conto poi che non solo di esiti ostetrici si tratta, ma di esiti a lunga scadenza.

Purtroppo l'equivoco che la terapia della sterilità riguardasse solo la salute psicologica della coppia e non la salute fisica del/i bambino/i ha fatto sì che il registro della PMA in Italia potesse riportare i dati solo in forma aggregata e non fossero riconducibili diversi tipi di esiti a diverse procedure utilizzate nei singoli centri. La modalità attuale di raccolta dati in forma aggregata permette solo di formulare delle ipotesi di lettura di molti dati raccolti, ma è desiderio di tutti che in futuro si possano raccogliere i dati su ciclo singolo per poter dare maggiore dettaglio ai risultati analizzati (Ministro della Salute, 2016).

La situazione attuale comporta per i centri italiani l'impossibilità di monitorare i propri esiti con efficienza e sicurezza per gli utenti e ci si deve piuttosto confrontare con gli esiti in altri paesi. Non sempre il confronto è possibile anche perché le procedure possono subire modifiche più o meno lievi e impattanti nel tempo, senza conoscere le quali la valutazione di esiti è difficile e comporta tempi molto lunghi, anche decenni. Un esempio è il riscontro già citato di aumento di incidenza di circa 10 volte nei nati da FIV rispetto alla popolazione generale di una malattia rara, la Sindrome di Beckwith-Wiedemann (BWS) (Mussa A e al, 2017).

Rimanendo la BWS nella popolazione generale, dove vengono contati anche i nati da FIV, una malattia rara, tale evidenza non ha suscitato particolare attenzione negli operatori.

Ma il problema non è tanto e solo l'incidenza di BWS nei nati da FIV ma che cosa ha comportato in FIV l'errore di impostazione epigenetica e quindi tale incidenza. La patologia di base nei genitori? In tal caso ci si potrebbe chiedere come individuare, magari con una diagnosi accurata, tale rischio. La tecnica di FIV adottata? Allora, quale variante della stessa è più a rischio? In tal caso si deve poter monitorare gli esiti per poter risalire alle varianti più a rischio.

In effetti, in tutto il mondo si dice che è ampiamente ora di dare delle regole precise all'uso di interventi discutibili, ampiamente utilizzati e mai considerati e monitorati come sperimentali, tra cui la PGS e l'*assisted hatching*, aggiunti alla FIV di base (Harper J et al., 2017 a; Ledger WL, 2017 b).

Da una pediatra a un convegno di genetisti negli USA nel 2016 è stato riportato che in un centro di Philadelphia sono seguiti 5 bambini con BWS tutti provenienti dallo stesso centro di PMA. Emerge dunque che le procedure seguite più frequentemente in tale centro o la particolare casistica di pazienti trattati aumentano il rischio di destabilizzazione della riprogrammazione epigenetica che sottostà alla BWS più delle procedure e selezione dei pazienti seguite in altri centri. Questo evidenzia la necessità di poter collegare gli esiti ai vari centri per poter intervenire ad operare con maggior sicurezza di salute rispetto ai bambini e ai loro genitori. Inoltre se la destabilizzazione epigenetica coinvolge anche i geni *imprinted* è ovviamente indispensabile non solo valutare l'incidenza di BWS, come punta di un iceberg, ma poter correlare il rischio di destabilizzazione di tali geni e degli altri geni con gli esiti di salute a lungo tempo come ormai tutti gli esperti auspicano per motivi di salute pubblica (Feuer S e Rinaudo P, 2016; Hsu J et al., 2017).

Capitolo 14

Le alternative alla FIV

La sterilità non è una condizione del tipo "tutto o nulla", ma può passare in modo continuo da una sterilità totale a una subfertilità lieve, anche all'interno della stessa coppia nel corso del tempo, e presenta di suo un impatto più o meno pesante sugli esiti in gravidanza e sui nati (Palomba S et al., 2016 b).

Compito dei medici sarebbe accompagnare le donne e le coppie a giungere alla FIV solo in assenza di successo dopo una accurata diagnosi e un percorso di ottimizzazione delle proprie competenze riproduttive attraverso la correzione di stili di vita nocivi alla riproduzione stessa.

I tempi necessari a un percorso diagnostico non sono poi così lunghi, con un'anamnesi accurata, che è indagine sulla paziente e sulla coppia valutando tutti gli esami già effettuati con occhio scrupoloso, più ulteriori esami che si possono espletare in 2-3 mesi, un medico esperto si può orientare abbastanza bene. Una diagnosi accurata è un parametro indispensabile per individuare la terapia meno invasiva e più consona al caso in questione e per ricollegare successivamente la salute del nato con gli esiti della FIV, quando necessaria. Non sempre peraltro si giunge all'identificazione di una diagnosi chiara, ma questo non deve distogliere dal cercare di farlo, così come è prassi medica. Inoltre si è già capito che la diagnosi di sterilità non è affatto superflua, in quanto già a livello di blastocisti l'espressione dei geni dell'embrione è diversa a seconda del tipo di diagnosi sottostante; dunque è chiaramente fondamentale conoscerla adeguatamente poiché una diagnosi meglio definita, soprattutto in caso di sterilità idiopatica, può permettere un miglior approccio terapeutico, anche in FIV, ed è pure essenziale per ricollegarla a un eventuale insuccesso riproduttivo (McCallie BR et al., 2017).

Dato che la FIV con le sue varianti tecniche è in grado comunque di offrire soluzioni, c'è chi è tentato, sia tra i medici che tra i pazienti, di superare il momento della diagnosi per passare alla terapia, con la ragione che si può perdere troppo tempo inutilmente, tempo a cui la donna e la coppia attribuisce a quel punto certamente un grandissimo valore. A questo comportamento, abbastanza attraente e apparentemente vincente, si potrebbe obiettare non solo che una diagnosi in medicina è sempre indispensabile alla modulazione della successiva scelta terapeutica, ma che un grandissimo valore, sicuramente maggiore, va attribuito anche alla salute dei bambini e a quella delle donne, alla luce delle motivazioni sottostanti alle Linee Guida proposte dall'ESHRE (Provoost V et al., 2014).

Certo sarebbe stato meglio non perdere tempo in passato e a livello di società saper proporre come buoni agli occhi di tutti, politici ed economisti compresi, stili di vita più funzionali al benessere. La salute dei bambini non è solo benessere dei genitori, è salute di tutta la società futura. Un esempio è l'obesità. Non è solo il prodotto di troppe cose più o meno buone mangiate senza un'attività fisica e lavorativa che le renda necessarie, l'obesità è più probabilmente l'effetto di alimenti graditi al palato acquistabili a minor costo, diffusi da una assillante e più o meno nascosta pubblicità, dunque a portata di mano di un più vasto pubblico di consumatori.

L'obesità è una malattia: è causata dall'interazione del cibo con l'organismo, in presenza di condizioni ambientali permittenti e la sua gravità è correlata alla predisposizione individuale.

Non è solo la conseguenza nefasta di uno stile di vita dannoso, di cui si accusa l'individuo.

Senza uno sforzo congiunto di politici, amministratori, operatori sanitari e industrie non sarà possibile combatterla.

Le varie società combattono a parole l'obesità, ma nei fatti sono gli strati sociali meno favoriti a esserne più afflitti, dunque l'obesità si combatte meglio diminuendo le disuguaglianze che offrendo alle/agli obese/i l'accesso più o meno gratuito alla FIV, metodo quasi infallibile in tal caso per ritrovare poi l'obesità nella prole (Leary C et al., 2015).

Ormai è chiaro che, se si considera come successo il benessere dei bambini, è troppo tardi intervenire sul controllo del peso in gravidanza sperando di prevenire patologie (Legro RS, 2017). Quanto detto fornisce ulteriore supporto alla necessità di educare le donne e assicurare a loro in età riproduttiva uno stile di vita e di alimentazione adeguato ad assicurare il benessere delle generazioni future (Godfrey KM et al., 2011), insieme a un controllo attento degli inquinanti ambientali, in modo che non sia necessario ricorrere alla FIV. Madri e padri che hanno avuto una crescita deficitaria per scarsità di alimentazione adeguata hanno poi figli con un quoziente globale di sviluppo inferiore sia fisico che intellettivo (Walker SP et al., 2015), ed è un preciso dovere sociale intervenire con la prevenzione, oltre che un miglior investimento di risorse. È assolutamente poco utile intervenire solo in gravidanza.

Purtroppo vi è scarsa preparazione per la gravidanza in termini di cambio di stili di vita, e questo è più marcato per le classi sociali più svantaggiate.

È noto che l'obesità e il diabete di tipo 2 prima e durante la gravidanza sono correlati praticamente a tutte le complicanze della gravidanza, compromettono la salute e il benessere futuro dei bambini (Palomba et al., 2016 b) oltre a comportare un netto maggior rischio di patologia cardiovascolare e tumorale in seguito per le madri (Kessous R et al., 2017; Yaniv-Salem S et al., 2016, Fuchs O et al., 2017).

Gli interventi diretti ai cambi comportamentali devono includere il riconoscimento dell'influenza dell'ambiente sociale ed economico, oltre che supportare il singolo in un progetto riproduttivo a rischio. È grande la sfida di cambiare lo stile di vita, evitare gli eccessi e le carenze, raggiungere un peso salutare, smettere di fumare e tutti insieme contribuire a limitare l'inquinamento ambientale. Le donne che vorrebbero diventare madri devono anche essere informate che questi cambiamenti hanno una grandissima ricaduta in salute per loro e per i loro figli (Robinson SM et al., 2015), per quanto queste informazioni siano difficili da dare e anche da accettare.

Le stesse pratiche di stile di vita considerate in grado di promuovere la salute a lungo termine sono praticamente identiche a quelle che rendono più efficiente un progetto riproduttivo: una dieta sana, un esercizio fisico regolare e moderato, un sonno riposante, un livello di stress calmierato, niente fumo, caffeina e alcoolici con moderazione, minimizzazione dell'esposizione a sostanze tossiche, a farmaci inutili, a droghe e inquinanti ambientali (Phipps WR, 2017).

Un attento esame preconcezionale della situazione deve essere intrapreso caso per caso per migliorare lo stato di salute se necessario. Si dovrebbero offrire adeguate motivazioni per smettere di fumare o di bere alcoolici in eccesso, per alimentarsi secondo lo stile mediterraneo, per dimagrire se obese o sovrappeso, per ingrassare se sottopeso, poiché anche in questo caso le conseguenze sui bambini sono altrettanto importanti quanto quelle in caso di obesità, per limitare l'attività fisica eccessiva e per rispettare la necessità del sonno notturno. Si deve dapprima identificare, poi offrire spiegazioni scientifiche per motivare e per giungere a contrastare ogni squilibrio riproduttivo trattabile, cioè che si ribalti sulla qualità dei gameti in modo temporaneo e dipendente dalla qualità dell'insulto. Il ristabilimento dell'equilibrio metabolico consente infatti generalmente il ristabilimento della qualità adeguata dei gameti al fine di gravidanza.

Ci si può chiedere allora se sia adeguato, individualmente e socialmente parlando, trattare i casi di sterilità associati a squilibri nutrizionali, sia quelli in eccesso che quelli in deficit, con la FIV.

Qui non si parla di giudicare chi sia sottopeso o obeso; è chiaro che il discorso verte sulla necessità di tutelare la salute dei bambini e di individuare una equa distribuzione delle risorse destinate alla salute. I disturbi del comportamento alimentare sono molto frequenti tra le pazienti dei centri di PMA e non vengono né rivelati dalle pazienti, né indagati, né trattati dai medici. Non sempre sono di facile individuazione, ma in alcuni studi vengono individuati in almeno il 10%-20% delle pazienti (e verosimilmente sono sottostimati) (Freizinger M et al., 2010; Micali N et al., 2014; Bruneau M et al., 2017). Circa il 20% delle donne che fanno attenzione al peso ammettono di avere episodi di abbuffate di cibi dolci e/o grassi, anche se sono magre (Bertoli S et al., 2016) e questo è un aspetto nutrizionale assolutamente rilevante quanto poco valutato in campo riproduttivo (Fleming TP et al., 2017). Anche senza intervenire sugli squilibri nutrizionali ma attraverso l'intervento farmacologico, queste pazienti possono, come riportato da molti singoli centri e in parecchi studi, procedere a FIV con una discreta prognosi di successo, considerando tale il numero di gravidanze iniziali, senza prendere in considerazione le complicanze della gravidanza. Tuttavia in ampie casistiche in varie parti del mondo sia in caso di sottopeso che di sovrappeso e obesità si evidenziano diminuite probabilità di gravidanza a termine con il ricorso a FIV e maggior incidenza di complicanze in gravidanza e nel neonato (Veleva Z et al., 2008; Provoost MP et al., 2016; Kawwass JF et al., 2016; Cai J et al., 2017). Questo tipo di sterilità, anche senza sottostare a un reale disturbo del comportamento alimentare, ma dovuta a deficit o eccesso del peso corporeo e dell'equilibrio energetico, è molto frequente, non è però una sterilità senza speranza, ma rappresenta una reazione allo squilibrio e si traduce in una temporanea inadeguatezza della maturazione dei gameti a tutela della salute futura dei bambini come impostata dall'evoluzione, salute che ovviamente non è altrettanto tutelata dalla FIV che passa oltre i meccanismi evolutivi di protezione. Il periodo di preparazione allo sviluppo di un embrione in buona salute infatti comprende, come già detto, la fase della maturazione dell'oocita in particolare, ma anche degli spermatozoi. Superato bene il problema energetico-nutrizionale, magari precedentemente in equilibrio instabile o anche del tutto squilibrato per un eccesso di attività fisica, queste donne dimostrano facilmente normale fecondità e hanno bambini sani, che nascono in normopeso con buona prognosi di salute. Se invece giungono alla gravidanza, sia spontaneamente dopo una troppo breve e/o discontinua correzione del disturbo nutrizionale, sia ora più probabilmente con terapie per l'induzione dell'ovulazione e/o a FIV, vanno incontro più probabilmente ad aborto o hanno bambini più fragili come salute (Helgstrand S e Nybo Andersen A-M, 2005; ESHRE Capri Workshop Group, 2006; Jaques AM et al., 2010; Pontesilli M et al., 2015), anche perché più frequentemente si tratta di gravidanze gemellari, o con nascite premature e bambini in sottopeso (Micali N et al., 2014). Certamente in una società libera ognuno può pensare "obeso è bello" oppure "sottopeso è bello", ma questo non vuole dire che come medici dobbiamo considerarli stati di salute e procedere a perpetuare nella popolazione l'obesità o il sottopeso senza porci problemi, tanto è vero che in alcune Linee Guida nazionali vengono posti dei limiti, almeno in caso di obesità. Ricordiamo però che esistono i/le magri/e costituzionali e anche (assolutamente pochi/e) i/le grassi/e costituzionali, per i/le quali né il sottopeso né l'obesità costituiscono fattore di sterilità, poiché sono fatti/e così, così possono restare ed essere in relativa buona salute; infatti non sono sterili e hanno figli di peso normale con gravidanze a termine; tuttavia anche in questi casi si possono manifestare complicanze della gravidanza e della salute a lungo termine. Per quanto riguarda l'importanza dell'alimentazione di stile mediterraneo (come mangiavano le nostre nonne, per intenderci semplicemente), cito solo uno studio prospettico di coorte interessante fatto in Spagna (Toledo E et al., 2011). La miglior aderenza all'alimentazione di stile mediterraneo si associava alla migliore probabilità di gravidanza e questa associazione non si riscontrava con l'alimentazione di stile "occidentale". Sappiamo bene che oggi anche nella nostra popolazione è molto più diffuso lo stile occidentale che quello mediterraneo (Leone A et al., 2017), ma tutto ciò non viene associato alla sterilità.

Accenno qui alla nocività del fumo, trascurata anche in questo campo a livello di popolazione, soprattutto dai più giovani. Al fine di gravidanza tutti dovrebbero evitare di fumare. Invece non tutti si rendono conto di quanto gravemente il fumo danneggi la qualità dell'oocita e degli spermatozoi e accorci la vita riproduttiva. Non solo, ma i figli di donne che abbiano fumato in gravidanza riportano in età adulta danni ai testicoli e allo sperma, a riconferma del danno che si trasmette sulle generazioni successive (Jensen TK et al., 2004).

Bisogna assolutamente raccomandare pertanto a tutti quanti desiderano un figlio di smettere di fumare, sia che cerchino una gravidanza spontanea, sia che necessitino di FIV.

Che poi il problema in sterilità molto spesso riguardi anche o solo la qualità dell'oocita è poco noto; in genere si bada solo se l'ovulazione c'è o non c'è. Tutte le donne parlano di ovulazione, se sterili spesso la individuano con i diversi metodi in commercio, ma ben poche in epoca di informazioni diffuse via Internet arrivano a sapere che l'ovulazione non è un processo del tipo "c'è o non c'è". Che ci sia, come è più frequente, vuole dire poco sulla sua qualità, soprattutto non vuole affatto dire che sia adeguata per una gravidanza (Brown JB, 2011). Quindi può essere poco utile orientare sulla evidenza di ovulazione i rapporti, magari subiti da entrambi quasi come un obbligo, senza sapere che è la qualità inadeguata della stessa a determinare l'insuccesso.

La frustrazione che ne deriva può comportare addirittura un deterioramento delle dinamiche relazionali e un ulteriore diradamento dei rapporti, ovviamente il sistema peggiore per cercare una gravidanza, come se cercare una gravidanza di per sé togliesse, anziché naturalmente aggiungere, piacere ad avere rapporti sessuali (Piva I et al., 2014; Wischmann T et al., 2014). Le coppie che cercano una gravidanza finiscono ad avere anche solo un rapporto alla settimana, soprattutto se hanno un maggior livello di scolarità (Gaskins AJ et al., 2018). Lo stress può danneggiare particolarmente il partner maschile con conseguente peggioramento della qualità del rapporto sessuale proprio nella fase fertile del ciclo (Song SH et al., 2016).

Per avere un bambino ci vogliono in fondo solo quattro cose insieme: rapporti sessuali tempestivi, milioni di spermatozoi adeguati, un solo oocita adeguato e le tube funzionanti. Alle indagini sulla funzionalità delle tube, le tube risultano quasi sempre pervie e funzionanti (96% dei casi) e possono consentire una gravidanza spontanea, a meno che non ci siano state gravi malattie sessualmente trasmesse, o infezioni delle tube e dell'utero o interventi chirurgici o patologie pelviche, quali una grave endometriosi, il tutto accertabile o sospettabile con una buona anamnesi (van Kessel M et al., 2018).

I milioni di spermatozoi possono anche essere tutti inadeguati, e magari non capiamo il perché, ma abbiamo un solo oocita ovulato al mese e questo può rendere difficile vincere alla roulette se la qualità di questo oocita è ripetutamente compromessa da uno stile di vita inadeguato.

Teniamo poco presente la fisiologia, cioè come evolutivamente è stato regolato il funzionamento del nostro corpo, e corriamo il rischio di conoscerla sempre di meno in un'epoca tecnologica dove gli strumenti suppliscono alle conoscenze (Hart RJ, 2016). Questo ci conduce a sottostima delle cause, all'intervento sulle conseguenze e non sulle cause stesse, ma così facendo corriamo il rischio che i risultati non siano all'altezza dei desideri.

Dunque generalmente mostrare un sintomo (sterilità) vuol dire indicare la presenza di un'alterazione dalla norma della propria condizione di salute fisiologica; se non c'è sterilità (cioè funzione riproduttiva fisiologicamente presente) non c'è danno alla propria condizione di salute sottostante, anche se ovviamente possono essere presenti danni ad altre funzioni (ad esempio, respiratoria o cognitiva).

Fornire alle coppie indicazioni utili circa gli stili di vita nocivi alla riproduzione e motivarle al cambiamento potrebbe dimostrarsi per la società un vantaggio dal punto di vista costo/beneficio. Infatti molte cose ancora non sappiamo sulle cause e quindi sulla terapia della sterilità mirata sulle cause. Procedere a terapia della sterilità non valutando le cause, sia perché non si procede a diagnosi accurata per quanto possibile, sia perché questa non può essere definita alla luce delle conoscenze attuali, può avere come esito la nascita di un bambino, ma offre minori garanzie sulla sua salute. Un corretto e globale approccio alla salute della vita prende avvio dalle prime fasi dello sviluppo, mettendo nelle nostre mani la possibilità di elevare il "capitale" di salute di tutti per l'intera vita e lungo le generazioni (Hanson MA e Gluckman PD, 2015).

Linee Guida sulla terapia della sterilità: poche chiarezze

Alcune Linee Guida sulla terapia della sterilità, come quelle inglesi, potrebbero anche essere considerate eccessive e carenti di adeguato supporto scientifico, dato che in caso di endometriosi lieve, fattore maschile moderato e sterilità idiopatica dopo due anni di ricerca di prole indirizzano subito verso la FIV. Sono talmente poco basate su prove che numerosi colleghi inglesi non le seguono proprio (Kim D et al., 2015) e continuano a ricorrere all'inseminazione intrauterina. Le Linee Guida olandesi sul trattamento della sterilità invece sono meno aggressive e contano molto sulla strategia di attesa, considerata quale fase durante la quale sono forniti i consigli adeguati a migliorare lo stile di vita e quindi l'aspettativa di gravidanza, anche prima di procedere a inseminazione intrauterina, mentre la FIV deve essere sempre l'ultima risorsa.

Il tutto ovviamente in base a un percorso diagnostico e a una, il più possibile seria, valutazione insieme alla coppia delle probabilità di gravidanza spontanea e di probabilità e rischi della FIV. Uno studio in Australia ha indagato la possibilità di gravidanza spontanea a breve termine in donne che avevano concepito il primo figlio con la FIV, in genere per sterilità inspiegata: si è riscontrato che un terzo di queste donne ha inaspettatamente entro due anni dalla prima nascita concepito spontaneamente (Wynter K et al., 2013).

Il caso più intrigante di sterilità infatti è quella inspiegata o idiopatica, quella cioè in cui non si è trovata nessuna causa evidente. La ragione nascosta è probabilmente la cattiva qualità dell'oocita, con ovulazione presente, e/o degli spermatozoi, dotati in tal caso di numero, forma e motilità abbastanza normali; tale cattiva qualità è impostata da fattori ambientali, di stile di vita, quindi anche epigenetici ed eventualmente modificabili, o genetici e non modificabili.

La disfunzionalità dei gameti in tali casi può essere epigeneticamente mediata da uno squilibrio dei meccanismi che regolano l'adeguato bilanciamento tra i processi pro-infiammatori e anti-infiammatori, tra processi pro-ossidanti e anti-ossidanti funzionali a una fertilizzazione che dia origine a un embrione competente e a una gravidanza a termine (Agarwal A et al., 2012; Agarwal A et al., 2014; Becatti M et al., 2018). Cambiamenti di stile di vita, anche temporanei, che ristabiliscano in qualche modo, e in genere per ora non ne capiamo il perché, l'adeguato equilibrio, possono dare origine a gravidanze a termine sia spontaneamente che ricorrendo a terapie mediche che attraverso FIV. Per capire cosa sia meglio fare in caso di sterilità idiopatica di almeno un anno di durata è stato impostato un serio studio prospettico che ha confrontato la FIV convenzionale con la FIV con stimolazione minimale e con l'inseminazione intrauterina (IUI), al fine di valutare il rischio di gravidanze multiple e l'incidenza di gravidanza a termine.

Dopo un anno le probabilità di gemellarità come di gravidanza a termine erano simili nei tre trattamenti, ma la FIV nelle due varianti costava significativamente di più (Tjon-Kon-Fat RI et al., 2015).

Non è neanche stato possibile identificare fattori prognostici (età della donna, durata della subfertilità, precedenti gravidanze ecc…) che permettessero di preferire la scelta dell'uno o dell'altro trattamento, per cui fino a 38 anni di età della donna non vi sono motivazioni scientifiche per preferire la FIV con stimolazione ovarica convenzionale e transfer di embrione singolo all'inseminazione intrauterina (Tjon-Kon-Fat RI et al., 2017). Si è generalmente dedotto che ciò deponesse a favore dell'efficienza dell'inseminazione intrauterina in tali casi e non fosse necessario procedere a FIV, ma in realtà ciò è ancora da provare, poiché non sono mai state raccolte prove con studi prospettici randomizzati che la IUI sia superiore ad un trattamento di semplice attesa (Tjon-Kon-Fat RI et al., 2016). Addirittura non sono mai state raccolte prove sul fatto che la FIV negli stessi casi abbia qualche valore aggiunto rispetto ai semplici rapporti sessuali. Un'analisi recente dello stesso studio randomizzato appena citato evidenzia inoltre come le coppie a bassa probabilità di gravidanza spontanea, fino a 38 anni di età della donna e fino a 3 anni di ricerca di prole, perciò inserite in modo random o nel programma di FIV convenzionale o con stimolazione lieve o con sei cicli di IUI, ottenevano nel giro di un anno una gravidanza spontanea nel 25% dei casi, dunque gli autori sottolineavano la necessità di continuare a raccomandare alle coppie di avere rapporti senza perdere fiducia (van Eekelen R et al., 2018).

Le conclusioni di questo studio prospettico randomizzato mettono in seria discussione le Linee Guida inglesi e le prassi di molti centri di PMA, infatti dovrebbero essere coloro che propongono una soluzione più costosa e emotivamente impegnativa tenuti a dare prova della sua efficacia e sicurezza e non viceversa.

Con i dati oggi a disposizione dunque bisogna con onestà scientifica rivalutare la IUI (Ombelet W, 2017). Certamente non tutti sono d'accordo con questa linea di pensiero, ritenendo prioritaria la velocità di risoluzione di un problema attraverso la FIV.

A supporto della validità di un ricorso rapido alla FIV, ci si basa in genere su studi retrospettivi o anche prospettici che confrontano un ciclo di IUI con un ciclo di FIV, ribadiscono poi i maggiori costi di una FIV, ma anche il minor tempo utile ad avere una gravidanza e eventualmente anche il *trend* verso minori gemellarità (Chambers GM et al., 2010).

La velocità di risoluzione, anche se minima come in questo ultimo studio (meno di un mese), appare comunque molto importante agli occhi di una coppia sterile, tanto importante che più probabilmente le coppie sospendono i cicli di IUI o di FIV con stimolazione ovarica lieve e meno probabilmente quelli di FIV con stimolazione convenzionale, dato che la ritengono più efficace (Bensdorp AJ et al., 2016).

Per attenerci alla medicina basata sulle prove, l'ultima revisione della Cochrane su questo tema non conferma che la FIV sia veramente più efficace e sicura dal punto di vista del successo e della salute rispetto a cicli di IUI o di un trattamento di semplice attesa (Pandian Z et al., 2015). Siamo dunque ancora oggi al punto che per quanto ricorriamo alla FIV per la terapia della sterilità idiopatica o da disovularietà o fattore maschile lieve/moderato o da endometriosi, e ci affrettiamo a farla se siamo dopo i 35 anni, non sappiamo neanche se è veramente più efficace dei semplici rapporti tempestivi goduti con piacere e affetto in pazienti seguiti da medici che li indirizzino a una seria correzione degli stili di vita controproducenti per la riproduzione (Collins GG e Rossi BV, 2015) e che per farlo siano impegnati a un costante aggiornamento, possibilmente non finanziato da case farmaceutiche.

Ma gli studi per accertare e dare prova di efficacia in medicina ora sono difficili da fare, perché ci si è infilati in un circolo vizioso in cui sono gli stessi pazienti a richiedere interventi costosi e magari rischiosi pur di credere di fare qualcosa di rapido e di valido, validità purtroppo mai provata (Tjon-Kon-Fat RI et al., 2016). Quindi, quanto meno, dobbiamo fare attenzione a esprimerci senza prove scientifiche valide a supporto delle nostre affermazioni.

Avere figli con FIV, forse più in fretta, non vuole certamente dire avere figli sani. L'aspetto della salute dei figli non viene mai preso in adeguata considerazione in molti dibattiti, come capita ad esempio nella disputa se chirurgia sì o chirurgia no in caso di endometriosi, quando si valuta solo la possibilità di gravidanza (Santulli P et al., 2018), senza considerare proprio in tale situazione anche il maggior rischio di salute dei neonati (Jacques M et al., 2016). Mentre qualcuno in epoca di FIV ritiene morta la chirurgia per sterilità, c'è chi fa presente che se tutto ciò che sappiamo usare è solo il martello (la FIV), lo usiamo come se tutto fosse un chiodo (ogni tipo di sterilità), il che è una metafora calzante (Yazdani A, 2017; Abbott J, 2018; Yazdani A, 2018). Un biologo dell'evoluzione, Pascal Gagneaux, in una interessante relazione tenuta a Washington a febbraio 2016 alla AAAS (*American Academy for Advancement of Science*) afferma testualmente che i nati da FIV devono fare i conti con la bomba a tempo di una salute compromessa e di vita breve: la Procreazione Medicalmente Assistita con tutte le sue varianti potrebbe rivelarsi un disastro per la salute quanto lo è il cibo spazzatura (*junk food*). Pascal Gagneux ha chiaramente spiegato perché la FIV sia di fatto un "esperimento evolutivo" e ha avvertito che le sue conseguenze potrebbero ancora non essere evidenti.

Alcuni medici inglesi hanno replicato che il Dr Gagneux non ha dati che confermino il suo avvertimento. In questo senso hanno detto il vero: non esiste il monitoraggio di tutti i nati, monitoraggio che è obbligatorio per ogni pratica medica applicata all'uomo, ma che non è stato effettuato in questo campo, in quanto pazienti sono stati considerati le coppie sterili nel momento del trattamento e non i bambini, come se questi non fossero l'esito del trattamento e come se gli effetti non fossero da monitorare sul lungo termine e non solo alla nascita. D'altra parte, non solo io ritengo che non esista vera libertà e autonomia riproduttiva in un campo gestito prevalentemente dal mercato, mentre una regolamentazione statale sarebbe necessaria (Deech R, 2017).

Per una terapia umanamente sostenibile

In ogni modo, poiché molto deve essere ancora capito in caso di sterilità, dobbiamo sentirci molto impegnati a fornire soluzioni umanamente e socialmente sostenibili in termini di salute. Per prima cosa è fondamentale studiare e applicare le conoscenze scientifiche a una soluzione ragionata e il più sicura possibile dal punto di vista della salute dei bambini. Se vi è un processo patologico, temporaneo o definitivo, che conduce alla perdita di salute riproduttiva, che ne è del soggetto, o meglio della coppia, dal punto di vista della percezione della propria perdita di salute? Vi è autentica sofferenza. Il medico dovrebbe saperla cogliere e rispondere alla stessa, non come un meccanico aggiustatore ma come un artista sapiente. Il medico deve saper vedere oltre quella rappresentazione della medicina che è il tecnicismo, per intraprendere insieme al paziente la co-costruzione di un percorso di cura, che miri al recupero della salute riproduttiva, quando possibile. Molto più sovente di quel che si immagina, ciò è possibile alla luce di una solida conoscenza scientifica dei processi fisio-patologici sottostanti che sfoci in una accurata diagnosi.

Ad esempio, in caso di ovulazione inadeguata per sottopeso o al contrario sovrappeso, condizioni che comportano un lieve ma nocivo livello di infiammazione e di ossidazione sugli organi della riproduzione e sulla qualità dell'ovulazione, una correzione dello squilibrio nutrizionale/energetico conduce a ovulazione regolare e sovente a gravidanza spontanea per il ristabilimento della normale maturazione dell'oocita, attraverso una correzione del livello di infiammazione, il che esita in un neonato in normopeso con una buona prognosi di salute. Quanto sia importante la qualità dell'ambiente in cui matura l'oocita, che per essere adeguato deve essere privo di stimoli pro-infiammatori costanti, è stato ampiamente verificato in FIV con ovodonazione: se la donatrice ha un più elevato indice di massa corporea, senza essere obesa ma solo in sovrappeso, viene più che dimezzata la probabilità di gravidanza nella ricevente (Cardozo ER et al., 2016).

Lo stesso capita alla maturazione degli spermatozoi inseriti in un ambiente infiammatorio per infezioni o fumo o obesità: eliminare la causa infiammatoria conduce naturalmente a maturazione più adeguata degli spermatozoi.

Capita anche che, sfiduciata da reiterati tentativi, la coppia si sottragga con le più varie motivazioni ai rapporti sessuali o finisca per averli di malavoglia, quasi obbligata dalla imminenza dell'ovulazione. Le donne, è noto, possono avere una gravidanza anche se non hanno desiderato e goduto il rapporto, mentre gli uomini, se non godono del rapporto in modo eroticamente appagante, possono avere un'eiaculazione con pochi spermatozoi, per di più poco mobili.

Il che non è esattamente funzionale a una gravidanza.

Dunque, quando si cerca una gravidanza come coppia è importante continuare ad avere rapporti allegri e scollegati dall'idea di gravidanza, ma goduti per l'affetto e l'appagamento reciproco. Come medici invece bisogna partire dall'idea di fare una diagnosi corretta e una terapia mirata alla causa, che eventualmente comprenda cambi di stile di vita. Il difficile è motivare la coppia al cambiamento, infatti non sempre questa ne ha desiderio e/o si dedica con costanza.

Se allora, magari senza adeguato procedimento diagnostico e partendo dall'idea del curante e della coppia di fare più rapidamente, nella stessa situazione si applica la FIV, questo procedimento induce un livello di infiammazione che si somma al precedente, ciò ovviamente comporta ulteriori alterazioni epigenetiche nell'oocita, nello spermatozoo, nell'utero e nell'embrione. La patologia placentare, che ne può conseguire, può portare alla nascita di un neonato in sottopeso con una prognosi di salute compromessa in futuro, quale manifestazione di diabete di tipo 2, patologie cardiovascolari, obesità, disturbi neuro-comportamentali o con altri problemi, come precedentemente descritto. Se poi, dopo accurata diagnosi, la soluzione necessaria è la FIV, questa dovrebbe essere condotta con il minimo disagio e rischio di salute per la paziente, la coppia e il bambino.

Capitolo 15

Per una ottimizzazione della FIV

Pochi oociti meglio che tanti

Una FIV davvero umana dovrebbe essere poco invasiva per la donna e rispettarne la salute durante e dopo l'applicazione della stessa, dovrebbe lasciare spazio alla relazione della coppia, dovrebbe tendere alla salute del bambino alla nascita e dopo. Vi sono da tempo metodi farmacologici e tecnici per raggiungere tutti questi risultati. Dopo i tempi in cui le difficoltà e gli scadenti risultati della FIV (anni '80) avevano spinto alla ricerca di tanti oociti da ricuperare al fine di avere embrioni da trasferire, rapidamente erano insorte le gravidanze plurigemellari e le iperstimolazioni ovariche severe. Si era proceduto allora a congelare gli embrioni in sovrappiù, ma in tutto il mondo è proseguita a lungo la prassi di trasferire troppi embrioni, soprattutto in USA, dove i trattamenti erano prevalentemente completamente pagati dalle coppie. Si è cercato a partire dalla metà degli anni '90 di proporre stimolazioni più lievi (*mild*) su stimolo dello stesso Edwards (Edwards RG et al., 1996) con la motivazione che tanti oociti non servivano né alla donna (si rischiava la OHSS), né al benessere dei bambini (troppe gravidanze gemellari) né allo stato quando pagava i farmaci e le eventuali cure conseguenti alla ospedalizzazione delle complicanze dei trattamenti di FIV.

Edwards sottolineava che bisogna fare ciò che fa star bene la donna e non piuttosto badare alle necessità organizzative del centro di PMA, e oggi incominciamo ad avere evidenza di un rischio, anche tumorale, alla salute delle donne sottoposte a stimolazione ovarica convenzionale. La stimolazione ovarica convenzionale costituiva, e purtroppo ancora sovente costituisce, un reale spreco sotto tutti gli aspetti, ma è estremamente funzionale a una organizzazione dell'attività degli operatori più semplice, con l'adozione di protocolli farmacologici standard e poco individualizzati, con la necessità di pochi monitoraggi e maggior elasticità di scelta del giorno del prelievo e del transfer, con minimizzazione del lavoro nei fine-settimana. Questo è uno dei motivi alla resistenza alla transizione da stimolazione convenzionale a lieve da parte dei singoli centri di PMA (Fauser BC et al., 2010).

La prassi delle stimolazioni ovariche, né nelle donatrici né in tutte le altre donne, generalmente non comprende la minimizzazione del livello di stimolazione, così si ricuperano tanti oociti, nonostante sia noto che il 50%-60% degli oociti ricuperati da tali stimolazioni anche in donne giovani sono cromosomicamente anomali e quindi inutili per ottenere la gravidanza. Questi oociti vengono ugualmente utilizzati, non potendo essere facilmente identificati, e ovviamente danno origine a embrioni incompetenti per gravidanza a termine, cosa ben nota ormai (Reis Soares S et al., 2003; Sills ES et al., 2014; Lemmen JG et al., 2016; Racca A et al., 2018).

Non per nulla molti operatori di centri di PMA, tra i più esperti, oggi considerano favorevolmente le stimolazioni lievi (*mild*) o anche il ciclo naturale.

Teniamo presente però che con pochi oociti e ancor meno embrioni è poco probabile poter ricorrere a coltura a blastocisti o a crioconservazione di embrioni; anche questo spiega la prassi dei molti centri di PMA che privilegiano tali metodiche e dunque preferiscono la stimolazione convenzionale. In ogni modo è dimostrato in uno studio prospettivo randomizzato che avere oociti in più non è funzionale ad avere più gravidanze, neanche cumulative, poiché una stimolazione convenzionale (agonisti e gonadotropine) o una stimolazione più leggera (antagonisti e una minore dose di gonadotropine) con recupero significativamente minore di oociti presenta la stessa probabilità di gravidanza cumulativa (Toftager M et al., 2017), anche se tale studio non riguarda le stimolazioni veramente lievi. Nella pratica degli ultimi venti anni, prendendo in considerazione il tempo e ricorrendo a un ciclo naturale o minimamente stimolato, i cicli utili ad ottenere una gravidanza a termine sono in media tre rispetto a un solo ciclo di stimolazione convenzionale (Sunkara SK et al., 2016), ma possono facilmente essere eseguiti di seguito, quando necessario. In tre mesi si possono fare tre cicli di *mild* FIV, ma difficilmente nella pratica si effettua più di un ciclo di stimolazione convenzionale. Inoltre la pratica della FIV su ciclo naturale o minimamente stimolato ha fatto molti passi negli ultimi anni e ora è decisamente più efficiente che dieci o venti anni fa (Nargund G e Campbell S, 2017).

Avere tanti oociti serve solo ad averne tanti sbagliati (Patrizio P e Sakkas D, 2007), poiché in nessun modo fino ad ora si possono ricuperare solo oociti adatti se tanti. Mettersi poi a cercare di scoprire l'oocita adatto o l'embrione adatto con tutti i metodi noti e più utilizzati (osservazione della forma e struttura dell'oocita, coltura a blastocisti dell'embrione, crioconservazione e selezione successiva allo scongelamento, PGS) può essere un metodo alternativo cui oggi si ricorre, ma può costituire anche un altro spreco di tempo e di soldi per il centro di PMA, che comunque cerca il successo in termini di gravidanza, e per la coppia, che cerca il successo in termini di un bambino sano e di una donna che rimanga sana. Come abbiamo visto, ulteriori micromanipolazioni costituiscono un'ulteriore possibilità di alterazioni dell'assetto epigenetico per il bambino e potenziali maggiori rischi.

Sembra quasi un circolo vizioso usare tanti farmaci, avere tanti oociti ed embrioni, procedere a molteplici manipolazioni, utilizzare metodologie costose, per poi procedere al transfer di un solo embrione, magari dopo crioconservazione, perché l'interno dell'utero troppo stimolato è poco adeguato per l'impianto dell'embrione.

La crioconservazione non ci garantisce di essere la risoluzione di tutti i problemi, se contribuisce ad aumentare il peso dei nati e a migliorare l'incidenza dei parti pretermine, peggiora l'incidenza di ipertensione e preeclampsia e di neonati in sovrappeso e oggi ci si chiede a quali tipi di cicli di FIV limitarla, ad esempio solo a quelli con rischio di iperstimolazione ovarica severa o all'interno di sperimentazioni cliniche controllate (Maheshwari A et al., 2018).

La preeclampsia, pur ben gestita in ospedale da medici esperti, comporta un rischio per le donne e per i nati che si traduce anche in notevolissimi costi in salute e soldi per gli individui e per le comunità, costi comunemente poco valutati, quindi ogni attenzione dovrebbe essere posta per prevenirla o minimizzarla (Shih T et al., 2016; Stevens W et al., 2017). Gli embrioni crioconservati e quindi scongelati presentano un metabolismo simile a quello di embrioni freschi, il che suggerisce un effetto minimo della crioconservazione sul metabolismo. Tuttavia tali embrioni, almeno a livello animale, presentano alterata espressione genica (Shirazi A et al., 2016); la vitrificazione stessa altera l'impostazione epigenetica, specialmente a livello di placenta. Uno studio di coorte molto vasto negli USA ha messo in evidenza che il 31,8% dei cicli di FIV che presentano un test di gravidanza positivo ha poi un esito negativo (gravidanza solo biochimica, gravidanza ectopica, aborto). Gli esiti negativi sono significativamente più presenti quando il transfer di embrioni è avvenuto dopo crioconservazione sia in caso di crioconservazione allo stadio di blastocisti che di clivaggio, il che suggerisce che, anche se la crioconservazione può essere indicata in alcune condizioni, la scelta della crioconservazione per tutti i cicli non è la strategia ottimale (Wang ET et al., 2017).

Teniamo inoltre presente che vi sono finora dati molto limitati sui possibili effetti della crioconservazione su embrioni umani (Chason RJ et al., 2011).

In ogni modo ora si punta, in particolare al di sotto di una certa età, a trasferire un embrione singolo per minimizzare le gemellarità e in alcuni paesi (Belgio) è praticamente obbligatorio per legge. Allora come scegliere l'embrione singolo da trasferire per non rischiare di diminuire le probabilità di gravidanza e minimizzare le multigemellarità? Si ricorre per forza alle tecniche su citate, se ne propongono molte varianti anche non invasive, è chiaro però che vi sono ancora tanti ostacoli da superare prima di capire la reale qualità di un embrione, mentre la sicurezza in termini di salute di tutte le tecniche finora adottate è ancora ben lontana dall'essere accertata (Rosenwaks Z, 2017).

Non sarebbe meglio avere solo uno-due embrioni da trasferire subito a fresco in un endometrio non eccessivamente stimolato?

Ma esiste questa possibilità? Certamente, è quella indicata da Edwards nel 1996 e da allora sempre più proponibile nell'ottica del transfer di embrione singolo (Nygren KG, 2007). In questo modo la qualità dell'oocita predomina sulla quantità (von Wolff M et al., 2014), il che è semplicemente fisiologico cioè funzionale al benessere della nostra specie. I neonati da FIV su ciclo naturale o minimamente stimolato mostrano, a dimostrazione di ciò, un miglior peso alla nascita (Mak W et al., 2016) e minor incidenza parto pretermine (Kamath MS et al., 2018), al contrario dei neonati nati da donne con un elevato numero di oociti ricuperato al prelievo (Sunkara SK et al., 2015). Il livello della stimolazione ormonale, anche se è solo uno dei fattori in gioco, non è indifferente rispetto agli esiti in salute dei bambini. Questo aspetto si è rivelato importante non solo alla nascita, ma anche a medio termine, ad esempio rispetto al quoziente di intelligenza dei nati dopo un elevato livello di risposta ormonale alla stimolazione ovarica (Xu GF et al., 2017 b).

La stimolazione lieve, *mild* nella terminologia inglese, ha una vasta esperienza e ottimi risultati in tutto il mondo (Bodri D et al., 2014; Fan Y et al., 2017; Nargund G et al., 2017), anche nelle pazienti con iniziale riserva ovarica ridotta (Youssef MA et al., 2017). Addirittura è più rispettosa della qualità degli oociti in confronto alle stimolazioni convenzionali anche nelle pazienti obese (Zhang JJ et al., 2015), ma è poco usata verosimilmente per i dubbi di molti operatori rispetto alle probabilità di gravidanza a fresco e cumulativa dopo crioconservazione. Tuttavia ormai vi è evidenza clinica quanto meno di analoga efficacia in termini di gravidanza, anche cumulativa (Casano S et al., 2012), e soprattutto di migliori profili di sicurezza in termini di salute, di maggiore tollerabilità da parte delle donne rispetto alla stimolazioni convenzionali più usate e anche di minori costi per gli individui e per la società (Fan Y et al., 2017; Nargund G et al., 2017), senza perdite di tempo rispetto alla stimolazione convenzionale (Ferraretti AP et al., 2015). Certamente minimizza il ricorso alla coltura a blastocisti e alla crioconservazione di oociti o embrioni, ma non è affatto detto che questo sia un male dal punto di vista del benessere della donna e della salute del bambino, dato che minimizza anche il rischio di salute per la donna a breve e a lungo termine, il rischio di gemellarità, compresa quella omozigote, i costi dei farmaci e delle procedure correlate al numero di oociti, il tempo dei pazienti e degli operatori per attivare tali procedure e infine i rischi potenziali per il bambino che ne derivano, senza diminuire la probabilità di gravidanza. Recentemente, proprio per questi aspetti assolutamente positivi, viene sempre più proposta anche in Italia da operatori molto esperti (Ferraretti AP et al., 2017). Potrebbe infatti essere il modo più umano di procedere a FIV, il più rispettoso della fisiologia della donna e della salute di tutti i soggetti, così come continuava ad esortarci lo stesso Robert Edwards dopo il convegno ISMAAR (*International Society for Mild Approaches in Assisted Reproduction*) di Londra 2006 (Edwards RG, 2007). Si trattava del primo convegno mondiale tutto incentrato sulla stimolazione *mild*, e vi avevo preso parte.

Ricordo bene che un collega giapponese aveva presentato una relazione, in cui documentava i risultati assolutamente validi sul trattamento del fattore maschile severo ottenendo gli oociti o da un ciclo naturale o con una stimolazione lieve della partner femminile, sottoponendo a ICSI solo uno-tre oociti.

Nel mondo occidentale un tale comportamento sembrerebbe eresia, poiché si ritiene comunque indispensabile, per di più in tali casi, avere tanti oociti da inseminare ritenendo così di ampliare le possibilità di gravidanza.

Ma il collega ci aveva spiegato che in Giappone la pratica godeva di molto favore perché era ritenuto disonorevole da parte di un uomo giapponese chiedere a una donna di subire una stimolazione potenzialmente pericolosa per la sua salute per ovviare a un problema che riguardava solo lui. Solo se la donna non ne aveva danno, un giapponese poteva chiederle il favore. Ne faceva una questione di onore e di rispetto.

Sono rimasta molto colpita da questo modo di vedere le cose, mettere al pari di quello dovuto a se stessi il rispetto di altri, soprattutto se donne, non è pratica molto diffusa in Occidente. Comunque anche a questo congresso, Edwards aveva fatto giungere la sua voce per ribadire una volta di più che bastava un oocita adeguatamente maturo, come è nel ciclo naturale, per avere un bambino. Nel 2010 gli è stato assegnato il premio Nobel per aver sviluppato la FIV; tutti a battere le mani, ma ben pochi in tutto il mondo hanno veramente dato ascolto alle sue ultime parole. Procurarsi più oociti serve solo a sostituire la qualità con la quantità, il che è poco utile, considerato che evolutivamente la fisiologia di una donna non prende in considerazione l'idea di quantità.

Si trattava di un procedimento quasi indispensabile nei primi anni anni di FIV, quando la tecnica era ancora molto imprecisa e si provava appunto a supplire con la quantità alla qualità. Ora invece il procedimento della FIV classica è il procedimento meglio definito, tanto che è considerato tecnica non più sperimentale né innovativa a differenza delle altre (Provoost V et al., 2014) quindi non c'è più bisogno di tanti oociti.

Ma quanto è difficile spezzare il circolo vizioso di procedure che si inanellano una sull'altra senza capire più che cosa serve a chi?

Ricordiamo che avere tanti oociti ci rende solo più difficile scegliere quelli giusti, gli oociti prelevati non sono tutti uguali per qualità, dato che il 50%-60% almeno sono sbagliati e non sappiamo quali sono.

Avere embrioni che non danno gravidanze a termine o che corrono il rischio di darne troppe non serve alle coppie.

Ci crea il problema di dover scegliere per non rischiare gemellarità e tutti i modi finora inventati non si sono dimostrati granché salubri né per le donne, né per le coppie, né per i bambini.

Si creano milioni di embrioni crioconservati e inutilizzati di cui nessuno sa cosa veramente fare; generalmente sono distrutti, dopo essere costati disagi e rischi alle donne e tanti soldi alla società.

Le manipolazioni effettuate su questi embrioni per selezionarli comunque corrono il rischio di danneggiarli, anche se giungono alla nascita. Oggi poi che bisogna puntare a trasferire in utero un embrione singolo, l'ideale sarebbe che provenisse dal miglior oocita possibile. Il miglior oocita possibile è quello che sarebbe stato normalmente ovulato in condizioni fisiologiche, unico e solo come è generalmente nella specie umana. L'oocita che giunge alla maturazione completa e viene ovulato non arriva lì per caso. Come in una gara di corsa, chi vince è quello più dotato; gli altri che arrivano secondi, terzi e così via, in questa gara sono sempre meno dotati secondo una gradazione di qualità, fino a essere completamente inefficienti. Questo rende chiaro perché sia inutile avere tanti oociti, oltre a essere disagevole, quando non dannoso, per le donne; donne che oggi vengono spinte dall'informazione tratta dai mass-media e da Internet a sentirsi più "brave" se producono tanti oociti! Il dibattito se *more is better* verso *less is best*, cioè quanto funzioni meglio la stimolazione convenzionale con il ricupero di molti oociti contro la stimolazione lieve con il ricupero di pochi oociti, va avanti da anni sostenuta da detrattori e sostenitori delle due prassi e bisogna ammettere con più fautori della stimolazione convenzionale, che è diventata pratica comune da più tempo e presenta maggiore facilità operativa (Orvieto R et al., 2017); inoltre viene da sempre presentata alle coppie come in grado di rendere massima la loro probabilità di gravidanza (Gleicher N et al., 2009). Un gruppo di esperti sta preparando una relazione, allo scopo di presentarla all'Organizzazione Mondiale della Salute (OMS) in modo che questo organismo definisca le linee guida mondiali sulla stimolazione ovarica per la FIV. Rappresentando la prassi a livello mondiale, ovviamente si scrive che stimolazione ovarica dovrebbe procurare molti oociti durante un ciclo singolo al fine di compensare le inefficienze della tecnica, considerando come successo le gravidanze cliniche, i bimbi nati e la prevenzione, anche con crioconservazione di embrioni, della sindrome da iperstimolazione ovarica (OHSS), purtroppo ancora attuale (Farquhar C et al., 2017). Non penso che in questa relazione verranno presi in considerazione gli aspetti della salute dei bambini e delle donne dopo il trattamento, ma certamente nella relazione sarà dedicato spazio alle possibilità alternative di stimolazione, cioè alle stimolazioni lievi, o al ciclo naturale senza alcuna stimolazione ormonale, e forse anche allo sviluppo di nuove tecniche di coltura degli embrioni direttamente in vagina. Tali metodi finora sono considerati non convenzionali, ma consentono gravidanze a termine. Nel tempo, badando sempre più a cure individualizzate, questi metodi possono diventare la norma e non essere più considerati alternativi alla stimolazione convenzionale e alle procedure standard, ma metodi di prima scelta (Paulson RJ et al., 2016). La stimolazione effettuata in modo convenzionale con uso di più elevati dosaggi di gonadotropine comporta non solo maggiori costi economici per la coppia e per la società e maggiori costi in salute immediati, quali il rischio di OHSS, ma anche quelli potenziali e futuri, compreso il rischio di cancro dell'ovaio a lungo termine, senza necessariamente aumentare le probabilità di gravidanza (Alper MM e Fauser BC, 2017). Molto rilevante è lo studio di coorte cinese, già citato, sui rischi a lungo termine da OHSS sui bambini. I bambini, nati dopo stimolazione ovarica convenzionale che abbia dato luogo a elevati livelli di estrogeni e presenza di OHSS moderata/severa, presentano a 5 anni di età una maggiore e significativa incidenza di deficit intellettivi (Xu GF et al., 2017 b). Dunque, è meglio per tutti evitare un elevato rialzo di estrogeni e un rischio di OHSS sia moderata che severa, più frequente nelle stimolazioni convenzionali. A poco a poco ci siamo convinti che iperstimolare le ovaie, raccogliere tanti oociti, fertilizzarli tutti magari con ICSI, proseguire la coltura fino allo stadio di blastocisti, procedere magari anche a PGS per eliminare gli embrioni affetti dagli errori cromosomici insorti in seguito alla stimolazione ovarica, crioconservarli in banche di embrioni sia la normale procedura in FIV. Invece non dovrebbe più essere considerata normale, poiché tutto ciò si è diffuso in conseguenza all'approccio così poco fisiologico all'iperstimolazione ovarica e poiché incominciamo a conoscere qualcosa di più sulla salute dei bambini e delle donne. I medici dovrebbero essere in grado di fare un passo indietro, o meglio in avanti, considerando tutti i vantaggi di una stimolazione lieve e più fisiologica (Nargund G et al., 2017). Come detto, con pochi oociti e meno embrioni è meno probabile e proponibile procedere a manipolazioni sugli embrioni, si teme che non sopravvivano, il che abolirebbe il transfer. Ciò da una parte potrebbe apparire uno svantaggio, dobbiamo ricordare però che il transfer è passaggio necessario, ma non sufficiente all'insorgenza di una regolare gravidanza a termine: per quella ci vuole un solo embrione ma adeguato. D'altra parte, non poter procedere a ulteriori manipolazioni sugli embrioni potrebbe dimostrarsi un vantaggio, dato che potrebbe invece essere molto efficace nel diminuire i rischi per le donne e i bambini a breve e a lungo termine, valutazioni che finora non hanno mai fatto parte degli studi che confrontano *"more is better"* verso *"less is best"*. Abbiamo già visto come il ricorso alle manipolazioni dell'oocita e dell'embrione non si sia finora dimostrato efficace dal punto di vista del successo immediato (gravidanze a termine) o futuro (salute dei bambini), tanto è vero che da parecchi anni ormai in tutto il mondo le probabilità di gravidanza in FIV sono stabili, nonostante tutte le varianti metodologiche introdotte nelle procedure dei centri di PMA (*European IVF-Monitoring Consortium -EIM- for the European Society of Human Reproduction and Embryology –ESHRE-* Calhaz-Jorge C et al., 2016). Una revisione mondiale recente attribuisce l'incremento delle probabilità di gravidanza, avvenuto fino all'anno 2010, non solo a miglioramenti nelle tecniche o al maggior uso di tecniche di selezione al fine di transfer di un embrione singolo, ma anche al trattamento di pazienti con sterilità poco severa, tanto da migliorare di per sé le probabilità globali, ovviamente meno grave è la casistica maggiori sono i successi (Dyer S et al., 2016). Peraltro teniamo presente che nella stessa revisione mondiale la mortalità perinatale dei bambini è invece molto grave, infatti varia dal 2% con transfer a fresco al 1,4% se il transfer è da crioconservazione. Ricordo che l'incidenza di mortalità perinatale è dello 0.1% nella popolazione generale di bambini nati in Italia, che comprende anche quelli nati da FIV. Dunque gli autori di questa revisione mondiale concludono che gli effetti della PMA vanno studiati monitorando individualmente i soggetti e non raccogliendo solo dati aggregati, cercando di cogliere tra le varie metodiche quella che può compromettere di più la salute dei bambini, ad esempio l'ICSI, dato che nessuno poi capisce perché a livello mondiale sia tanto utilizzata. Se ne deve allora dedurre che la ragione per cui è tanto usata non è di tipo scientifico. Per concludere, per procedere a transfer di embrione singolo, o al massimo due, non è obbligatoria né una stimolazione ovarica con il prelievo di molti oociti né la crioconservazione né la coltura a blastocisti né la PGS, basta una stimolazione molto lieve (1-4 oociti) e soprattutto adattata a ogni singola paziente. È giunta l'ora di non considerare come successo in FIV solo la nascita di un bambino, ma di includere nella definizione di successo la salute delle donne e dei bambini, secondo quanto indica l'ESHRE (Provoost V et al., 2014).

Nuove prospettive

Inoltre la ricerca in PMA è andata avanti non solo nella direzione di maggiori manipolazioni per essere capaci (e non lo siamo ancora) di scegliere l'embrione giusto con inevitabili maggiori costi, ma anche verso la diminuzione possibile, oltre che dell'uso di farmaci, anche di tecnologia e di apparecchi medicali e quindi di costi per la coppia e la società. All'Università di Genk, in Belgio, è stata sviluppata una metodica semplificata di FIV che costa tutto sommato circa 200 €, proprio 200 non 3000 € o più! (La Repubblica, 26 agosto 2013).

Il tutto avviene ovviamente all'interno del rispetto dei criteri organizzativi e di sicurezza finora richiesti dalle convenzioni europee in questo campo (Ombelet W, 2013). Si applica solo alla FIV classica, meglio dopo una stimolazione lieve, non si può fare ICSI (che come detto è molto sovente inutile), ma dato il risparmio in costi e disagi, nonché il successo assolutamente valido in termini di gravidanze a termine, potrebbe valere proprio la pena di adottarla. La riduzione dei costi globali e la facilità di applicazione ne ha spinto l'offerta con la definizione di *Walking Egg* o *WE* (uovo che cammina) nei paesi in via di sviluppo, dato che questi non potrebbero permettersi costi maggiori (Ombelet W e Goossens J, 2016 b). Tuttavia allo stato attuale dei costi e della sicurezza con le metodiche attualmente in uso nei paesi sviluppati, dato che *WE* funziona, e consente eventualmente anche la crioconservazione, una delle domande da porsi è perché nei paesi sviluppati si debba spendere tanto di più (Ombelet W, 2015). In fondo se la FIV costasse tanto di meno, e non come di norma da 3000 a 15000 € in Europa, potrebbe essere utilizzata a maggior ragione quando necessario. Quest'ultimo articolo, da cui ho tratto tali informazioni, è tanto istruttivo che vale proprio la pena di leggerlo in originale, se possibile, ed è gratuitamente reperibile in PubMed.

Il fatto poi che non ci sia tanta esperienza, e tanto monitoraggio degli esiti, con la metodologia *WE* non pare essere una motivazione valida nella attuale pratica della FIV, dato il contesto generale di monitoraggi finora carenti come documentato, basta per il futuro seguire le Linee Guida ESHRE 2014, anche con il ricorso a questa metodologia come con tutte le altre.

Anche la metodica della coltura intravaginale anziché in incubatori offre buone prospettive di gravidanza a termine e netta diminuzione dei costi di laboratorio (Doody KJ et al., 2016).

Alternative valide vengono già proposte, ma bisogna volerle prendere in considerazione.

Come procedere in futuro

Adattare la terapia alle necessità fisiche ed emotive della donna e della coppia, mettendo nel conto anche la salute del bambino, è il modo più umano di procedere a FIV.

Ogni sforzo deve essere fatto per ottimizzare i trattamenti di FIV attraverso stimolazioni ovariche lievi, che sono di per sé prevenzione dell'iperstimolazione ovarica severa, e transfer di un solo embrione. Minimizzare le manipolazioni di oociti ed embrioni permette di minimizzare le alterazioni epigenetiche sulla placenta e sul bambino.

Le donne subfertili che concepiscono dopo il ricorso alla FIV sono a rischio di complicanze in gravidanza, mentre ogni singolo, specifico passo e/o ogni procedura della FIV può avere un ruolo cruciale e suo proprio (Palomba S et al., 2016 a). Ogni donna che inizi una procedura di FIV deve essere chiaramente avvisata dei rischi, prima, in gravidanza e dopo, anche se la gravidanza è singola.

In ogni modo, quando non è possibile superare la sterilità, e non sempre è umanamente possibile, senza responsabilità di nessuno né della donna, né della coppia, né del medico, il medico deve offrire conoscenze e strumenti per superare la sofferenza, che è reale sofferenza della coppia. Deve insieme alla coppia valutare i rischi di salute della procedura alla luce della situazione clinica, della madre e del potenziale figlio, e anche saper convenire in modo scientificamente corretto ed empatico sul non procedere a terapie, compresa la FIV nelle sue varianti, che possano esporre tutti i soggetti coinvolti a un danno, fisico e/o psichico (*Ethics Committee of American Society for Reproductive Medicine*, 2016 b; 2016 c). Un comportamento del genere non è in nessun modo riferibile a rassegnazione né della coppia né del medico, ma a realistica e onesta presa di coscienza del beneficio massimo di salute da raggiungere.

Il medico deve prendere in considerazione insieme alla coppia l'opzione dell'adozione e dell'affidamento, così come espressamente indicato anche nella Legge 40/2004, come valida scelta di offerta di amore e di espressione di genitorialità. Il patto di cura tra il medico e la coppia sterile deve basarsi sul riconoscimento dell'unicità sotto tutti gli aspetti, fisici e psichici, di quella coppia nel suo ambiente sociale, riconoscimento che permette l'umanizzazione del trattamento medico; inoltre deve potenziare la stima di sé come punto di appoggio per il/la paziente singolo/a, umiliato/a talvolta da trattamenti invasivi e da sensi di colpa. Altrimenti il rapporto paziente-medico rischia di trasformarsi in un rapporto depersonalizzato, mentre il medico si trasforma in tecnocrate.

Il momento fondamentale del rapporto è la comunicazione, in cui il medico ha il dovere di informare il paziente e il dovere di ascoltarlo. Solo in questo modo un consenso informato pienamente compreso e sottoscritto consente la massima aderenza al progetto riproduttivo, con il minimo disagio psicologico immediato e successivo. Infatti alla luce delle conoscenze scientifiche il ricorso alla tecnica non deve trasformarsi in rischio di futura sofferenza della donna, della coppia e del figlio, che è il fine ultimo della funzione riproduttiva e il reale soggetto della cura, la cui salute deve essere monitorata negli anni a venire. Soggetto prioritario cui finora si è prestato ben poca attenzione in un mondo tecnologico e consumista.

Non per nulla il gruppo di esperti di FIV che ha scritto sul British Medical Journal (la pubblicazione più importante per i medici di famiglia inglesi) nel 2014 raccomanda di sapere bene se, quando e come proporre un percorso di PMA, di non ritenerlo sempre e comunque una prima scelta e di applicare possibilmente solo una metodologia consolidata, adottabile secondo le Linee Guida ESHRE nella normale pratica clinica, con una modesta stimolazione ovarica e il minimo delle manipolazioni e durata della coltura. Tutto il resto deve essere considerato innovativo o sperimentale e come tale gestito. Comunque è d'obbligo offrire sempre ai pazienti circa tutte le tecniche di PMA informazioni complete alla luce dei più recenti dati, precise e orientate nel caso specifico alla salute della donna e del/i bambino/i. Sempre più sovente nei convegni medici, insieme ai successi in termini di gravidanze a termine, si presentano i dati relativi ai rischi delle stimolazioni ormonali per le donne e ai rischi ostetrici per i bambini, così come i dati a lungo termine. I medici così informati cercano di trovare la strada più corretta per informare le donne del rischio che corrono, loro e i loro bambini, per impostare le terapie d'accordo con i pazienti e per metterli al corrente della necessità di monitoraggio. Tutte le informazioni raccontate nei capitoli precedenti non devono servire a creare apprensioni nei genitori né a distogliere dall'applicare la FIV quando necessario.

Molti bambini nati da FIV sono sani e tali verosimilmente resteranno, ma questo non vuole dire che non dobbiamo venire a sapere quali sono gli esiti a più lungo termine quando usiamo tecniche sperimentali o anche innovative. Non si tratta infatti solo di considerare i diritti di salute dei bambini quanto meno uguali a quelli dei genitori che vorrebbero diventare tali, si tratta di prendere scientificamente in considerazione la salute della specie. Oggi infatti ci si chiede quanto l'adozione sempre più generalizzata della FIV modificherà l'evoluzione umana e questo non nell'ottica di argomentare a favore o contro la FIV stessa, ma per inserire scientificamente i vari aspetti della FIV in un contesto evolutivo (Hanevik HI et al., 2016).

Capitolo 16

Le raccomandazioni degli esperti basate su prove

La gran parte degli operatori continua a cercare di migliorare la pratica della FIV considerando un successo un bambino nato, apparentemente in buona salute. Pochi si occupano di valutare se la FIV comporti un lascito potenzialmente deficitario ai bambini. Pochi si chiedono cosa capiterà a questi bambini in età adulta (Servick K, 2014).

Un articolo abbastanza semplice e utile da leggere è proprio il su citato "*Are we overusing IVF?*" scritto da esperti del settore, cioè dal *The Evidence-Based IVF Group* e pubblicato sulla prestigiosa rivista British Medical Journal nel 2014 (Kamphuis EI et al., 2014). In breve, tali esperti, riprendendo le stesse preoccupazioni citate nel capitolo "Ricerca o terapia", mettono in evidenza la difficoltà di riuscire a reperire i fondi necessari ad allestire registri sugli esiti in salute delle donne e dei nati a lungo termine, in una realtà in cui si considera come successo in FIV solo l'insorgenza di una gravidanza e in un mercato gestito dalla domanda e dall'offerta.

A livello di regole, non è più sufficiente indicare come e dove applicare una procedura, ma piuttosto venire a conoscenza della sicurezza delle varie pratiche a lungo termine, proprio per i dubbi sulla compromissione della salute futura dei nati, tanto più ora che la FIV è utilizzata più che in passato e in molte indicazioni, anche poco pertinenti.

L'ideale è non ricorrere a FIV per quelli che potrebbero non averne bisogno, dunque essere capaci di identificarli adeguatamente, mentre quelli per i quali è necessaria beneficerebbero invece dell'acquisizione di dati sulla sicurezza in termini di salute delle varie tecniche.

Un tale approccio non riguarda solo i medici, ma tutta la società, dato che l'imperativo deontologico "primum non nocere" è imperativo medico, ma la sua implementazione è politica.

Tali conclusioni molto chiare sono state molto contestate in seguito da molti medici sulla stessa rivista, purtroppo sovente con la

sola ragione che ricorrere alla FIV fa felici i pazienti, e certamente gratifica tanto anche i medici. I medici tuttavia hanno come primo compito la tutela della salute, tanto più alla luce delle conoscenze e degli avvertimenti attuali. Anche in questo articolo gli avvertimenti importanti sono dunque di due tipi:
1. l'efficacia e la sicurezza in termini di salute delle prassi attuali in FIV devono essere rivalutate con i monitoraggi a lungo termine dei bambini;
2. a tutte le coppie si devono offrire percorsi diagnostici e terapeutici basati su prove e non su prassi, e comunque si deve lavorare nella direzione del saper sceglier cosa fare in FIV per mirare alla salute.

Conclusioni

Tutta l'ecologia parla di equilibrio come condizione essenziale nella ricerca di salute e nella prevenzione di malattia: i dati scientifici presentati forniscono supporto alla necessità di educare le donne, ma anche gli uomini e la società tutta, a considerare la priorità di un progetto riproduttivo in un'età ottimale e in buona salute.

Bisogna tendere ad assicurare a tutti uno stile di vita e di alimentazione adeguato ad assicurare non solo la gravidanza, ma il benessere dei figli e delle generazioni future, attraverso un'informazione scientifica seria, una promozione adeguata a livello di mezzi di comunicazione e adeguate tutele sociali nell'età riproduttiva ottimale (Godfrey KM e al., 2011; Aiken CE e al., 2015; Walker SP e al., 2015; Robinson SM e al., 2015), insomma né troppo né troppo poco, né troppo presto né troppo tardi. Bisogna, invece che scientificamente rassegnarsi alla sterilità, non studiarla e non curarla per niente e proporre come unico rimedio la FIV, che non è una terapia, ma un trattamento diretto al solo sintomo, rinnovare gli sforzi a livello di popolazione per prevenire particolarmente in età riproduttiva non solo l'obesità (Poston L e al., 2015), ma anche il sottopeso e lo squilibrio energetico, l'eccesso di attività fisica, la malnutrizione, l'inquinamento, le malattie sessualmente trasmesse e la presunzione di una lunga giovinezza (Tsutsumi R e Webster NJ, 2009; Kozuki N e al., 2015; Webb E e al., 2014; Joensen UN e al., 2013; Den Hond E e al., 2015; Sauer MV, 2015; Wu H e al., 2017), tutti fattori che, non appartenendo alla fisiologia, inducono subfertilità o sterilità e compromettono una sana gravidanza. Non sembra affatto razionale proporre di incrementare il ricorso alla FIV con la ragione della diminuzione della popolazione nel mondo occidentale, come propongono alcuni. Prendiamo in considerazione uno studio australiano del 2012 (Chambers GM e al., 2012).

Lì si affermava che l'aumento del numero dei nati attraverso la PMA di per sé avrebbe sostenuto, con l'aumento dell'introito proveniente dalle tasse che una volta adulti i nati avrebbero pagato, le maggiori spese sostenute per la loro nascita. Tali valutazioni prendevano spunto dall'evidenza di una diminuzione della popolazione e di un aumento della sterilità, dovuto a fattori socio-economici e culturali, tra i quali l'obesità. Molti ritengono che tali affermazioni siano una vera e propria strumentale visione del problema, non sostenute da un ragionamento socio-economico valido in campo sociale. Non vengono in tali valutazioni economiche infatti considerate le notevoli maggiori spese sostenute dopo il ricorso alla FIV per la tutela della salute dei nati e per quella delle loro madri, compresa la maggiore ospedalizzazione. Non viene tenuto in conto che l'obesità va contrastata e non considerata un male inevitabile da accettare e così pure le altre condizioni di subfertilità. Se si diffonde la subfertilità a livello sociale supportando, magari non a parole, ma certamente nei fatti, stili di vita inappropriati per la salute di tutti, è certamente poco razionale procedere in seguito a curare a caro costo tutto quanto ne consegue.

Caro costo, poi, che è tale non solo dal punto di vista economico, ma anche di salute fisica e psicologica, e fa parte di un incredibile circolo vizioso in cui tutti (quasi) ci perdono. L'articolo su citato suggerisce alcune considerazioni. Lì venivano esposti i ragionamenti che un gruppo di esperti faceva in seguito al calcolo del minor numero di bambini nati in Australia dopo una netta riduzione dei fondi destinati alla FIV. In tale nazione in sede politica erano stati valutati come insostenibili a livello economico i costi sociali relativi alla FIV per il loro netto e progressivo incremento, dovuto all'ampliamento delle indicazioni da parte dei singoli centri di PMA.

Quindi era stata decisa una drastica diminuzione dei finanziamenti statali ai centri di PMA per motivi di giustizia retributiva. Ciò che veniva dedicato alla FIV veniva infatti sottratto alla cura di altre malattie.

Dunque in Australia in poco tempo erano nati meno bambini da FIV, perché lo stato forniva un minor supporto economico e la gente impegnava meno soldi di tasca propria; allora c'è stato chi ha proposto come indispensabile un aumento del ricorso alla FIV e un potenziamento del sussidio economico sociale con la motivazione che era necessario sopperire alla ricerca di figli in età avanzata, all'incremento dell'incidenza di obesità e di alcune malattie sessualmente trasmesse. Questa era la conclusione degli autori, che ritenevano importante aumentare i fondi sociali per la diffusione della FIV a fini economici futuri (tasse incamerabili dal lavoro dei nati una volta adulti) e e con la ragione del benessere psicologico immediato delle famiglie e dei loro futuri figli. Bisogna però poter valutare se sia equo per una società aumentare i fondi per diffondere di più la FIV, con la ragione di aumentare la salute globale di figli e famiglie, senza mettere nel conto i rischi a breve e lungo termine di salute, anziché lavorare per la prevenzione dell'obesità e delle malattie sessualmente trasmesse, nonché saper valutare i rischi e i costi di una maternità in età avanzata. Ma queste sono considerazioni di tipo politico, non scientifico.

I latini molto pragmaticamente avrebbero detto *cui prodest*? Chi ci guadagna? Tra chi esprimeva i pareri su citati vi erano dirigenti di Centri privati di PMA, che verosimilmente potevano avere più a cuore il tornaconto economico delle aziende cui appartenevano di quello dei servizi sanitari nazionali. Anche solo per gli aspetti di conflitto di interesse, articoli e ragionamenti di tal fatta dovrebbero essere accuratamente soppesati circa le conclusioni cui arrivano, mentre le ragioni di cui ho ampiamente trattato in tutti i capitoli precedenti dovrebbero obbligatoriamente essere tenute presenti nelle Linee Guida sulla PMA, come ci raccomanda la stessa ESHRE, considerato che le Linee Guida, in coerenza con l'etica di stampo liberale oggi seguita, devono assicurare anche una giustizia retributiva, oltre a un beneficio per le persone, assenza di danno alle stesse (non maleficenza) e autonomia decisionale acquisita dopo aggiornato e completo consenso informato.

Il che vuole dire che una nazione deve potersi interrogare su quali aspetti della salute privilegiare e su quali soggetti e soprattutto a cosa destinare risorse economiche che non sono illimitate. In effetti da molti anni ormai ci si interroga sulle implicazioni economiche della PMA (Neumann PJ e al., 1994 a) con diverse argomentazioni e repliche (Neumann PJ e al., 1994 b), ma fino ad oggi i dubbi persistono, quando non si ampliano, e sono tuttora richieste analisi economiche validamente impostate, basate su un esteso orizzonte temporale, ricorrendo a una prospettiva sociale e non solo individuale per guidare le decisioni cliniche (ESHRE Capri Workshop Group, 2015), e dunque anche politiche.

In effetti tutti sono poi d'accordo che un eccesso di ricorso alla FIV non serve né ai pazienti né alla società (Chambers GM e al., 2013). Considerazioni di questo genere hanno recentemente condotto politici di tutto il mondo (ad esempio, alcune regioni del Canada, come visto l'Australia, la Nuova Zelanda, in Europa la Germania, l'Inghilterra, l'Olanda, la Danimarca) recentemente a limitare rispetto agli anni precedenti i fondi sociali destinati alla FIV in considerazione di ragioni di giustizia retributiva, proprio per il chiaro eccesso di ricorso alla stessa. Dunque in tali nazioni, oltre che dove non è pagata dal servizio sanitario nazionale, chi intende ricorrere alla FIV al di fuori di stretti limiti e chiare indicazioni diagnostiche la paga di tasca propria, per non gravare sulle disponibilità economiche del servizio sanitario stesso da destinare ad altre gravi patologie e alla prevenzione. In teoria almeno, un più grande sforzo dovrebbe essere indirizzato proprio alla prevenzione e non a terapie che corrono seri rischi di aumentare le patologie future da curare. Teniamo presente che in realtà non è neanche scientificamente chiaro al giorno d'oggi se è proprio vero che la fecondità della specie sia in calo, come si sente dire da molte parti, semplicemente perché la letteratura medica è assolutamente insufficiente a rispondere alla questione: la fecondità umana coinvolge sia la biologia che il comportamento e sono necessari studi che coinvolgano esperti di molte discipline per avere un giorno una risposta (Smarr M e al., 2017). Risposta che oggi semplicemente non abbiamo, qualunque affermazione provenga dai mass-media o anche da fonti autorevoli. Vero o no che la sterilità sia in aumento, certamente è vera la tendenza a una genitorialità in età sempre più avanzata in contesti poco umanamente sostenibili e in ambienti sempre più inquinati, il tutto sostenuto da falsi miti riguardo a benefici effetti sulla fertilità di certi tipi di comportamenti, come vivere in campagna o mettere un cuscino sotto i fianchi durante e dopo i rapporti (Bunting L e Boivin J, 2008). Ecco allora che un globale e razionale approccio alla fisiologica diminuzione della fertilità, dovuto all'età, e a quella patologica, dovuta allo stile di vita e all'inquinamento, avrebbe come esito una migliore salute per tutta la società oggi e domani, poiché si tratterebbero le cause e non le conseguenze.

Ma è chiaro agli occhi di tutti quanto ciò sia difficile da realizzare in un mondo orientato al guadagno immediato, al consumo e allo spreco, comportamenti sovente strumentalmente inglobati nella definizione di progresso, che in realtà è ben altro. Se il fulcro della FIV e delle tecniche che ne sono conseguite è il facilitare la riproduzione umana coronata da successo, allora ogni sforzo per capire come la riproduzione umana è cambiata da queste tecnologie che permettono di superare gli ostacoli deve essere ulteriormente rinforzato. Altrimenti il più grande paradosso della FIV, così come l'aveva sognata Edwards, potrebbe essere che la sua rapida espansione esacerba le difficoltà che intendeva superare (Franklin S, 2013), cioè diminuisce la qualità di prestazione della nostra specie, intesa come salute della stessa, anziché migliorarla. Le preoccupazioni di salute pubblica sono infatti aggravate dalla evidenza che fattori genetici possono essere correlati alla sterilità, con la conseguenza di nuove generazioni di bambini concepiti attraverso la FIV potenzialmente affetti da un DNA ereditato già danneggiato, DNA che altrimenti non avrebbe trovato modo di inserirsi nelle nuove generazioni. Il problema è che c'è discontinuità tra il trattamento e le sue conseguenze future (van der Akker OB, 2013). La necessità di saper vedere un poco più lontano è prioritaria, tanto più oggi, quando ormai abbiamo davanti agli occhi tanti casi in cui uno slancio, tanto entusiasta quanto poco profetico, si è dimostrato foriero di danni incalcolabili all'umanità.

Tanto per fare un esempio, e chiunque potrebbe pensare facilmente ad altri esempi, cito solo il premio Nobel in Fisiologia e Medicina, dato nel 1948 al chimico svizzero Paul Hermann Müller per la diffusione del DDT (para-diclorodifeniltricloroetano) come potente insetticida, con la motivazione che avrebbe sconfitto malattie e fame dal mondo.

Non solo la promessa era vana, ma certamente il problema era più vasto dei soli insetti ritenuti nocivi, e soprattutto l'inquinamento che ne è derivato e i suoi danni non sono stati né controllati né sono controllabili tuttora, anche se ben presto (entro due anni!) si è capito quanto sottovalutati fossero i rischi legati al suo uso. In ogni modo, il DDT è ancora molto diffuso oggi nel mondo.

Altro esempio? Era nota a molti esperti e da molti anni la gravità del danno tumorale da fumo o da amianto, tutti però siamo a conoscenza di quanti decenni ci sono voluti per poter acquisire a livello di società tali informazioni e prendere provvedimenti adeguati.

A questo punto, riprendiamo il discorso dal concetto iniziale di oocita e spermatozoo con genoma e epigenoma corretto, inserendolo nel suo proprio contesto ecologico, cioè di studio e ricerca di senso dell'ambiente in cui viviamo. Cosa significa genoma ed epigenoma corretto? Significa che generalmente la sterilità non è una malattia, ma una protezione impostata lungo tutta l'evoluzione al fine di una prole in buona salute, prole adeguata al suo compito di prosecuzione della specie nel modo più versatile e sano possibile. Pertanto dal punto di vista scientifico non devono essere semplicemente aggirati i limiti evolutivamente impostati, ma piuttosto attraverso nuovi studi individuati e rimossi gli ostacoli a una corretta maturazione dei gameti. Conseguentemente si potrebbero risolvere gran parte delle sterilità attuali, senza sommare ai danni da inadeguata maturazione dei gameti, epigeneticamente determinata, i danni genetici e epigenetici derivanti da FIV. Volersi riprodurre attraverso la FIV nelle sue varie forme, in presenza di condizioni altrimenti insormontabili o nella speranza di abolire le malattie, può costituire un comprensibile ed umano desiderio, ma razionalmente non dovrebbe di per sé costituire l'unica soluzione a fronte dei problemi di salute delle donne, dei bambini e della futura società tutta, come finora previsti e già in parte individuati, e men che mai un paravento dietro cui nascondere i danni che derivano da comportamenti inadeguati individuali e/o sociali (malnutrizione, inquinamento, riproduzione in età troppo avanzata per poter offrire ai figli, generalmente unici, genitori socialmente utili negli anni a venire, ecc...). Sicuramente e ovviamente la società di domani sarà ben diversa da quella di oggi, ma è oggi che dobbiamo chiederci se è già ora di ritenere la Procreazione Medicalmente Assistita entro pochi anni il modo alternativo di riprodursi, cui ricorrere più o meno sempre.

A quale prezzo e con quali esiti in salute? Non dobbiamo, proprio ora che abbiamo maggiori conoscenze, attraverso il metodo scientifico individuare i metodi evolutivamente meno invasivi per la nostra salute e quella dei nostri figli? Il promuovere l'autonomia riproduttiva dei potenziali genitori attraverso la tecnologia non ci esime dal far di tutto per minimizzare i rischi ai futuri bambini (Roy MC e al., 2017). Siamo pronti tra pochi anni a riprodurci unicamente così? La nostra stessa Costituzione dispone che «la Repubblica tutela la Salute come fondamentale diritto dell'individuo e interesse della collettività», non parla solo di individuo, ma di collettività. Pensare di passare oltre i meccanismi evolutivamente impostati in milioni di anni richiede ancora molta strada e come medici molta prudenza, per attenerci alla norma etica per cui per prima cosa non dobbiamo fare del male: *primum non nocere*. La diffusione della FIV negli ultimi decenni rende inconcepibile un futuro senza il suo uso.

Proprio per questo è indispensabile individuarne il reale costo epigenetico, altri fattori, e porre ogni cura nello sviluppare nuove prassi, come salvaguar[d] impatti negativi sui bambini. Tutti i bambini meritano un buon inizio per la [vita] to quelli nati da FIV, che sono più vulnerabili alle decisioni politiche e alle pr[essioni] del mercato, che entrano in gioco prima ancora del loro concepimento (C[...] 2013). Non possiamo tradire l'insegnamento di Edwards e tutto quanto abbiamo, grazie a lui e dopo di lui, finora imparato. Il suo scopo iniziale nel perseguire la fertilizzazione *in vitro* era liberare l'umanità dal pesante fardello delle malattie genetiche per migliorarne la prestazione come specie.

Chiediamoci cosa direbbe Edwards ora che abbiamo prove che a breve corriamo il rischio di peggiorare geneticamente e epigeneticamente, se ne abusiamo o quando la usiamo senza capire cosa ne discende. Uso, non abuso, questo è scienza, altro è ideologia o commercio.

Solo un solido, razionale e ponderato uso della scienza porta a un vero progresso per tutti.

Glossario

Alleli: geni che portano le informazioni per lo stesso distinto carattere e che si trovano nello stesso posto sui due cromosomi di origine materna e paterna.

Aneuploidia: errore in più o in meno del numero corretto dei cromosomi della specie.

ART: *Assisted Reproductive Technology*, termine utilizzato nei paesi anglosassoni per identificare le tecniche di fertilizzazione *in vitro*, analogo a PMA di 2° e 3° livello in Italia.

Basso peso alla nascita: inferiore a 2500 g.

Biotecnologie: applicazioni tecnologiche che si servono di sistemi biologici, di organismi viventi o di derivati di questi per produrre o modificare prodotti o processi per un fine specifico.

Blastocisti: vedi stadio di blastocisti.

Capacitazione: trattamento eseguito sul liquido seminale con lo scopo di selezionare gli spermatozoi, eliminando gli spermatozoi morti, i detriti e gli altri tipi di cellule, e di renderli nel contempo capaci di fecondare, cioè viene mimato in qualche modo *in vitro* quanto avviene in natura nelle vie genitali femminili durante il passaggio attraverso il muco del canale cervicale.

Citochine: sono molecole proteiche che fungono da segnali di comunicazione fra le cellule del sistema immunitario e fra queste e diversi organi e tessuti, analogamente ai fattori di crescita e agli ormoni composti da aminoacidi.

Citoplasma: l'ambiente interno alla membrana cellulare, non considerando il nucleo, composto da acqua, organelli e sostanze, dove avvengono le reazioni chimiche funzionali alla vita della cellula.

Clomifene: il clomifene rientra nella categoria dei farmaci definiti "modulatori selettivi del recettore degli estrogeni", uno dei principi attivi di sintesi creati per modulare gli effetti degli estrogeni, nel caso specifico il clomifene viene prevalentemente usato nella cura dell'infertilità della donna per potenziare il processo ovulatorio.

Crioconservazione: processo di congelamento lento o tramite vitrificazione per conservare materiale biologico (gameti, embrioni a vari stadi di sviluppo, tessuto gonadico) a temperature estremamente basse.

Diagnosi genetica pre-impianto (DGP o PGD in inglese): tecnica per studiare il DNA di ovuli o embrioni e per selezionare quelli con determinate caratteristiche considerate positive. Se effettuata allo scopo di identificazione di embrioni affetti da anomalie del numero di cromosomi (aneuploidie) si definisce PGS (diagnosi genetica pre-impianto di *screening*). Ora nei paesi anglosassoni è definita anche come PGT (Test Genetico Pre-impianto) e si privilegia PGT-A (Test Genetico Pre-impianto- per Aneuploidia) al posto di PGS.

Differenziazione: irreversibile (quasi) restrizione di sviluppo del destino di una cellula, che così si specializza in una particolare funzione, escludendo le altre funzioni.

DNA: Acido DesossiriboNucleico, biomolecola complessa presente nel nucleo di una cellula che costituisce il suo patrimonio genetico e contiene le informazioni necessarie per costruire e far funzionare la cellula.

Embrione: organismo che si sviluppa a partire dallo zigote e mantiene la definizione di embrione fino a quando lo sviluppo degli organi diviene completo al punto da includere tutti i diversi tipi di organi e tessuti presenti nell'organismo già nato: allora si parla di feto.

Epigenetica: studio delle modificazioni molecolari che cambiano l'espressione del genotipo in un particolare fenotipo comunque diverso, ovvero studio dei cambi di funzionalità di un gene ereditabili e che non dipendono da un cambio nella sequenza del DNA.

Epigenoma: l'insieme dei vari tipi di modificazioni molecolari e la sommatoria dei loro effetti che modulano l'espressione di un genotipo in un particolare fenotipo.

Epimutazione: mutazione dell'impostazione epigenetica, senza mutazione del gene.

Espressione genica: tempo e modo in cui un gene manifesta l'informazione di cui dispone.

ESHRE: *European Society of Human Reproduction and Embryology*, società scientifica europea attiva nel campo della FIV, fondata da Robert Edwards nel 1985.

Eterologa: una tecnica di PMA applicata con gameti estranei alla coppia.

Evoluzione: divenire nel tempo di una specie che va incontro nella sua discendenza a modificazioni atte a migliorarne l'adattabilità e le prestazioni all'interno del suo ambiente.

Fattori di crescita: molecole in grado di promuovere processi che conducono alla proliferazione cellulare e alla crescita.

Fattore maschile di sterilità: condizione in cui la disponibilità o la qualità dello sperma è compromessa in modo più o meno severo.

Fattore misto di sterilità: condizione in cui sono presenti fattori di sterilità di entrambi i membri della coppia.

Fattore ovulatorio di sterilità: condizione in cui è compromessa la funzione ovulatoria in modo più o meno severo, dalla mancanza di ovulazione all'ovulazione inadeguata a fini riproduttivi.

Fattore tubarico e/o pelvico di sterilità: condizione in cui la causa della sterilità risiede in un danno alle tube interno alle stesse o esterno (in tal caso ne è impedita la mobilità).

Fenotipo: tutto ciò che è trascritto e quindi espresso dei geni di un individuo, il che può rendere individui geneticamente uguali fenotipicamente diversi.

FIV o *IVF* (fertilizzazione *in vitro* o *in vitro fertilization*): insieme di tecniche che comportano un passaggio *in vitro* di gameti e embrioni prima dell'impianto in utero.

FIV classica: co-incubazione di sperma e oociti *in vitro* al fine di fertilizzazione extra-corporea.

Gameti: le cellule germinali maschili e femminili in grado di generare con la loro fusione la condizione di totipotenza (vedi) detta zigote.

Gemellarità omozigote: due o più individui formatisi come esito di fecondazione di un singolo oocita da parte di un singolo spermatozoo.

Gene Editing: tecnica di ingegneria genetica con la quale un gene viene inserito, sostituito o rimosso da un genoma.

Genetica: studio della trasmissione delle informazioni contenute nei geni provenienti dai due genitori.

Genoma: patrimonio ereditario costituito da molecole di DNA presenti all'interno di una cellula.

Genotipo: la dotazione completa di geni di un individuo.

Globulo polare 1° e 2°: cellule aploidi, cioè cellule dotate di metà del corredo cromosomico della specie, incompetenti a successivo sviluppo in quanto dotate di nucleo ma di scarsissimo citoplasma. Derivano dalla prima (al momento dell'ovulazione) e seconda (al momento della fecondazione) divisione meiotica dell'oocita, che rimane così dotato di patrimonio cromosomico dimezzato e abbondante citoplasma.

GnRH analoghi: gli analoghi, agonisti ed antagonisti, del GnRH sono ormoni sintetici simili al GnRH, ormone che regola la produzione da parte dell'ipofisi delle gonadotropine FSH e LH, cioè gli ormoni che stimolano le gonadi a funzionare. Somministrando un analogo del GnRH si ottiene l'effetto di inibire la produzione fisiologica di GnRH, e quindi di inibire in cascata il funzionamento delle gonadi. La differenza tra agonisti ed antagonisti è che, appena assunto un farmaco del tipo agonista, si ha un rilascio improvviso di gonadotropine per qualche tempo, poi la produzione di gonadotropine cessa quasi completamente, mentre se si ricorre al farmaco di tipo antagonista, il blocco della produzione di gonadotropine è praticamente immediato. Nell'ambito della fecondazione *in vitro* sono usati soprattutto per sopprimere la produzione spontanea di LH e impedire che si verifichi un'ovulazione spontanea prima del prelievo chirurgico degli oociti dall'ovaio, vanificando il procedimento di FIV.

Gonadi: organi, testicoli e ovaie, destinati alla produzione di cellule germinali, cioè differenziate al fine riproduttivo (spermatozoi e oociti) e di ormoni sessuali.

Gonadotropina FSH e gonadotropina LH: due ormoni prodotti dall'ipofisi la cui funzione è stimolare le gonadi (testicolo e ovaio) a produrre non solo gameti (spermatozoi e oociti) adeguatamente maturi al fine riproduttivo, ma anche ormoni sessuali (testosterone, estrogeni, progesterone).

Gravidanza biochimica: gravidanza che si evidenza solo per la positività del test e si arresta molto precocemente.

Gravidanza clinica: gravidanza che si mette in evidenza ecograficamente per la presenza di un sacco gestazionale.

Gravidanza extra-uterina: gravidanza la cui sede è al di fuori dell'interno dell'utero.

Gravidanza surrogata, in sostituzione o per conto di altri: gravidanza nella quale una donna gestante si presta a portare avanti una gravidanza commissionata da altri, che intendono diventare i genitori legali del nato, e ottenuta con oociti generalmente eterologhi alla gestante stessa.

ICSI: *Intra Citoplasmatic Sperm Injection* o iniezione di uno spermatozoo nel citoplasma (di un oocita), consiste nell'introduzione meccanica di uno spermatozoo all'interno di un oocita, superando le barriere biologiche che ostacolano la fecondazione in caso di fattore maschile severo di sterilità. Viene sovente usata anche in assenza di ostacoli biologici alla fecondazione.

Imprinting Genomico: presenza di segnali di tipo epigenetico su particolari geni, definiti *imprinted*, segnali tali da dare luogo obbligatoriamente all'espressione del gene solo di origine materna o solo di origine paterna al fine di assicurare una corretta crescita embrionale (vedi capitolo "La riproduzione dal punto di vista evolutivo").

IVF: vedi **FIV**

Macronutrienti: principi nutritivi necessari alla fornitura di energia e alla crescita: carboidrati, grassi, proteine, acqua.

Macrosomia fetale: neonato di peso alla nascita superiore a 4000 gr.

Massa interna (in inglese ***inner mass***): l'insieme aggregato di cellule presente all'interno dell'embrione allo stadio di blastocisti, già differenziato per raggiungere la struttura definitiva di feto. È localizzato in un'estremità della blastocisti ed è circondato da uno strato di cellule, chiamato trofoblasto, già differenziato al fine di raggiungere la struttura definitiva della placenta. Le due diverse strutture dell'embrione si formano prima che l'annidamento dello stesso nell'endometrio dell'utero abbia luogo.

Meiosi: Processo di divisione cellulare che rende i gameti dotati di una sola coppia di ciascun cromosoma, in modo tale che dopo la fecondazione si ristabilisca il corredo cromosomico con la doppia coppia di ciascun cromosoma tipico della specie.

Micronutrienti: principi nutritivi necessari agli esseri viventi in piccole quantità.

Mitocondri: organelli endocellulari dotati di un DNA proprio, il DNA mitocondriale. Sono principalmente, ma non solo, addetti alla respirazione cellulare, contenendo molecole cruciali per la produzione di energia destinate al funzionamento cellulare, quali l'ATP (adenosintrifosfato) ottenuto a partire da altre molecole.

Neoliberalismo: il neoliberalismo è una dottrina che antepone l'importanza di una integrazione economica all'integrazione politica fra i vari attori di una società. L'integrazione politica di per sé stessa tenderebbe a comprimere i diritti dell'individuo. Al contrario dell'integrazione politica, ritenuta in grado di inficiare l'esercizio dei diritti individuali, il neoliberalismo considera favorevolmente l'integrazione economica tra i diversi soggetti sociali, in quanto foriera di maggiore opportunità di scelta e realizzazione di interessi propri da parte dei consociati. I fautori del neoliberalismo ritengono che l'azione pubblica finisca per risolversi in una limitazione del diritto alla vita (attraverso le varie forme di regolamentazione), alla libertà (tramite il diritto positivo) e alla proprietà (attraverso l'esercizio della politica fiscale) (tratto da "Dizionario di Economia e Finanza" Treccani 2012).

Nucleo: area all'interno del citoplasma delimitata da membrana e contenente le informazioni genetiche.

Omologa: una tecnica di FIV applicata con i gameti della coppia.

Oociti: le cellule germinali femminili, posseggono metà del patrimonio cromosomico della specie.

PGD: vedi diagnosi genetica pre-impianto

pH: in chimica il pH è una scala numerica utilizzata per specificare se una soluzione acquosa è acida o basica. Soluzioni con un pH minore di 7 sono acide e con un pH maggiore di 7 sono basiche. L'acqua pura è neutra con pH 7, non essendo né acida né basica.

Placenta accreta: placenta che presenta anomalo ed eccessivo approfondimento all'interno del muscolo uterino. Comporta emorragie nel *post-partum*.

Placenta previa: placenta inserita in basso nell'utero fino a coprire completamente o marginalmente l'orificio del collo dell'utero. Comporta serio rischio emorragico in travaglio di parto.

Plasticità di sviluppo: fase di sviluppo dell'embrione intermedia tra la totipotenza dello zigote e la differenziazione in varie linee cellulari.

Plasticità epigenetica: modificazioni dell'assetto epigenetico che avvengono sia in fase di riprogrammazione epigenetica, sia durante la vita prenatale, sia in minor misura postnatale e per tutta la vita.

PMA: Procreazione Medicalmente Assistita, sigla che in Italia riassume tutte le tecniche derivate dalla capacitazione degli spermatozoi e dalla fertilizzazione *in vitro*.

Polimorfismo genetico: variazioni di vario tipo della struttura di un gene presenti in più dell'1% di una popolazione.

Polispermia: penetrazione di due o più spermatozoi nell'oocita al momento della fecondazione.

Prematurità: nascita prima della 37° settimana di gestazione.

PubMed: è un servizio gratuitamente offerto dalla *National Library of Medicine* degli USA che raccoglie più di 27 milioni di citazioni di articoli di Medicina.

Resistenza all'insulina: ridotta reazione delle cellule all'azione di normali livelli di insulina, in particolare lungo il percorso dell'utilizzo del glucosio come fonte energetica.

Riprogrammazione epigenetica: fenomeno di cancellazione e reimpostazione del programma epigenetico che avviene durante la fase di sviluppo dei gameti e nelle prime fasi dell'embriogenesi, durante la quale i geni *imprinted* sono di norma reimpostati in modo obbligato sesso-dipendente.

Riserva ovarica ridotta: ridotto numero e qualità degli oociti cosicché si manifesta ridotta fertilità.

mRNA: Acido RiboNucleico che trasporta l'informazione genetica del DNA al fine di traduzione in proteine.

Sindrome da iperstimolazione ovarica (Ovarian HyperStimulation Syndrome o OHSS): condizione di aumento del volume ovarico, con perdita di liquidi in addome, concentrazione delle cellule del sangue in minor quota di liquidi e rischio trombotico, anche letale. Nella forma severa richiede ricovero ospedaliero, eventualmente in reparto di terapia intensiva. Nella forma moderata richiede monitoraggio per identificare sollecitamente l'eventuale progressione a severa.

Sottopeso: neonato di peso alla nascita inferiore a 2500 gr.

Spermatozoi: le cellule germinali maschili che posseggono metà del patrimonio cromosomico della specie.

Stadio di clivaggio: stadio di sviluppo dell'embrione da zigote (vedi) a blastocisti, durante i primi tre giorni di vita dell'embrione, in cui lo stesso va incontro alle prime divisioni cellulari.

Stadio di blastocisti: dal 4° al 14° giorno di vita, l'embrione è formato da una massa esterna di cellule che costituirà il trofoblasto e da una massa interna destinata ad essere il vero e proprio embrione. Le cellule dell'embrione dal 4°-5° giorno sono ormai centinaia.

Staminali adulte riprogrammate: dette anche cellule staminali pluripotenti indotte (iPS o iPSC dall'inglese *Induced Pluripotent Stem Cell*), si tratta di cellule staminali generate artificialmente a partire da una cellula terminalmente differenziata (in genere una cellula somatica adulta), mediante l'abolizione della restrizione di espressione di geni specifici codificanti determinati fattori di trascrizione che ne inducono a ritroso la riprogrammazione a staminale pluripotente. Le cellule staminali pluripotenti riprogrammate sono per molti aspetti simili alle cellule staminali pluripotenti naturali con la competenza in differenziabilità in qualsiasi cellula.

Staminali embrionali: cellule pluripotenti, possono cioè generare ogni altro tipo di cellula del corpo. Sono ottenute da cellule della massa interna di embrioni, anche umani, allo stadio di blastocisti.

Stress ossido-riduttivo: è una condizione patologica causata dalla rottura dell'equilibrio fisiologico, in un organismo vivente, fra la produzione e l'eliminazione, da parte dei sistemi di difesa antiossidanti, di specie chimiche ossidanti prodotte dallo stesso funzionamento cellulare e ancor di più da patologie.
Studio caso-controllo: è uno studio retrospettivo dove si confronta un gruppo di soggetti con una certa malattia con un gruppo simile ma privo della malattia e si valuta se ci sono state esposizioni o fattori di rischio.
Studio controllato randomizzato: si tratta di uno studio prospettivo in campo sperimentale di nuove terapie o procedure per valutare le diverse condizioni che si manifestano o meno nei diversi bracci di controllo.
Studio di coorte: è una forma di studio longitudinale (un tipo di studio osservativo) di persone che condividono una caratteristica comune. Consiste in un'analisi dei fattori di rischio, segue nel tempo un campione di persone prive di malattia e usa correlazioni per determinare l'assoluto rischio per un soggetto di contrarne. Può essere retrospettivo (si va a ritroso nel tempo se vi sono dati registrati) o prospettivo (si seguono i casi negli anni a venire).
Studio di metanalisi: tipo di studio che utilizza una tecnica statistica quantitativa che permette di combinare i dati di più studi condotti su di uno stesso argomento, generando un unico dato conclusivo per rispondere a uno specifico quesito clinico.
Totipotenza: in senso stretto è l'abilità di una singola cellula, quale lo zigote, di svilupparsi in un organismo adulto che possa generare discendenti.
Trascrizione: Trasferimento di un'informazione genetica attuata attraverso la sintesi di una molecola di RNA a partire da uno stampo di DNA.
Trofoblasto: vedi massa interna.
Turismo riproduttivo: l'offerta di tecniche di riproduzione assistita al di fuori dei confini della nazione di residenza con o senza diversa giurisdizione (in inglese *cross border IVF*).
Zigote: singola cellula che deriva dalla fusione (fertilizzazione/fecondazione) di un oocita con uno spermatozoo e possiede il corretto patrimonio cromosomico della specie.

Bibliografia

Abbott J. *Response to: Yazdani A. Surgery or in vitro fertilisation: The simplicity of this question belies its complexity. When all you have is a hammer, everything looks like a nail.* Aust N Z J Obstet Gynaecol. 2018; 58: 132-133

Adams DH, Clark RA, Davies MJ, de Lacey S. *A meta-analysis of neonatal health outcomes from oocyte donation.* J Dev Orig Health Dis. 2016; 7: 257-272

Agarwal A, Aponte-Mellado A, Premkumar BJ, Shaman A, Gupta S. *The effects of oxidative stress on female reproduction: a review.* Reprod Biol Endocrinol. 2012; 10:49

Agarwal A, Virk G, Ong C, du Plessis SS. *Effect of oxidative stress on male reproduction.* World J Mens Health. 2014; 32: 1-17

Ahuja KK. *Patient pressure: is the tide of cross-border reproductive care beginning to turn?* Reprod Biomed Online. 2015; 30: 447-50

Aiken CE, Tarry-Adkins JL, Ozanne SE. *Transgenerational Developmental Programming of Ovarian Reserve.* Sci Rep. 2015; 5: 16175

Albertini DF. *On the dichotomy (im)posed by developmental autonomy during early human embryogenesis.* J Assist Reprod Genet. 2016; 33: 821-822

Alper MM, Fauser BC. *Ovarian stimulation protocols for IVF: is more better than less?* Reprod Biomed Online. 2017; 34: 345-353

Aziz MM, Guirguis G, Maratto S, Benito C, Forman EJ. *Is there an association between assisted reproductive technologies and time and complications of the third stage of labor?* Arch Gynecol Obstet. 2016; 293: 1193-6

Barad DH, Darmon SK, Kushnir VA, Albertini DF, Gleicher N. *Impact of Preimplantation Genetic Screening on Donor oocyte-recipient cycles in the United States.* Am J Obstet Gynecol. 2017; 217: 576.e1-576.e8

Barker DJ. *Intrauterine programming of adult disease.* Mol Med Today 1995; 1: 418-23

Barker DJ, Clark PM. *Developmental origins of health and diseases.* Rev Reprod. 1997; 2: 105-11

Barker DJ, Thornburg KL. *The obstetric origin of health for a lifetime.* Clin. Obstet. Gynecol. 2013; 56: 511-519

Barnhart KT. *Assisted reproductive technologies and perinatal morbidity: interrogating the association.* Fertil Steril. 2013; 99: 299-302

Baron KT, Babagbemi KT, Arleo EK, Asrani AV, Troiano RN. *Emergent complications of assisted reproduction: expecting the unexpected.* Radiographics 2013; 33: 229-44

Barton SE, Missmer SA, Ashby RK, Ginsburg ES. *Multivariate analysis of the association between oocyte donor characteristics, including basal follicle stimulating hormone (FSH) and age, and IVF cycle outcomes.* Fertil Steril. 2010; 94: 1292-5

Bass C, Gregorio J. *Conflicts of interest for physicians treating egg donors.* Virtual Mentor. 2014; 16: 822-6

Basso O, Weinberg CR, D'Aloisio AA, Sandler DP. *Maternal age at birth and daughters' subsequent childlessness.* Hum Reprod. 2018; 33: 311-319

Bhattacharya S, Hamilton MP, Shaaban M, Khalaf Y, Seddler M, Ghobara T, Braude P, Kennedy R, Rutherford A, Hartshorne G, Templeton A. *Conventional in-vitro fertilisation versus intracytoplasmic sperm injection for the treatment of non-male-factor infertility: a randomised controlled trial.* Lancet. 2001; 357: 2075-9

Bavister BD. *How animal embryo research led to the first documented human IVF.* Reprod Biomed Online. 2002; 4 Suppl 1:24-9

Bay B, Mortensen EL, Kesmodel US. *Assisted reproduction and child neurodevelopmental outcomes: a systematic review.* Fertil Steril. 2013; 100: 844-53

Bay B, Mortensen EL, Kesmodel US. *Is subfertility or fertility treatment associated with long-term growth in the offspring? A cohort study.* Fertil Steril. 2014; 102: 1117-23

Bay B, Ingerslev HJ, Lemmen JG, Degn B, Rasmussen IA, Kesmodel US. *Preimplantation genetic diagnosis: a national multicenter obstetric and neonatal follow-up study.* Fertil Steril. 2016; 106: 1363-1369

Becatti M, Fucci R, Mannucci A, Barygina V, Mugnaini M, Criscuoli L, Giachini C, Bertocci F, Picone R, Emmi G, Evangelisti P, Rizzello F, Cozzi C, Taddei N, Fiorillo C, Coccia ME. *A Biochemical Approach to Detect Oxidative Stress in Infertile Women Undergoing Assisted Reproductive Technology Procedures.* Int J Mol Sci. 2018; 19: 592

Belanoff C, Declercq ER, Diop H, Gopal D, Kotelchuck M, Luke B, Nguyen T, Stern JE. *Severe Maternal Morbidity and the Use of Assisted Reproductive Technology in Massachusetts.* Obstet Gynecol. 2016; 127: 527-34

Beltran Anzola A, Pauly V, Montjean D, Meddeb L, Geoffroy-Siraudin C, Sambuc R, Boyer P, Gervoise-Boyer MJ. *No difference in congenital anomalies prevalence irrespective of insemination methods and freezing procedure: cohort study over fourteen years of an ART population in the south of France.* J Assist Reprod Genet. 2017; 34: 867-876

Belva F, Henriet S, Van den Abbeel E, Camus M, Devroey P, Van der Elst J, Liebaers I, Haentjens P, Bonduelle M. *Neonatal outcome of 937 children born after transfer of cryopreserved embryos obtained by ICSI and IVF and comparison with outcome data of fresh ICSI and IVF cycles.* Hum Reprod. 2008; 23: 2227-2238

Belva F, Bonduelle M, Roelants M, Michielsen D, Van Steirteghem A, Verheyen G, Tournaye H. *Semen quality of young adult ICSI offspring: the first results.* Hum Reprod. 2016 a; 31: 2811-2820

Belva F, Bonduelle M, Roelants M, Verheyen G, Van Landuyt L. *Neonatal health including congenital malformation risk of 1072 children born after vitrified embryo transfer.* Hum Reprod. 2016 b; 31: 1610-20

Belva F, De Schepper J, Roelants M, Tournaye H, Bonduelle M, Provyn S. *Body fat content, fat distribution and adipocytokine production and their correlation with fertility markers in young adult men and women conceived by ICSI.* Clin Endocrinol (Oxf). 2018 a; 88: 985-992

Belva F, Bonduelle M, Provyn S, Painter RC, Tournaye H, Roelants M, De Schepper J. *Metabolic Syndrome and Its Components in Young Adults Conceived by ICSI.* Int J Endocrinol. 2018 b; 2018: 8170518

Bensdorp AJ, Tjon-Kon-Fat R, Verhoeve H, Koks C, Hompes P, Hoek A, de Bruin JP, Cohlen B, Hoozemans D, Broekmans F, van Bomme P, Smeenk J, Mol BW, van der Veen F, van Wely M; INeS group. *Dropout rates in couples undergoing in vitro fertilization and intrauterine insemination.* Eur J Obstet Gynecol Reprod Biol. 2016; 205: 66-71

Bertoli S, Leone A, Ponissi V, Bedogni G, Beggio V, Strepparava MG, Battezzati A. *Prevalence of and risk factors for binge eating behaviour in 6930 adults starting a weight loss or maintenance programme.* Public Health Nutr. 2016; 19: 71-7

Bjørnholt SM, Kjaer SK, Nielsen TS, Jensen A. *Risk for borderline ovarian tumours after exposure to fertility drugs: results of a population-based cohort study.* Hum Reprod. 2015; 30: 222-31

Blair JD, Yuen RK, Lim BK, McFadden DE, von Dadelszen P, Robinson WP. *Widespread DNA hypomethylation at gene enhancer regions in placentas associated with early-onset pre-eclampsia.* Mol Hum Reprod. 2013; 19: 697-708

Blake VK, McGowan ML, Levine AD. *Conflicts of Interest and Effective Oversight of Assisted Reproduction Using Donated Oocytes.* J Law Med Ethics. 2015; 43: 410-24

Blázquez A, García D, Rodríguez A, Vassena R, Figueras F, Vernaeve V. *Is oocyte donation a risk factor for preeclampsia? A systematic review and meta-analysis.* J Assist Reprod Genet. 2016; 33: 855-63

Bloise E, Feuer SK, Rinaudo PF. *Comparative intrauterine developmentand placental function of ART concepti: implications for human reproductive medicine and animal breeding.* Hum Reprod. Update 2014; 20: 822-839

Blumenfeld Z. *Epigenetics and vitrification of embryos: one step forward and many raised equivocal questions.* Fertil Steril. 2012; 98: 41-2

Boddy AM, Fortunato A, Wilson Sayres M, Aktipis A. *Fetal microchimerism and maternal health: a review and evolutionary analysis of cooperation and conflict beyond the womb.* Bioessays 2015; 37:1106-1118

Bodri D, Guillén JJ, Polo A, Trullenque M, Esteve C, Coll O. *Complications related to ovarian stimulation and oocyte retrieval in 4052 oocyte donor cycles.* Reprod Biomed Online. 2008; 17: 237-43

Bodri D, Kawachiya S, De Brucker M, Tournaye H, Kondo M, Kato R, Matsumoto T. *Cumulative success rates following mild IVF in unselected infertile patients: a 3-year, single-centre cohort study.* Reprod Biomed Online. 2014; 28: 572-81

Böhm S, Curran EA, Kenny LC, O'Keeffe GW, Murray D, Khashan AS. *The Effect of Hypertensive Disorders of Pregnancy on the Risk of ADHD in the Offspring.* J Atten Disord. 2017 Jan 1:1087054717690230. Epub ahead of print

Bolton VN, Cutting R, Clarke H, Brison DR. *ACE consensus meeting report: culture systems*, Hum. Fertil 2014; 17: 239-251

Bouillon C, Léandri R, Desch L, Ernst A, Bruno C, Cerf C, Chiron A, Souchay C, Burguet A, Jimenez C, Sagot P, Fauque P. *Does Embryo Culture Medium Influence the Health and Development of Children Born after In Vitro Fertilization?* PLoS One 2016; 11: e0150857

Boulet SL, Kirby RS, Reefhuis J, Zhang Y, Sunderam S, Cohen B, Bernson D, Copeland G, Bailey MA, Jamieson DJ, Kissin DM; States Monitoring Assisted Reproductive Technology (SMART) Collaborative. *Assisted Reproductive Technology and Birth Defects Among Liveborn Infants in Florida, Massachusetts, and Michigan, 2000-2010.* JAMA Pediatr. 2016; 170: e154934

Boulet SL, Kawwass JF, Crawford S, Davies MJ, Kissin DM. *Preterm Birth and Small-for-Gestational Age in Singleton In Vitro Fertilization Births Using Donor Oocytes.* Am J Epidemiol. 2018 Mar 9. Epub ahead of print

Braat DD, Schutte JM, Bernardus RE, Mooij TM, van Leeuwen FE. *Maternal death related to IVF in the Netherlands 1984-2008*, Hum Reprod 2010; 25: 1782-1786

Bracewell-Milnes T, Saso S, Abdalla H, Nikolau D, Norman-Taylor J, Johnson M, Holmes E, Thum MY. *Metabolomics as a tool to identify biomarkers to predict and improve outcomes in reproductive medicine: a systematic review.* Hum Reprod Update. 2017; 23: 723-736

Braga DP, Setti AS, Figueira RC, Azevedo Mde C, Iaconelli A Jr, Lo Turco EG, Borges E Jr. *Freeze-all, oocyte vitrification, or fresh embryo transfer? Lessons from an egg-sharing donation program.* Fertil Steril. 2016; 106: 615-22

Brinton LA, Sahasrabuddhe VV, Scoccia B. *Fertility drugs and the risk of breast and gynecologic cancers.* Semin Reprod Med. 2012; 30: 131-45

Brinton LA, Trabert B, Shalev V, Lunenfeld E, Sella T, Chodick G. *In vitro fertilization and risk of breast and gynecologic cancers: a retrospective cohort study within the Israeli Maccabi Healthcare Services.* Fertil Steril. 2013; 99: 1189-96

Brison DR, Roberts SA, Kimber SJ. *How should we assess the safety of IVF technologies?* Reprod Biomed Online. 2013; 27: 710-21

Brison DR, Sturmey RG, Leese HJ. *Metabolic heterogeneity during preimplantation development: the missing link?* Hum Reprod Update 2014; 20: 632-640

Broad KD, Rocha-Ferreira E, Hristova M. *Placental, Matrilineal, and Epigenetic Mechanisms Promoting Environmentally Adaptive Development of the Mammalian Brain.* Neural Plast. 2016; 2016: 6827135

Bromfield JJ. *Seminal fluid and reproduction: much more than previously thought.* J Assist Reprod Genet. 2014 a; 31: 627-36

Bromfield JJ, Schjenken JE, Chin PY, Care AS, Jasper MJ, Robertson SA. *Maternal tract factors contribute to paternal seminal fluid impact on metabolic phenotype in offspring.* Proc Natl Acad Sci U S A. 2014 b; 111: 2200-5

Brown JB. *Types of ovarian activity in women and their significance: the continuum (a reinterpretation of early findings).* Hum Reprod Update. 2011; 17: 141-58

Brown HM, Dunning KR, Sutton-McDowall M, Gilchrist RB, Thompson JG, Russell DL. *Failure to launch: aberrant cumulus gene expression during oocyte in vitro maturation.* Reproduction 2017; 153: R109-R120

Bryan JN. *Fetal Microchimerism in Cancer Protection and Promotion: Current Understanding in Dogs and the Implications for Human Health.* AAPS J. 2015; 17: 506-512

Bruneau M, Colombel A, Mirallié S, Fréour T, Hardouin JB, Barrière P, Grall-Bronnec M. *Desire for a child and eating disorders in women seeking infertility treatment.* PLoS One 2017; 12: e0178848

Bunevicius A, Matukevicius A, Deltuva V, Gudinaviciene I, Pranys D, Tamasauskas A. *Atypical Teratoid/Rhabdoid Tumor After In Vitro Fertilization: Illustrative Case Report and Systematic Literature Review.* World Neurosurg. 2018; 113: 129-134

Bunting L, Boivin J. *Knowledge about infertility risk factors, fertility myths and illusory benefits of healthy habits in young people.* Hum Reprod. 2008; 23: 1858-64

Burkman RT, Tang MT, Malone KE, Marchbanks PA, McDonald JA, Folger SG, Norman SA, Strom BL, Bernstein L, Ursin G, Weiss LK, Daling JR, Simon MS, Spirtas R. *Infertility drugs and the risk of breast cancer: findings from the National Institute of Child Health and Human Development Women's Contraceptive and Reproductive Experiences Study.* Fertil Steril. 2003; 79: 844-51

Burton GJ e Fowden AL. *The placenta: a multifaceted, transient organ.* Philos Trans R Soc Lond B Biol Sci. 2015; 370: 20140066

Burton GJ, Fowden AL, Thornburg KL. *Placental origins of chronic disease.* Physiol Rev. 2016; 96: 1509-1565

Cai J, Liu L, Zhang J, Qiu H, Jiang X, Li P, Sha A, Ren J. *Low body mass index compromises live birth rate in fresh transfer in vitro fertilization cycles: a retrospective study in a Chinese population.* Fertil Steril. 2017; 107: 422-429

Calhaz-Jorge C, de Geyter C, Kupka MS, de Mouzon J, Erb K, Mocanu E, Motrenko T, Scaravelli G, Wyns C, Goossens V. European IVF-Monitoring Consortium (EIM) for the European Society of Human Reproduction and Embryology (ESHRE). *Assisted reproductive technology in Europe, 2012: results generated from European registers by ESHRE.* Hum Reprod. 2016; 31: 1638-52

Caligara C, Navarro J, Vargas G, Simón C, Pellicer A, Remohí J. *The effect of repeated controlled ovarian stimulation in donors.* Hum Reprod. 2001; 16: 2320-3

Campbell DM, Hall MH, Barker DJ, Cross J, Shiell AW, Godfrey KM. *Diet in pregnancy and the offspring's blood pressure 40 years later.* Br J Obstet Gynaecol. 1996; 103: 273-80

Canovas S, Ivanova E, Romar R, García-Martínez S, Soriano-Úbeda C, García-Vázquez FA, Saadeh H, Andrews S, Kelsey G, Coy P. *DNA methylation and gene expression changes derived from assisted reproductive technologies can be decreased by reproductive fluids.* eLife 2017; 6: e23670

Capelouto SM, Archer SR, Morris JR, Kawwass JF, Hipp HS. *Sex selection for non-medical indications: a survey of current pre-implantation genetic screening practices among U.S. ART clinics.* J Assist Reprod Genet 2018; 35: 409-416

Cardozo ER, Karmon AE, Gold J, Petrozza JC, Styer AK. *Reproductive outcomes in oocyte donation cycles are associated with donor BMI.* Hum Reprod. 2016; 31: 385-92

Carson C, Sacker A, Kelly Y, Redshaw M, Kurinczuk JJ, Quigley MA. *Asthma in children born after infertility treatment: findings from the UK Millennium Cohort Study.* Hum Reprod. 2013; 28: 471-479

Casano S, Guidetti D, Patriarca A, Pittatore G, Gennarelli G, Revelli A. *MILD ovarian stimulation with GnRH-antagonist vs. long protocol with low dose FSH for non-PCO high responders undergoing IVF: a prospective, randomized study including thawing cycles.* J Assist Reprod Genet 2012; 29: 1343-51

Catford SR, McLachlan RI, O'Bryan MK, Halliday JL. *Long-term follow-up of intra-cytoplasmic sperm injection-conceived offspring compared with in vitro fertilization-conceived offspring: a systematic review of health outcomes beyond the neonatal period.* Andrology. 2017; 5: 610-621

Ceelen M, van Weissenbruch MM, Vermeiden JP, van Leeuwen FE, Delemarre-van de Waal HA. *Cardiometabolic differences in children born after in vitro fertilization: follow-up study.* J Clin Endocrinol Metab. 2008; 93: 1682-1688

Ceelen M, van Weissenbruch MM, Prein J, Smit JJ, Vermeiden JP, Spreeuwenberg M, van Leeuwen FE, Delemarre-van de Waal HA. *Growth during infancy and early childhood in relation to blood pressure and body fat measures at age 8-18 years of IVF children and spontaneously conceived controls born to subfertile parents.* Hum Reprod. 2009; 24: 2788-95

Cerny D, Sartori C, Rimoldi SF, Meister T, Soria R, Bouillet E, Scherrer U, Rexhaj E. *Assisted reproductive technologies predispose to insulin resistance and obesity in male mice challenged with a high fat diet.* Endocrinology 2017; 158: 1152-1159

Cha KY, Koo JJ, Ko JJ, Choi DH, Han SY, Yoon TK. *Pregnancy after in vitro fertilization of human follicular oocytes collected from nonstimulated cycles, their culture in vitro and their transfer in a donor oocyte program.* Fertil Steril. 1991; 55: 109-13

Chambers GM, Sullivan EA, Shanahan M, Ho MT, Priester K, Chapman MG. *Is in vitro fertilisation more effective than stimulated intrauterine insemination as a first-line therapy for subfertility? A cohort analysis.* Aust N Z J Obstet Gynaecol. 2010; 50: 280-8

Chambers GM, Hoang VP, Zhu R, Illingworth PJ. *A reduction in public funding for fertility treatment--an econometric analysis of access to treatment and savings to government.* BMC Health Serv Res. 2012; 12: 142

Chambers GM, Adamson GD, Eijkemans MJ. *Acceptable cost for the patient and society.* Fertil Steril. 2013; 100: 319-27

Chambers GM, Lee E, Hoang VP, Hansen M, Bower C, Sullivan EA. *Hospital utilization, costs and mortality rates during the first 5 years of life: a population study of ART and non-ART singletons.* Hum Reprod. 2014 a; 29: 601-10

Chambers GM, Hoang VP, Lee E, Hansen M, Sullivan EA, Bower C, Chapman M. *Hospital costs of multiple-birth and singleton-birth children during the first 5 years of life and the role of assisted reproductive technology.* JAMA Pediatr. 2014 b; 168: 1045-53

Chambers GM, Chughtai AA, Farquhar CM, Wang YA. *Risk of preterm birth after blastocyst embryo transfer: a large population study using contemporary registry data from Australia and New Zealand.* Fertil Steril. 2015; 104: 997-1003

Chambers GM, Wand H, Macaldowie A, Chapman MG, Farquhar CM, Bowman M, Molloy D, Ledger W. *Population trends and live birth rates associated with common ART treatment strategies.* Hum Reprod. 2016; 31: 2632-2641

Chang JM, Zeng H, Han R, Chang YM, Shah R, Salafia CM, Newschaffer C, Miller RK, Katzman P, Moye J, Fallin M, Walker CK, Croen L. *Autism risk classification using placental chorionic surface vascular network features.* BMC Med Inform Decis Mak. 2017; 17: 162

Chason RJ, Csokmay J, Segars JH, DeCherney AH, Armant DR. *Environmental and epigenetic effects upon preimplantation embryo metabolism and development.* Trends Endocrinol Metab. 2011; 22: 412-20

Chavatte-Palmer P, Al Gubory K, Picone O, Heyman Y. *Maternal nutrition: effects on offspring fertility and importance of the periconceptional period on long-term development*. Gynecol Obstet Fertil. 2008; 36: 920-9

Chen C. *Pregnancy after human oocyte cryopreservation.* Lancet 1986; 1: 884-6

Chen H, Zhang L, Deng T, Zou P, Wang Y, Quan F, Zhang Y. *Effects of oocyte vitrification on epigenetic status in early bovine embryos.* Theriogenology 2016; 86: 868-78

Chen L, Yang T, Zheng Z, Yu H, Wang H, Qin J. *Birth prevalence of congenital malformations in singleton pregnancies resulting from in vitro fertilization/intracytoplasmic sperm injection worldwide: a systematic review and meta-analysis.* Arch Gynecol Obstet 2018; 297: 1115-1130

Chen M, Wu L, Zhao J, Wu F, Davies MJ, Wittert GA, Norman RJ, Robker RL, Heilbronn LK. *Altered glucose metabolism in mouse and humans conceived by IVF.* Diabetes 2014; 63: 3189-98

Chene G, Penault-Llorca F, Tardieu A, Cayre A, Lagarde N, Jaffeux P, Aublet-Cuvelier B, Dechelotte P, Felloni B, Pouly JL, Dauplat J. *Is There a Relationship between Ovarian Epithelial Dysplasia and Infertility?* Obstet Gynecol Int. 2012; 2012: 429085

Choux C, Carmignac V, Bruno C, Sagot P, Vaiman D, Fauque P. *The placenta: phenotypic and epigenetic modifications induced by Assisted Reproductive Technologies throughout pregnancy.* Clin Epigenetics. 2015; 7: 87

Cimadomo D, Capalbo A, Ubaldi FM, Scarica C, Palagiano A, Canipari R, Rienzi L. *The Impact of Biopsy on Human Embryo Developmental Potential during Preimplantation Genetic Diagnosis.* Biomed Res Int. 2016; 2016: 7193075

Cirello V, Fugazzola LJ. *Novel insights into the link between fetal cell microchimerism and maternal cancers.* Cancer Res Clin Oncol. 2016; 142: 1697-1704

Ciucci F, Sacchetti M, Gaetano CD, Bardocci A, Lofoco G. *Choroidal neovascular membrane following hormonal stimulation for in vitro fertilization.* Eur J Ophthalmol. 2015; 25: e95-7

Clarke JF, van Rumste MM, Farquhar CM, Johnson NP, MolBW, Herbison P. *Measuring outcomes in fertility trials: can we rely on clinical pregnancy rates?* Fertil Steril 2010; 94: 1647-1651

Collins GG, Rossi BV. *The impact of lifestyle modifications, diet, and vitamin supplementation on natural fertility.* Fertil Res Pract. 2015; 1: 11-19

Conti M, Franciosi F. *Acquisition of oocyte competence to develop as an embryo: integrated nuclear and cytoplasmic events.* Hum Reprod Update 2018; 24: 245-266

Cromi A, Candeloro I, Marconi N, Casarin J, Serati M, Agosti M, Ghezzi F. *Risk of peripartum hysterectomy in births after assisted reproductive technology.* Fertil Steril. 2016; 106: 623-8

Cruz M, Requena A, Agudo D, García-Velasco JA. *Type of gonadotropin used during controlled ovarian stimulation induces differential gene expression in human cumulus cells: A randomized study.* Eur J Obstet Gynecol Reprod Biol. 2017; 215: 124-133

Curran EA, O'Keeffe GW, Looney AM, Moloney G, Hegarty SV, Murray DM, Khashan AS, Kenny LC. *Exposure to Hypertensive Disorders of Pregnancy Increases the Risk of Autism Spectrum Disorder in Affected Offspring.* Mol Neurobiol. 2018; 55: 5557-5564

Daar J. *Physician duties in the face of deceitful gamete donors, disobedient surrogate mothers, and divorcing parents.* Virtual Mentor. 2014; 16: 43-8

Dapuzzo L, Seitz FE, Dodson WC, Stetter C, Kunselman AR, Legro RS. *Incomplete and inconsistent reporting of maternal and fetal outcomes in infertility treatment trials.* Fertil Steril 2011; 95: 2527-2530

Dar S, Librach CL, Gunby J, Bissonnette F, Cowan L. *Increased risk of preterm birth in singleton pregnancies after blastocyst versus Day 3 embryo transfer: Canadian ART Register (CARTR) analysis.* Hum Reprod 2013; 28: 924-928

Dar S, Lazer T, Shah PS, Librach CL. *Neonatal outcomes among singleton births after blastocyst versus cleavage stage embryo transfer: a systematic review and meta-analysis.* Hum Reprod Update 2014; 20: 439-48

Daughtry BL, Chavez SL. *Time-Lapse Imaging for the Detection of Chromosomal Abnormalities in Primate Preimplantation Embryos.* Methods Mol Biol. 2018; 1769: 293-317

Dauplat J, Chene G, Pomel C, Dauplat MM, Le Bouëdec G, Mishellany F, Lagarde N, Bignon YJ, Jaffeux P, Aublet-Cuvelier B, Dechelotte P, Pouly JL, Penault-Llorca F. *Comparison of dysplasia profiles in stimulated ovaries and in those with a genetic risk for ovarian cancer.* Eur J Cancer. 2009; 45: 2977-83

Davies MJ, Rumbold AR, Moore VM. *Assisted reproductive technologies: a hierarchy of risks for conception, pregnancy outcomes and treatment decisions.* J Dev Orig Healt Dis. 2017 a; 8: 443-447

Davies MJ, Rumbold AR, Marino JL, Willson K, Giles LC, Whitrow MJ, Scheil W, Moran LJ, Thompson JG, Lane M, Moore VM. *Maternal factors and the risk of birth defects after IVF and ICSI: a whole of population cohort study.* BJOG. 2017 b; 124: 1537-1544

de Waal E, Yamazaki Y, Ingale P, Bartolomei M, Yanagimachi R, McCarrey JR. *Primary epimutations introduced during intracytoplasmic sperm injection (ICSI) are corrected by germline-specific epigenetic reprogramming.* Proc. Natl Acad. Sci. USA 2012; 109: 4163-4168

de Waal E, Mak W, Calhoun S, Stein P, Ord T, Krapp C, Coutifaris C, Schultz RM, Bartolomei MS. *In vitro culture increases the frequency of stochastic epigenetic errors at imprinted genes in placental tissues from mouse concepti produced through assisted reproductive technologies.* Biol Reprod. 2014; 90: 22, 1-12

De Rycke M, Belva F, Goossens V, Moutou C, SenGupta SB, Traeger-Synodinos J, Coonen E. *ESHRE PGD Consortium data collection XIII: cycles from January to December 2010 with pregnancy follow-up to October 2011.* Hum Reprod 2015; 30: 1763-1789

Declercq E, Luke B, Belanoff C, Cabral H, Diop H, Gopal D, Hoang L, Kotelchuck M, Stern JE, Hornstein MD. *Perinatal outcomes associated with assisted reproductive technology: the Massachusetts Outcomes Study of Assisted Reproductive Technologies (MOSART).* Fertil Steril 2015; 103: 888-95

Declercq E, MacDorman M, Cabral H, Stotland N. *Prepregnancy Body Mass Index and Infant Mortality in 38 U.S. States, 2012-2013.* Obstet Gynecol 2016; 127: 279-87

Deech R. *Reproductive Autonomy and Regulation-Coexistence in Action, Just Reproduction: Reimagining Autonomy in Reproductive Medicine, special report.* Hastings Center Report 2017; 47: S57-S63

de Mora F, Fauser BCJM. *Biosimilars to recombinant human FSH medicines: comparable efficacy and safety to the original biologic.* Reprod Biomed Online 2017; 35: 81-86

Den Hond E, Tournaye H, De Sutter P, Ombelet W, Baeyens W, Covaci A, Cox B, Nawrot TS, Van Larebeke N, D'Hooghe T. *Human exposure to endocrine disrupting chemicals and fertility: A case-control study in male subfertility patients.* Environ Int 2015; 84:154-60

de Rooij SR, Roseboom TJ. *The developmental origins of ageing: study protocol for the Dutch famine birth cohort study on ageing.* BMJ Open 2013; 3: e003167.

Desquiret-Dumas V, Clément A, Seegers V, Boucret L, Ferré-L'Hotellier V, Bouet PE, Descamps P, Procaccio V, Reynier P, May-Panloup P. *The mitochondrial DNA content of cumulus granulosa cells is linked to embryo quality.* Hum Reprod. 2017; 32: 607-614

Díaz P, Powell TL, Jansson T. *The role of placental nutrient sensing in maternal-fetal resource allocation.* Biol Reprod. 2014; 91: 82

Diergaarde B, Kurta ML. *Use of fertility drugs and risk of ovarian cancer.* Curr Opin Obstet Gynecol. 2014; 26: 125-9

Diop H, Gopal D, Cabral H, Belanoff C, Declercq ER, Kotelchuck M, Luke B, Stern JE. *Assisted Reproductive Technology and Early Intervention Program Enrollment.* Pediatrics 2016 ; 137: e20152007.

Doody KJ, Broome EJ, Doody KM. *Comparing blastocyst quality and live birth rates of intravaginal culture using INVOcell™ to traditional in vitro incubation in a randomized open-label prospective controlled trial.* J Assist Reprod Genet. 2016; 33: 495-500

Domar AD, Smith K, Conboy L, Iannone M, Alper M. *A prospective investigation into the reasons why insured United States patients drop out of in-vitro fertilization treatment.* Fertil Steril. 2010; 94: 1457-9

Domar AD. *Quality of life must be taken into account when assessing the efficacy of infertility treatment.* Fertil Steril 2018; 109: 71-2

Dominguez-Salas P, Moore SE, Baker MS, Bergen AW, Cox SE, Dyer RA, Fulford AJ, Guan Y, Laritsky E, Silver MJ, Swan GE, Zeisel SH, Innis SM, Waterland RA, Prentice AM, Hennig BJ. *Maternal nutrition at conception modulates DNA methylation of human metastable epialleles.* Nat Commun. 2014; 5: 3746

Donnez J, Dolmans MM. *Ovarian tissue freezing: current status.* Curr Opin Obstet Gynecol. 2015; 27: 222-30

Dreesen J, Destouni A, Kourlaba G, Degn B, Mette WC, Carvalho F, Moutou C, Sengupta S, Dhanjal S, Renwick P, Davies S, Kanavakis E, Harton G, Traeger-Synodinos J. *Evaluation of PCR-based preimplantation genetic diagnosis applied to monogenic diseases: a collaborative ESHRE PGD consortium study.* Eur J Hum Genet. 2014; 22: 1012-1018

Dude AM, Yeh JS, Muasher SJ. *Donor oocytes are associated with preterm birth when compared to fresh autologous in vitro fertilization cycles in singleton pregnancies.* Fertil Steril. 2016; 106: 660-5

Dyer S, Chambers GM, de Mouzon J, Nygren KG, Zegers-Hochschild F, Mansour R, Ishihara O, Banker M, Adamson GD. *International Committee for Monitoring Assisted Reproductive Technologies world report: Assisted Reproductive Technology 2008, 2009 and 2010.* Hum Reprod. 2016; 31: 1588-609

Ecker DJ, Stein P, Xu Z, Williams CJ, Kopf GS, Bilker WB, Abel T, Schultz RM. *Long-term effects of culture of preimplantation mouse embryos on behavior.* Proc Natl Acad Sci U S A. 2004; 101: 1595-600

Eckert JJ, Velazquez MA, Fleming TP. *Cell signalling during blastocyst morphogenesis.* Adv Exp Med Biol. 2015; 843: 1-21

Edwards RG. *Maturation in vitro of human ovarian oocytes.* Lancet 1965; 2: 926-9

Edwards RG, Steptoe PC. *Current status of in-vitro fertilisation and implantation of human embryos.* Lancet. 1983; 2: 1265-9

Edwards RG, Lobo R, Bouchard P. *Time to revolutionize ovarian stimulation.* Hum Reprod 1996; 11: 917-919

Edwards RG. *An astonishing journey into reproductive genetics since the 1950's.* Reprod Nutr Dev. 2005; 45: 299-306

Edwards RG, Hansis C. *Initial differentiation of blastomeres in 4-cell human embryos and its significance for early embryogenesis and implantation.* Reprod Biomed Online. 2005; 11: 206-18

Edwards RG. *Are minimal stimulation IVF and IVM set to replace routine IVF?* Reprod BioMed Online 2007; 14: 267-270

Elenis E, Sydsjö G, Skalkidou A, Lampic C, Svanberg AS. *Neonatal outcomes in pregnancies resulting from oocyte donation: a cohort study in Sweden.* BMC Pediatr. 2016; 16: 170

El Hajj N, Haaf T. *Epigenetic disturbances in in vitro cultured gametes and embryos: implications for human assisted reproduction.* Fertil. Steril. 2013; 99: 632-641

ESHRE Capri Workshop Group. *Nutrition and reproduction in women.* Hum Reprod Update 2006; 12: 193-207

ESHRE Capri Workshop Group. *Failures (with some successes) of assisted reproduction and gamete donation programs.* Hum Reprod Update 2013; 19: 354-365

ESHRE Capri Workshop Group. *Birth defects and congenital health risks in children conceived through assisted reproduction technology (ART): a meeting report.* J Assist Reprod Genet. 2014; 31: 947-58

ESHRE Capri Workshop Group. *Economic aspects of infertility care: a challenge for researchers and clinicians.* Hum Reprod. 2015; 30: 2243-8

Ethics Committee of the American Society for Reproductive Medicine. *Oocyte or embryo donation to women of advanced reproductive age: an Ethics Committee opinion.* Fertil Steril. 2016 c; 106: e3-e7

Ethics Committee of the American Society for Reproductive Medicine. *Provision of fertility services for women at increased risk of complications during fertility treatment or pregnancy: an Ethics Committee opinion.* Fertil Steril. 2016 b; 106: 1319-1323

Ethics Committee of the American Society for Reproductive Medicine. *Financial compensation of oocyte donors: an Ethics Committee opinion.* Fertil Steril. 2016 a; 106: e15-e19

Everywoman J. *Cassandra's prophecy: why we need to tell the women of the future about age-related fertility decline and 'delayed' childbearing.* Reprod Biomed Online. 2013; 27: 4-10

Fajau-Prevot C, Le Gac YT, Chevreau C, Cohade C, Gatimel N, Parinaud J, Leandri R. *Ovarian Mucinous Cystadenoma After Ovarian Graft.* Obstet Gynecol. 2017; 129: 1035-1036

Fan Y, Zhang X, Hao Z, Ding H, Chen Q, Tian L. *Effectiveness of mild ovarian stimulation versus GnRH agonist protocol in women undergoing assisted reproductive technology: a meta-analysis.* Gynecol Endocrinol. 2017; 33: 746-756

Farquhar C, Marjoribanks J, Brown J, Fauser BCJM, Lethaby A, Mourad S, Rebar R, Showell M, van der Poel S. *Management of ovarian stimulation for IVF: narrative review of evidence provided for World Health Organization guidance.* Reprod Biomed Online. 2017; 35: 3-16

Fauser BC, Nargund G, Andersen AN, Norman R, Tarlatzis B, Boivin J, Ledger W. *Mild ovarian stimulation for IVF: 10 years later.* Hum Reprod. 2010; 25: 2678-84

Fauser BC, Serour GI. *Introduction. Optimal in vitro fertilization in 2020: the global perspective.* Fertil Steril. 2013; 100: 297-8

Fauser BC, Devroey P, Diedrich K, Balaban B, Bonduelle M, Delemarre-van de Waal HA, Estella C, Ezcurra D, Geraedts JP, Howles CM, Lerner-Geva L, Serna J, Wells D; Evian Annual Reproduction (EVAR) Workshop Group 2011. *Health outcomes of children born after IVF/ICSI: a review of current expert opinion and literature.* Reprod Biomed Online. 2014; 28: 162-82

Fauser BCJM, García Velasco J. *Breast cancer risk after oocyte donation: should we really be concerned?* Reprod Biomed Online 2017; 34: 439-440

Fazeli A, Holt WV. *Cross talk during the periconception period.* Theriogenology 2016; 86: 438-42

Feinberg JI, Bakulski KM, Jaffe AE, Tryggvadottir R, Brown SC, Goldman LR, Croen LA, Hertz-Picciotto I, Newschaffer CJ, Fallin MD, Feinberg AP. *Paternal sperm DNA methylation associated with early signs of autism risk in an autism-enriched cohort.* Int J Epidemiol. 2015; 44: 1199-210

Fernández-Gonzalez R, Moreira P, Bilbao A, Jiménez A, Pérez-Crespo M, Ramírez MA, Rodríguez De Fonseca F, Pintado B, Gutiérrez-Adán A. *Long-term effect of in vitro culture of mouse embryos with serum on mRNA expression of imprinting genes, development, and behavior.* Proc Natl Acad Sci U S A. 2004; 101: 5880-5

Ferraretti AP, Goossens V, Kupka M, Bhattacharya S, de Mouzon J, Castilla JA, Erb K, Korsak V, Nyboe Andersen A; European IVF-Monitoring (EIM) Consortium for the European Society of Human Reproduction and Embryology (ESHRE). *Assisted reproductive technology in Europe, 2009: results generated from European registers by ESHRE.* Hum Reprod. 2013; 28: 2318-31

Ferraretti AP, Gianaroli L, Magli MC, Devroey P. *Mild ovarian stimulation with clomiphene citrate launch is a realistic option for in vitro fertilization.* Fertil Steril. 2015; 104: 333-8

Ferraretti AP, Devroey P, Magli MC, Gianaroli L. *No need for luteal phase support in IVF cycles after mild stimulation: proof-of-concept study.* Reprod Biomed Online. 2017; 34: 162-165

Feuer SK, Camarano L, Rinaudo PF. *ART and health: clinical outcomes and insights on molecular mechanisms from rodent studies.* Mol Hum Reprod. 2013; 19: 189-204

Feuer S, Rinaudo P. *From embryos to adults: a DOHaD perspective on In Vitro Fertilization and other Assisted Reproductive Technologies.* Healthcare 2016; 4: 51-63

Fishel S, Aslam I, Lisi F, Rinaldi L, Timson J, Jacobson M, Gobetz L, Green S, Campbell A, Lisi R. *Should ICSI be the treatment of choice for all cases of in-vitro conception?* Hum Reprod. 2000; 15: 1278-83

Fisher J, Hammarberg K, Wynter K, McBain J, Gibson F, Boivin J, McMahon C. *Assisted conception, maternal age and breastfeeding: an Australian cohort study.* Acta Paediatr. 2013; 102: 970-6

Fleming TP, Kwong WY, Porter R, Ursell E, Fesenko I, Wilkins A, Miller DJ, Watkins AJ, Eckert JJ. *The embryo and its future.* Biol Reprod. 2004; 71: 1046-54

Fleming TP, Watkins AJ, Sun C, Velazquez MA, Smyth NR, Eckert JJ. *Do little embryos make big decisions? How maternal dietary protein restriction can permanently change an embryo's potential, affecting adult health.* Reprod Fertil Dev. 2015 a; 27: 684-692

Fleming TP, Velazquez MA, Eckert JJ. *Embryos, DOHaD and David Barker.* J Dev Orig Health Dis. 2015 b; 6: 377-383

Fleming TP, Eckert JJ, Denisenko O. *The Role of Maternal Nutrition During the Periconceptional Period and Its Effect on Offspring Phenotype.* Adv Exp Med Biol. 2017; 1014: 87-105

Flower D. *Assisted reproduction: should egg and sperm donors be paid?* J Fam Health Care. 2010; 20: 69-71

Franklin S. *Conception trough a looking glass: the paradox of IVF.* Reprod Biomed Online 2013; 27: 747-755

Freizinger M, Franko DL, Dacey M, Okun B, Domar AD. *The prevalence of eating disorders in infertile women.* Fertil Steril. 2010; 93: 72-8

Fruchter E, Beck-Fruchter R, Hourvitz A, Weiser M, Goldberg S, Fenchel D, Lerner-Geva L. *Health and functioning of adolescents conceived by assisted reproductive technology.* Fertil Steril. 2017; 107: 774-780

Fuchs O, Sheiner E, Meirovitz M, Davidson E, Sergienko R, Kessous R. *The association between a history of gestational diabetes mellitus and future risk for female malignancies.* Arch Gynecol Obstet. 2017; 295: 731-736

Fugazzola L, Cirello V, Beck-Peccoz P. *Microchimerism and endocrine disorders.* J Clin Endocrinol Metab. 2012; 97: 1452-1456

Fuller MF. *Donor or vendor: the commodification of human eggs.* Curr Surg. 2000; 57: 151-2

Gabriele V, Benabu JC, Ohl J, Youssef CA, Mathelin C. *Les traitements inducteurs de l'ovulation augmentent-t-ils le risque de cancer du sein ? Mise au point et méta-analyse.* Gynecol Obstet Fertil Senol. 2017; 45: 299-308

Gameiro S, Boivin J, Peronace L, Verhaak CM. *Why do patients discontinue fertility treatment? A systematic review of reasons and predictors of discontinuation in fertility treatment.* Hum Reprod Update 2012; 18: 652-69

Gameiro S, Boivin J, Domar A. *Optimal in vitro fertilization in 2020 should reduce treatment burden and enhance care delivery for patients and staff.* Fertil Steril. 2013; 100: 302-9

Gameiro S, van den Belt-Dusebout AW, Bleiker E, Braat D, van Leeuwen FE, Verhaak CM. *Do children make you happier? Sustained child-wish and mental health in women 11-17 years after fertility treatment.* Hum Reprod. 2014; 29: 2238-46

Gameiro S, Boivin J, Dancet E, de Klerk C, Emery M, Lewis-Jones C, Thorn P, Van den Broeck U, Venetis C, Verhaak CM, Wischmann T, Vermeulen N. *ESHRE guideline: routine psychosocial care in infertility and medically assisted reproduction-a guide for fertility staff.* Hum Reprod. 2015; 30: 2476-85

Gameiro S, van den Belt-Dusebout AW, Smeenk JM, Braat DD, van Leeuwen FE, Verhaak CM. *Women's adjustment trajectories during IVF and impact on mental health 11-17 years later.* Hum Reprod. 2016 a; 31:1788-98

Gameiro S, Boivin J, Dancet E, Emery M, Thorn P, Van den Broeck U, Venetis C, Verhaak CM, Wischmann T, Vermeulen N. Guideline Development Group of the ESHRE Guideline on Psychosocial Care in Infertility and Medically Assisted Reproduction. *Qualitative research in the ESHRE Guideline 'Routine psychosocial care in infertility and medically assisted reproduction - a guide for staff'.* Hum Reprod. 2016 b; 31: 1928-9

Gammill HS, Nelson JL. *Naturally acquired microchimerism.* Int J Dev Biol. 2010; 54: 531-43

Gammill HS, Aydelotte TM, Guthrie KA, Nkwopara EC, Nelson JL. *Cellular fetal microchimerism in preeclampsia.* Hypertension 2013; 62: 1062-1067

García D, Vassena R, Trullenque M, Rodríguez A, Vernaeve V. *Fertility knowledge and awareness in oocyte donors in Spain.* Patient Educ Couns. 2015; 98: 96-101

Gardner DK, Vella P, Lane M, Wagley L, Schlenker T, Schoolcraft WB. *Culture and transfer of human blastocysts increases implantation rates and reduces the need for multiple embryo transfers.* Fertil Steril. 1998; 69: 84-8

Gardner DK, Kelley RL. *Impact of the IVF laboratory environment on human preimplantation embryo phenotype.* J Dev Orig Health Dis. 2017; 8: 418-435

Garner J, Parisaei M, Shah A. *Re: Obstetric and neonatal complications in pregnancies conceived after oocyte donation: a systematic review and meta-analysis: Significance of advising women prior to fertility treatment.* BJOG. 2017; 124: 1451-1452

Gaskins AJ, Sundaram R, Buck Louis GM, Chavarro JE. *Predictors of Sexual Intercourse Frequency Among Couples Trying to Conceive.* J Sex Med. 2018; 15: 519-528

Gennari A, Costa M, Puntoni M, Paleari L, De Censi A, Sormani MP, Provinciali N, Bruzzi P.*Breast cancer incidence after hormonal treatments for infertility: systematic review and meta-analysis of population-based studies.* Breast Cancer Res Treat. 2015; 150: 405-13

Getz KD, Anderka MT, Werler MM, Jick SS. *Maternal Pre-pregnancy Body Mass Index and Autism Spectrum Disorder among Offspring: A Population-Based Case-Control Study.* Paediatr Perinat Epidemiol. 2016; 30: 479-87

Ghosh J, Mainigi M, Coutifaris C, Sapienza C. *Outlier DNA methylation levels as an indicator of environmental exposure and risk of undesirable birth outcome.* Hum Mol Genet. 2016; 25: 123-9.

Ghosh J, Coutifaris C, Sapienza C, Mainigi M. *Global DNA methylation levels are altered by modifiable clinical manipulations in assisted reproductive technologies.* Clin Epigenetics. 2017; 9: 14

Gkourogianni A, Kosteria I, Telonis AG, Margeli A, Mantzou E, Konsta M, Loutradis D, Mastorakos G, Papassotiriou I, Klapa MI, Kanaka-Gantenbein C, Chrousos GP. *Plasma metabolomic profiling suggests early indications for predisposition to latent insulin resistance in children conceived by ICSI.* PLoS One 2014; 9: e94001

Glazer CH, Tøttenborg SS, Giwercman A, Bräuner EV, Eisenberg ML, Vassard D, Magyari M, Pinborg A, Schmidt L, Bonde JP. *Male factor infertility and risk of multiple sclerosis: A register-based cohort study.* Mult Scler. 2017 Oct 1:1352458517734069 Epub ahead of print

Gleicher N, Oktay K, Barad DH. *Patients are entitled to maximal IVF pregnancy rates.* Reprod Biomed Online. 2009; 18: 599-602

Gleicher N, Kushnir VA, Weghofer A, Barad DH. *The "graying" of infertility services: an impending revolution nobody is ready for.* Reprod Biol Endocrinol. 2014 a; 12: 63

Gleicher N, Kushnir VA, Barad DH. *Preimplantation genetic screening (PGS) still in search of a clinical application: a systematic review.* Reprod Biol Endocrinol 2014 b; 12: 22-29

Gleicher N, Vidali A, Braverman J, Kushnir VA, Barad DH, Hudson C, Wu YG, Wang Q, Zhang L, Albertini DF; International PGS Consortium Study Group. *Accuracy of preimplantation genetic screening (PGS) is compromised by degree of mosaicism of human embryos.* Reprod Biol Endocrinol 2016; 14 (1): 54-60

Gleicher N, Kushnir VA, Barad DH. *Elective single-embryo transfer (eSET) reduces pregnancy rates and should only be used in exceptional circumstances: FOR: The statistically flawed model of eSET.* BJOG. 2017; 124: 755

Glujovsky D, Farquhar C, Quinteiro Retamar AM, Alvarez Sedo CR, Blake D. *Cleavage stage versus blastocyst stage embryo transfer in assisted reproductive technology.* Cochrane Database Syst Rev. 2016; 6: CD002118

Glujovsky D, Farquhar C. *Cleavage-stage or blastocyst transfer: what are the benefits and harms?* Fertil Steril. 2016; 106: 244-50

Ginström Ernstad E, Bergh C, Khatibi A, Källén KB, Westlander G, Nilsson S, Wennerholm UB. *Neonatal and maternal outcome after blastocyst transfer: a population-based registry study.* Am J Obstet Gynecol. 2016; 214: 378.e1-378.e10

Godfrey KM. *The role of the placenta in fetal programming-a review.* Placenta 2002; 23 Suppl A: S20-7

Godfrey KM, Inskip HM, Hanson MA. *The long-term effects of prenatal development on growth and metabolism.* Semin Reprod Med. 2011; 29: 257-565

Goel NJ, Meyers LL, Frangos M. *Pseudohypoparathyroidism type 1B in a patient conceived by in vitro fertilization: another imprinting disorder reported with assisted reproductive technology.* J Assist Reprod Genet. 2018 Feb 7. Epub ahead of print

Grace KS, Sinclair KD. *Assisted reproductive technology, epigenetics, and long-term health: a developmental time bomb still ticking.* Semin Reprod Med. 2009; 27: 409-16

Green MP, Mouat F, Miles HL, Hopkins SA, Derraik JG, Hofman PL, Peek JC, Cutfield WS. *Phenotypic differences in children conceived from fresh and thawed embryos in in vitro fertilization compared with naturally conceived children.* Fertil Steril. 2013; 99: 1898-904

Green MP, Mouat F, Miles HL, Pleasants AB, Henderson HV, Hofman PL, Peek JC, Cutfield WS. *The phenotype of an IVF child is associated with peri-conception measures of follicular characteristics and embryo quality.* Hum Reprod. 2014; 29: 2583-91

Gressier F, Letranchant A, Cazas O, Sutter-Dallay AL, Falissard B, Hardy P. *Post-partum depressive syntoms and medically assisted reproduction: a systematic review and meta-analysis.* Hum Reprod. 2015; 30: 2575-86

Griffin DK, Fishel S, Gordon T, Yaron Y, Grifo J, Hourvitz A, Rechitsky S, Elson J, Blazek J, Fiorentino F, Treff N, Munne S, Leong M, Schmutzler A, Vereczkey A, Ghobara T, Nánássy L, Large M, Hamamah S, Anderson R, Gianaroli L, Wells D. *Continuing to deliver: the evidence base for pre-implantation genetic screening.* BMJ. 2017; 356: j752

Grimes DA. *Epidemiologic research with administrative databases: red herrings, false alarms and pseudo-epidemics.* Hum Reprod. 2015; 30: 1749-52

Grimstad FW, Nangia AK, Luke B, Stern JE, Mak W. *Use of ICSI in IVF cycles in women with tubal ligation does not improve pregnancy or live birth rates.* Hum Reprod. 2016; 31: 2750-2755

Gundogan F, Bianchi DW, Scherjon SA, Roberts DJ. *Placental pathology in egg donor pregnancies.* Fertil Steril. 2010; 93: 397-404

Guo XY, Liu XM, Jin L, Wang TT, Ullah K, Sheng JZ, Huang HF. *Cardiovascular and metabolic profiles of offspring conceived by assisted reproductive technologies: a systematic review and meta-analysis*. Fertil Steril. 2017; 107: 622-631

Haas J, Barzilay E, Hourvitz A, Dor J, Lipitz S, Yinon Y, Shlomi M, Shulman A. *Outcome of early versus late multifetal pregnancy reduction.* Reprod Biomed Online. 2016; 33: 629-634

Haig D. *Coadptation and conflict, misconception and muddle, in the evolution of genomic imprinting.* Heredity (Edinb) 2014; 113: 96-103

Haimes EV. *Do clinicians benefit from gamete donor anonymity?* Hum Reprod. 1993; 8: 1518-20

Hall JG. *Genomic imprinting.* Arch Dis Child. 1990; 65 (10 Spec No): 1013-5

Halliday JL, Ukoumunne OC, Baker HW, Breheny S, Jaques AM, Garrett C, Healy D, Amor D. *Increased risk of blastogenesis birth defects, arising in the first 4 weeks of pregnancy, after assisted reproductive technologies.* Hum Reprod. 2010; 25: 59-65

Halliday J, Wilson C, Hammarberg K, Doyle LW, Bruinsma F, McLachlan R, McBain J, Berg T, Fisher JR, Amor D. *Comparing indicators of health and development of singleton young adults conceived with and without assisted reproductive technology.* Fertil Steril. 2014; 101: 1055-63

Handyside AH, Kontogianni EH, Hardy K, Winston RM. *Pregnancies from biopsied human preimplantation embryos sexed by Y-specific DNA amplification.* Nature 1990; 344: 768-70

Hanevik HI, Hessen DO, Sunde A, Breivik J. *Can IVF influence human evolution?* Hum Reprod. 2016; 31: 1397-402

Hansen M, Kurinczuk JJ, Milne E, de Klerk N, Bower C. *Assisted reproductive technology and birth defects: a systematic review and meta-analysis.* Hum Reprod Update 2013; 19: 330-53

Hansen AT, Kesmodel US, Juul S, Hvas AM. *Increased venous thrombosis incidence in pregnancies after in vitro fertilization*, Hum Reprod. 2014; 29: 611-617

Hanson BM, Eisenberg ML, Hotaling JM. *Male infertility: a biomarker of individual and familial cancer risk.* Fertil Steril. 2018; 109: 6-19

Hanson MA, Gluckman PD. *Developmental origin of health and disease - global public health implications.* Best Pract Res Clin Obstet Gynaecol 2015; 29: 24-31

Hardy K. *Cell death in the mammalian blastocyst.* Mol Hum Reprod. 1997; 3: 919-25

Hariton E, Kim K, Mumford SL, Palmor M, Bortoletto P, Cardozo ER, Karmon AE, Sabatini ME, Styer AK. *Total number of oocytes and zygotes are predictive of live birth pregnancy in fresh donor oocyte in vitro fertilization cycles.* Fertil Steril. 2017; 108: 262-268

Hargreave M, Jensen A, Nielsen TS, Colov EP, Andersen KK, Pinborg A, Kjaer SK. *Maternal use of fertility drugs and risk of cancer in children--a nationwide population-based cohort study in Denmark.* Int J Cancer. 2015; 136: 1931-9

Harper J, Coonen E, De Rycke M, Fiorentino F, Geraedts J, Goossens V, Harton G, Moutou C, Pehlivan Budak T, Renwick P, Sengupta S, Traeger-Synodinos J, Vesela K. *What next for preimplantation genetic screening (PGS)? A position statement from the ESHRE PGD Consortium Steering Committee.* Hum Reprod. 2010; 25: 821-233

Harper J, Magli MC, Lundin K, Barrat CLR, Brison D. *When and how should new technology be introduced into the IVF laboratory?* Hum Reprod. 2012; 27: 303-13

Harper J, Jackson E, Sermon K, Aitken RJ, Harbottle S, Mocanu E, Hardarson T, Mathur R, Viville S, Vail A, Lundin K. *Adjuncts in the IVF laboratory: where is the evidence for 'add-on' interventions?* Hum Reprod. 2017 a; 32: 485-491

Harper J, Boivin J, O'Neill HC, Brian K, Dhingra J, Dugdale G, Edwards G, Emmerson L, Grace B, Hadley A, Hamzic L, Heathcote J, Hepburn J, Hoggart L, Kisby F, Mann S, Norcross S, Regan L, Seenan S, Stephenson J, Walker H, Balen A. *The need to improve fertility awareness.* Reprod Biomed Soc Online. 2017 b; 4: 18-20

Harper JC, Aittomäki K, Borry P, Cornel MC, de Wert G, Dondorp W, Geraedts J, Gianaroli L, Ketterson K, Liebaers I, Lundin K, Mertes H, Morris M, Pennings G, Sermon K, Spits C, Soini S, van Montfoort APA, Veiga A, Vermeesch JR, Viville S, Macek M Jr; on behalf of the European Society of Human Reproduction and Embryology and European Society of Human Genetics. *Recent developments in genetics and medically assisted reproduction: from research to clinical applications.* Eur J Hum Genet. 2018; 26: 12-33

Harris RA, Nagy-Szakal D, Kellermayer R. *Human metastable epiallele candidates link to common disorders.* Epigenetics 2013; 8: 157-63

Hart R, Norman RJ. *The longer-term health outcomes for children born as a result of IVF treatment: Part I-General health outcomes.* Hum Reprod Update 2013 a; 19: 232-43

Hart R, Norman RJ. *The longer-term health outcomes for children born as a result of IVF treatment. Part II-Mental health and development outcomes.* Hum Reprod Update 2013 b; 19: 244-50

Hart RJ. *Physiological Aspects of Female Fertility: Role of the Environment, Modern Lifestyle, and Genetics.* Physiol Rev. 2016; 96: 873-909

Hediger ML, Bell EM, Druschel CM, Buck Louis GM. *Assisted reproductive technologies and children's neurodevelopmental outcomes.* Fertil Steril. 2013; 99: 311-7

Helgstrand S, Nybo Andersen A-M. *Maternal underweight and the risk of spontaneous abortion.* Acta Obstet Gynecol Scand 2005: 84: 1197-1201

Heng BC. *Should fertility doctors and clinical embryologists be involved in the recruitment, counselling and reimbursement of egg donors?* J Med Ethics. 2008; 34: 414

Henningsen AA, Wennerholm UB, Gissler M, Romundstad LB, Nygren KG, Tiitinen A, Skjaerven R, Nyboe Andersen A, Lidegaard Ø, Forman JL, Pinborg A. *Risk of stillbirth and infant deaths after assisted reproductive technology: a Nordic study from the CoNARTaS group.* Hum Reprod. 2014; 29: 1090-6

Henningsen AA, Gissler M, Skjaerven R, Bergh C, Tiitinen A, Romundstad LB, Wennerholm UB, Lidegaard O, Nyboe Andersen A, Forman JL, Pinborg A. *Trends in perinatal health after assisted reproduction: a Nordic study from the CoNARTaS group.* Hum Reprod. 2015; 30: 710-6

Henningsen AA, Bergh C, Skjaerven R, Tiitinen A, Wennerholm UB, Romundstad LB, Gissler M, Opdahl S, Nyboe Andersen A, Lidegaard Ø, Forman JL, Pinborg A. *Trends over time in congenital malformations in live-born children conceived after assisted reproductive technology.* Acta Obstet Gynecol Scand. 2018 Mar 23. Epub ahead of print

Henriksson P, Westerlund E, Wallén H, Brandt L, Hovatta O, Ekbom A. *Incidence of pulmonary and venous thromboembolism in pregnancies after in vitro fertilisation: cross sectional study.* BMJ. 2013; 346: e8632

Hillier SG. *IVF endocrinology: the Edwards era.* Mol Hum Reprod. 2013; 19: 799-808

Hirshfeld-Cytron J, Grobman WA, Milad MP. *Fertility preservation for social indications: a cost-based decision analysis.* Fertil Steril. 2012 a; 97: 665-70

Hirshfeld-Cytron J, van Loendersloot LL, Mol BW, Goddijn M, Grobman WA, Moolenaar LM, Milad MP. *Cost-effective analysis of oocyte cryopreservation: stunning similarities but differences remain.* Hum Reprod. 2012 b; 27: 3639

Hirst WM, Vail A, Brison DR, Roberts SA. *Prognostic factors influencing fresh and frozen IVF outcomes: an analysis of the UK national database.* Reprod Biomed Online 2011; 22: 437-448

Hiura H, Okae H, Miyauchi N, Sato F, Sato A, Van De Pette M, John RM, Kagami M, Nakai K, Soejima H, Ogata T, Arima T. *Characterization of DNA methylation errors in patients with imprinting disorders conceived by assisted reproduction technologies*. Hum Reprod. 2012; 27: 2541-8

Hiura H, Okae H, Chiba H, Miyauchi N, Sato F, Sato A, Arima T. *Imprinting methylation errors in ART*. Reprod Med Biol. 2014; 13: 193-202

Hoeijmakers L, Kempe H, Verschure PJ. *Epigenetic imprinting during assisted reproductive technologies: The effect of temporal and cumulative fluctuations in methionine cycling on the DNA methylation state*. Mol Reprod Dev. 2016; 83: 94-107

Hoekzema E, Barba-Müller E, Pozzobon C, Picado M, Lucco F, García-García D, Soliva JC, Tobeña A, Desco M, Crone EA, Ballesteros A, Carmona S, Vilarroya O. *Pregnancy leads to long-lasting changes in human brain structure*. Nat Neurosci. 2017; 20: 287-296

Hogg K, Blair JD, McFadden DE, von Dadelszen P, Robinson WP. *Early onset pre-eclampsia is associated with altered DNA methylation of cortisol-signalling and steroidogenic genes in the placenta*. PLoS One 2013; 8: e62969

Hogström L, Johansson M, Janson PO, Berg M, Francis J, Sogn J, Hellström AL, Adolfsson A. *Quality of life after adopting compared with childbirth with or without assisted reproduction*. Acta Obstet Gynecol Scand. 2012; 91: 1077-85

Holwell E, Keehn J, Leu CS, Sauer MV, Klitzman R. *Egg donation brokers: an analysis of agency versus in vitro fertilization clinic websites*. J Reprod Med. 2014; 59: 534-41

Howles CM. *The place of gonadotrophin-releasing hormone antagonists in reproductive medicine*. Reprod Biomed Online. 2002; 4 Suppl 3: 64-71

Hsu J, García-Velasco JA, Rinaudo P. *An initial step in examining long-term outcomes for children born after IVF*. Reprod Biomed Online 2017; 35: 130-131

Hu M-H, Liu SY, Wang N, Wu Y, Jin F. *Impact of DNA mismatch repair system alterations on human fertility and related treatments*. J Zhejiang Univ Sci B. 2016; 17: 10-20

Hullender Rubin LE, Opsahl MS, Wiemer KE, Mist SD, Caughey AB. *Impact of whole systems traditional Chinese medicine on in-vitro fertilization outcomes*. Reprod Biomed Online. 2015; 30: 602-12

Hviid MM, Skovlund CW, Mørch LS, Lidegaard Ø. *Maternal age and child morbidity: A Danish national cohort study*. PLoS One. 2017; 12: e0174770

Hviid KVR, Malchau SS, Pinborg A, Nielsen HS. *Determinants of monozygotic twinning in ART: a systematic review and a meta-analysis*. Hum Reprod Update. 2018 Mar 12. Epub ahead of print

Ikuma S, Sato T, Sugiura-Ogasawara M, Nagayoshi M, Tanaka A, Takeda S. *Preimplantation Genetic Diagnosis and Natural Conception: A Comparison of Live Birth Rates in Patients with Recurrent Pregnancy Loss Associated with Translocation*. PLoS One. 2015; 10: e0129958

Imbar T, Eisenberg I. *Regulatory role of microRNAs in ovarian function*. Fertil Steril. 2014; 101: 1524-30

Ishihara O, Araki R, Kuwahara A, Itakura A, Saito H, Adamson GD. *Impact of frozen-thawed single-blastocyst transfer on maternal and neonatal outcome: an analysis of 277,042 single-embryo transfer cycles from 2008 to 2010 in Japan*. Fertil Steril. 2014; 101: 128-33

James E, Jenkins TG. *Epigenetics, infertility, and cancer: future directions*. Fertil Steril. 2018; 109: 27-32

Jacques M, Freour T, Barriere P, Ploteau S. *Adverse pregnancy and neo-natal outcomes after assisted reproductive treatment in patients with pelvic endometriosis: a case-control study*. Reprod Biomed Online. 2016; 32: 626-34

Jaques AM, Amor DJ, Baker HW, Healy DL, Ukoumunne OC, Breheny S, Garrett C, Halliday JL. *Adverse obstetric and perinatal outcomes in subfertile women conceiving without assisted reproductive technologies*. Fertil Steril. 2010; 94: 2674-9.

Jayaprakasan K, Herbert M, Moody E, Stewart JA, Murdoch AP. *Estimating the risks of ovarian hyperstimulation syndrome (OHSS): implications for egg donation for research*. Hum Fertil (Camb). 2007; 10: 183-7

Jensen TK, Jørgensen N, Punab M, Haugen TB, Suominen J, Zilaitiene B, Horte A, Andersen AG, Carlsen E, Magnus Ø, Matulevicius V, Nermoen I, Vierula M, Keiding N, Toppari J, Skakkebaek NE. *Association of in utero exposure to maternal smoking with reduced semen quality and testis size in adulthood: a cross-sectional study of 1,770 young men from the general population in five European countries*. Am J Epidemiol. 2004; 159: 49-58

Jenkins TG, Aston KI, Hotaling JM, Shamsi MB, Simon L, Carrell DT. *Teratozoospermia and asthenozoospermia are associated with specific epigenetic signatures*. Andrology 2016; 4, 843-849

Jia RZ, Zhang X, Hu P, Liu XM, Hua XD, Wang X, Ding HJ. *Screening for differential methylation status in human placenta in preeclampsia using a CpG island plus promoter microarray.* Int J Mol Med. 2012; 30: 133-141

Jiang Z, Wang Y, Lin J, Xu J, Ding G, Huang H. *Genetic and epigenetic risks of assisted reproduction.* Best Pract Res Clin Obstet Gynaecol. 2017; 44: 90-104

Jing S, Luo K, He H, Lu C, Zhang S, Tan Y, Gong F, Lu G, Lin G. *Obstetric and neonatal outcomes in blastocyst-stage biopsy with frozen embryo transfer and cleavage-stage biopsy with fresh embryo transfer after preimplantation genetic diagnosis/screening.* Fertil Steril. 2016; 106: 105-112

Joensen UN, Veyrand B, Antignac JP, Blomberg Jensen M, Petersen JH, Marchand P, Skakkebæk NE, Andersson AM, Le Bizec B, Jørgensen N. *PFOS (perfluorooctanesulfonate) in serum is negatively associated with testosterone levels, but not with semen quality, in healthy men*, Hum Reprod. 2013; 28: 599-608

Johnson NP, Proctor M, Farquhar CM. *Gaps in the evidence for fertility treatment-an analysis of the Cochrane Menstrual Disorders and Subfertility Group database.* Hum Reprod 2003; 18: 947-954

Junovich G, Mayer Y, Azpiroz A, Daher S, Iglesias A, Zylverstein C, Gentile T, Pasqualini S, Markert UR, Gutiérrez G. *Ovarian stimulation affects the levels of regulatory endometrial NK cells and angiogenic cytokine VEGF.* Am J Reprod Immunol. 2011; 65: 146-53

Kaartinen NM, Kananen KM, Rodriguez-Wallberg KA, Tomás CM, Huhtala HS, Tinkanen HI. *Male gender explains increased birthweight in children born after transfer of blastocysts.* Hum Reprod. 2015; 30: 2312-20

Kadmon I, Goldin Y, Bdolah Y, Farhat M, Liebergall-Wischnitzer M. *Knowledge, attitudes and practices of physicians and nurses regarding the link between IVF treatments and breast cancer.* Eur J Oncol Nurs. 2014; 18: 201-5

Källén B, Finnström O, Lindam A, Nilsson E, Nygren KG, Olausson PO. *Blastocyst versus cleavage stage transfer in in vitro fertilization: differences in neonatal outcome?* Fertil Steril. 2010; 94: 1680-3

Kamath MS, Antonisamy B, Mascarenhas M, Sunkara SK. *High-risk of preterm birth and low birth weight after oocyte donation IVF: analysis of 133,785 live births.* Reprod Biomed Online 2017; 35: 318-324

Kamath MS, Kirubakaran R, Mascarenhas M, Sunkara SK. *Perinatal outcomes after stimulated versus natural cycle IVF: a systematic review and meta-analysis.* Reprod Biomed Online. 2018; 36: 94-101

Kamphuis EI, Bhattacharya S, van der Veen F, Mol BW, Templeton A. Evidence Based IVF Group. *Are we overusing IVF?* BMJ 2014; 348: g252-256

Kang HJ, Melnick AP, Stewart JD, Xu K, Rosenwaks Z. *Preimplantation genetic screening: who benefits?* Fertil Steril. 2016; 106: 597-602

Kang HJ, Rosenwaks Z. *p53 and reproduction.* Fertil Steril. 2018; 109: 39-43

Kaser DJ, Melamed A, Bormann CL, Myers DE, Missmer SA, Walsh BW, Racowsky C, Carusi DA. *Cryopreserved embryo transfer is an independent risk factor for placenta accreta.* Fertil Steril. 2015; 103: 1176-84

Kaufmann P, Black S, Huppertz B. *Endovascular trophoblast invasion: implications for the pathogenesis of intrauterine growth retardation and preeclampsia.* Biol Reprod. 2003; 69: 1-7

Kawwass JF, Kissin DM, Kulkarni AD, Creanga AA, Session DR, Callaghan WM, Jamieson DJ; National ART Surveillance System (NASS) Group. *Safety of assisted reproductive technology in the United States, 2000-2011.* JAMA 2015; 313: 88-90

Kawwass JF, Kulkarni AD, Hipp HS, Crawford S, Kissin DM, Jamieson DJ. *Extremities of body mass index and their association with pregnancy outcomes in women undergoing in vitro fertilization in the United States.* Fertil Steril. 2016; 106: 1742-1750

Kazdar N, Brugnon F, Bouche C, Jouve G, Veau S, Drapier H, Rousseau C, Pimentel C, Viard P, Belaud-Rotureau MA, Ravel C. *Comparison of human embryomorphokinetic parameters in sequential or global culture media.* Ann Biol Clin (Paris). 2017; 75: 403-410

Keegan DA, Krey LC, Chang HC, Noyes N. *Increased risk of pregnancy-induced hypertension in young recipients of donated oocytes.* Fertil Steril. 2007; 87: 776-781

Kelley-Quon LI, Tseng CH, Janzen C, Shew SB. *Congenital malformations associated with assisted reproductive technology: a California statewide analysis,* J Pediatr Surg. 2013; 48: 1218-24

Keller G, Zimmer G, Mall G, Ritz E, Amann K. *Nephron number in patients with primary hypertension.* N Engl J Med. 2003; 348: 101-8

Kenney NJ, McGowan ML. *Looking back: egg donors' retrospective evaluations of their motivations, expectations, and experiences during their first donation cycle.* Fertil Steril. 2010; 93: 455-66

Kessous R, Shoham-Vardi I, Pariente G, Sergienko R, Sheiner E. *Long-term maternal atherosclerotic morbidity in women with pre-eclampsia*. Heart. 2015; 101: 442-6

Kessous R. Davidson E, Meirovitz M, Sergienko R, Sheiner E. *The risk of female malignancies after fertility treatments: a cohort study with 25-year follow-up*. J Cancer Res Clin Oncol. 2016; 142: 287-293

Kessous R, Davidson E, Meirovitz M, Sergienko R, Sheiner E. *Prepregnancy obesity: a risk factor for future development of ovarian and breast cancer*. Eur J Cancer Prev. 2017; 26:151-155

Keverne EB. *Significance of epigenetics for understanding brain development, brain evolution and behaviour*. Neuroscience. 2014; 264: 207-17

Keverne EB, Pfaff DW, Tabansky I. *Epigenetic changes in the developing brain: Effects on behavior*. Proc Natl Acad Sci USA 2015; 112: 6789-6795

Khalaf Y, El-Toukhy T. *The search for a practice model to reduce miscarriage after assisted reproduction*. Reprod Biomed Online. 2011; 23: 695-6

Kim D, Child T, Farquhar C. *Intrauterine insemination: a UK survey on the adherence to NICE clinical guidelines by fertility clinics*. BMJ Open. 2015; 5: e007588

Kinder JM, Stelzer IA, Arck PC, Way SS. *Immunological implications of pregnancy-induced microchimerism*. Nat Rev Immunol. 2017; 17: 483-494

Kissin DM, Zhang Y, Boulet SL, Fountain C, Bearman P, Schieve L, Yeargin-Allsopp M, Jamieson DJ. *Association of assisted reproductive technology (ART) treatment and parental infertility diagnosis with autism in ART-conceived children*. Hum Reprod. 2015 a; 30: 454-465

Kissin DM, Zhang Y, Boulet SL, Fountain C, Bearman P, Schieve L, Yeargin-Allsopp M, Jamieson DJ. *Reply: CDC analysis of ICSI/autism: association is not causation*. Hum Reprod. 2015 b; 30: 1746

Kleijkers SH, van Montfoort AP, Smits LJ, Viechtbauer W, Roseboom TJ, Nelissen EC, Coonen E, Derhaag JG, Bastings L, Schreurs IE, Evers JL, Dumoulin JC. *IVF culture medium affects post-natal weight in humans during the first 2 years of life*. Hum Reprod. 2014; 29: 661-9

Kleijkers SH, Eijssen LM, Coonen E, Derhaag JG, Mantikou E, Jonker MJ, Mastenbroek S, Repping S, Evers JL, Dumoulin JC, van Montfoort AP. *Differences in gene expression profiles between human preimplantation embryos cultured in two different IVF culture media*. Hum Reprod. 2015; 30: 2303-11

Klitzman RL, Sauer MV. *Kamakahi vs ASRM and the future of compensation for human eggs*. Am J Obstet Gynecol. 2015; 213: 186-187

Klitzman RL. *Reducing the number of fetuses in a pregnancy: providers' and patients' views of challenges*. Hum Reprod. 2016; 31: 2570-2576

Kollmann Z, Schneider S, Fux M, Bersinger NA, von Wolff M. *Gonadotrophin stimulation in IVF alters the immune cell profile in follicular fluid and the cytokine concentrations in follicular fluid and serum*. Hum Reprod. 2017; 32: 820-831

Korosec S, Frangez HB, Steblovnik L, Verdenik I, Bokal EV. *Independent factors influencing large-for-gestation birth weight in singletons born after in vitro fertilization*. J Assist Reprod Genet. 2016; 33: 9-17

Kozuki N, Katz J, Lee AC, Vogel JP, Silveira MF, Sania A, Stevens GA, Cousens S, Caulfield LE, Christian P, Huybregts L, Roberfroid D, Schmiegelow C, Adair LS, Barros FC, Cowan M, Fawzi W, Kolsteren P, Merialdi M, Mongkolchati A, Saville N, Victora CG, Bhutta ZA, Blencowe H, Ezzati M, Lawn JE, Black RE. Child Health Epidemiology Reference Group Small-for-Gestational-Age/Preterm Birth Working Group. *Short Maternal Stature Increases Risk of Small-for-Gestational-Age and Preterm Births in Low- and Middle-Income Countries: Individual Participant Data Meta-Analysis and Population Attributable Fraction*. J Nutr. 2015; 145: 2542-50

Kramer W, Schneider J, Schultz N. *US oocyte donors: a retrospective study of medical and psychosocial issues*. Hum Reprod. 2009; 24: 3144-9

Krausz C, Cioppi F, Riera-Escamilla A. *Testing for genetic contributions to infertility: potential clinical impact*. Expert Rev Mol Diagn. 2018; 22: 1-16

Krieger Y, Wainstock T, Sheiner E, Harlev A, Landau D, Horev A, Bogdanov-Berezovsky A, Walfisch A. *Long-term pediatric skin eruption-related hospitalizations in offspring conceived via fertility treatment*. Int J Dermatol. 2018; 57: 317-323

Krul IM, Groeneveld E, Spaan M, van den Belt-Dusebout AW, Mooij TM, Hauptmann M, Twisk JW, Lambers MJ, Hompes PG, Burger CW, Lambalk CB, van Leeuwen FE; OMEGA-project group. *Increased breast cancer risk in in vitro fertilisation treated women with a multiple pregnancy: a new hypothesis based on historical in vitro fertilisation treatment data.* Eur J Cancer 2015; 51: 112-120

Kuiper DB, Seggers J, Schendelaar P, Haadsma ML, Roseboom TJ, Heineman MJ, Hadders-Algra M. *Asthma and asthma medication use among 4-year-old offspring of subfertile couples--association with IVF?* Reprod Biomed Online 2015; 31: 711-714

Kuiper D, Bennema A, la Bastide-van Gemert S, Seggers J, Schendelaar P, Mastenbroek S, Hoek A, Heineman MJ, Roseboom TJ, Kok JH, Hadders-Algra M. *Developmental outcome of 9-year-old children born after PGS: follow-up of a randomized trial.* Hum Reprod. 2018; 33: 147-155

Kupka MS, Ferraretti AP, de Mouzon J, Erb K, D'Hooghe T, Castilla JA, Calhaz-Jorge C, De Geyter C, Goossens V; European IVF-Monitoring Consortium, for the European Society of Human Reproduction and Embryology. *Assisted reproductive technology in Europe, 2010: results generated from European registers by ESHRE.* Hum Reprod. 2014; 29: 2099-113

Kupka MS, D'Hooghe T, Ferraretti AP, de Mouzon J, Erb K, Castilla JA, Calhaz-Jorge C, De Geyter Ch, Goossens V. European IVF-Monitoring Consortium (EIM); European Society of Human Reproduction and Embryology (ESHRE). *Assisted reproductive technology in Europe, 2011: results generated from European registers by ESHRE.* Hum Reprod. 2016; 31: 233-48

Kushnir VA, Gleicher N. *Fresh versus cryopreserved oocyte donation.* Curr Opin Endocrinol Diabetes Obes. 2016; 23: 451-457

Kushnir VA, Darmon SK, Albertini DF, Barad DH, Gleicher N. *Effectiveness of in vitro fertilization with preimplantation genetic screening: a reanalysis of United States assisted reproductive technology data 2011-2012.* Fertil Steril. 2016; 106: 75-79

Kushnir VA, Darmon SK, Shapiro AJ, Albertini DF, Barad DH, Gleicher N. *Utilization of third-party in vitro fertilization in the United States.* Am J Obstet Gynecol. 2017; 216: 266.e1-266.e10

Kwong WY, Wild AE, Roberts P, Willis AC, Fleming TP. *Maternal undernutrition during the preimplantation period of rat development causes blastocyst abnormalities and programming of postnatal hypertension.* Development 2000; 127: 4195-202

Ladanyi C, Mor A, Christianson MS, Dhillon N, Segars JH. *Recent advances in the field of ovarian tissue cryopreservation and opportunities for research.* J Assist Reprod Genet. 2017; 34: 709-722

Lakshmy R. *Metabolic syndrome: role of maternal undernutrition and fetal programming.* Rev Endocr Metab Disord. 2013; 14: 229-240

Lampic C, Skoog Svanberg A, Sydsjö G. *Attitudes towards gamete donation among IVF doctors in the Nordic countries-are they in line with national legislation?* J Assist Reprod Genet. 2009; 26: 231-8

Land WG. *How evolution tells us to induce allotolerance.* Exp Clin Transplant. 2015; 13 Suppl 1: 46-54

Lande Y, Seidman DS, Maman E, Baum M, Hourvitz A. *Why do couples discontinue unlimited free IVF treatments?* Gynecol Endocrinol 2015; 31: 233-6

Lazaraviciute G, Kauser M, Bhattacharya S, Haggarty P, Bhattacharya S. *A systematic review and meta-analysis of DNA methylation levels and imprinting disorders in children conceived by IVF/ICSI compared with children conceived spontaneously,* Hum Reprod Update 2014; 20: 840-852. Erratum in: Hum Reprod Update. 2015; 21: 555-7

La Bastide-Van Gemert S, Seggers J, Haadsma ML, Heineman MJ, Middelburg KJ, Roseboom TJ, Schendelaar P, Hadders-Algra M, Van den Heuvel ER. *Is ovarian hyperstimulation associated with higher blood pressure in 4-year-old IVF offspring? Part II: an explorative causal inference approach.* Hum Reprod. 2014; 29: 510-7

Laopaiboon M, Lumbiganon P, Intarut N, Mori R, Ganchimeg T, Vogel JP, Souza JP, Gülmezoglu AM; WHO Multicountry Survey on Maternal Newborn Health Research Network. *Advanced maternal age and pregnancy outcomes: a multicountry assessment.* BJOG. 2014; 121 Suppl 1: 49-56

Leary C, Leese HJ, Sturmey RG. *Human embryos from overweight and obese women display phenotypic and metabolic abnormalities.* Hum Reprod. 2015; 30: 122-132

Ledger WL. *A history of mental illness, but not of conception with assisted reproductive technology, puts patients at increased risk of severe postnatal depression.* BJOG 2017 a; 124: 443

Ledger WL. *The HFEA should be regulating add-on treatments for IVF/ICSI.* BJOG 2017 b; 124: 1850

Lee HL, McCulloh DH, Hodes-Wertz B, Adler A, McCaffrey C, Grifo JA. *In vitro fertilization with preimplantation genetic screening improves implantation and live birth in women age 40 through 43.* J Assist Reprod Genet. 2015; 32: 435-44

Leese HJ. *What does an embryo need?* Hum Fertil. (Camb) 2003; 6: 180-185

Legro RS, Myers E. *Surrogate end-points or primary outcomes in clinical trials in women with polycystic ovary syndrome?* Hum Reprod. 2004; 19: 1697-1704

Legro RS. *Effects of obesity treatment on female reproduction: results do not match expectations.* Fertil Steril. 2017; 107: 860-867

Lemmen JG, Rodríguez NM, Andreasen LD, Loft A, Ziebe S. *The total pregnacy potential per oocyte aspiration after assisted reproduction- in how many cycles are biologically competent oocytes available.* J Assisted Reprod Genet. 2016; 33: 849-854

Leone A, Battezzati A, De Amicis R, De Carlo G, Bertoli S. *Trends of Adherence to the Mediterranean Dietary Pattern in Northern Italy from 2010 to 2016.* Nutrients 2017; 9: 734

Lerner-Geva L, Boyko V, Ehrlich S, Mashiach S, Hourvitz A, Haas J, Margalioth E, Levran D, Calderon I, Orvieto R, Ellenbogen A, Meyerovitch J, Ron-El R, Farhi A. *Possible risk for cancer among children born following assisted reproductive technology in Israel.* Pediatr Blood Cancer. 2017; 64: e26292

Levi Dunietz G, Holzman C, Zhang Y, Talge NM, Li C, Todem D, Boulet SL, McKane P, Kissin DM, Copeland G, Bernson D, Diamond MP. *Assisted Reproductive Technology and Newborn Size in Singletons Resulting from Fresh and Cryopreserved Embryos Transfer.* PLoS One. 2017; 12: e0169869

Levi-Setti PE, Patrizio P, Scaravelli G. *Evolution of human oocyte cryopreservation: slow freezing versus vitrification.* Curr Opin Endocrinol Diabetes Obes. 2016; 23: 445-450

Lewis RM, Cleal JK, Hanson MA. *Review: Placenta, evolution and lifelong health.* Placenta. 2012; 33 Suppl: S28-32.

Lewis S, Kennedy J, Burgner D, McLachlan R, Ranganathan S, Hammarberg K, Saffery R, Amor DJ, Cheung MMH, Doyle LW, Juonala M, Donath S, McBain J, Halliday J. *Clinical review of 24-35 year olds conceived with and without in vitro fertilization: study protocol.* Reprod Health. 2017; 14: 117

Li L, Lu X, Dean J. *The maternal to zygotic transition in mammals.* Mol Aspects Med. 2013; 34: 919-38

Li LJ, Zhang FB, Liu SY, Tian YH, Le F, Wang LY, Lou HY, Xu XR, Huang HF, Jin F. *Human sperm devoid of germinal angiotensin-converting enzyme is responsible for total fertilization failure and lower fertilization rates by conventional in vitro fertilization.* Biol Reprod. 2014; 90:125

Li LL, Zhou J, Qian XJ, Chen YD. *Meta-analysis on the possible association between in vitro fertilization and cancer risk.* Int J Gynecol Cancer. 2013; 23: 16-24

Li S, Winuthayanon W. *Oviduct: roles in fertilization and early embryo development.* J Endocrinol. 2017; 232: R1-R26

Liang Y, Chen L, Yu H, Wang H, Li Q, Yu R, Qin J. *Which type of congenital malformations is significantly increased in singleton pregnancies following after "in vitro" fertilization/intracytoplasmic sperm injection: a systematic review and meta-analysis.* Oncotarget. 2017; 9: 4267-4278

Liberman RF, Getz KD, Heinke D, Luke B, Stern JE, Declercq ER, Chen X, Lin AE, Anderka M. *Assisted Reproductive Technology and Birth Defects: Effects of Subfertility and Multiple Births.* Birth Defects Res. 2017; 109: 1144-1153

Lillycrop KA, Costello PM, Teh AL, Murray RJ, Clarke-Harris R, Barton SJ, Garratt ES, Ngo S, Sheppard AM, Wong J, Dogra S, Burdge GC, Cooper C, Inskip HM, Gale CR, Gluckman PD, Harvey NC, Chong YS, Yap F, Meaney MJ, Rifkin-Graboi A, Holbrook JD; Epigen Global Research Consortium, Godfrey KM. *Association between perinatal methylation of the neuronal differentiation regulator HES1 and later childhood neurocognitive function and behaviour.* Int J Epidemiol. 2015; 44: 1263-76

Linck RW, Chemes H, Albertini DF. *The axoneme: the propulsive engine of spermatozoa and cilia and associated ciliopathies leading to infertility* J Assist Reprod Genet. 2016; 33: 141-156

Liu H, Zhang Y, Gu H-T, Feng Q-L, Liu J-Y, Zhou J, Yan F. *Association between Assisted Reproductive Technology and cardiac alteration at age 5 years.* JAMA Pediatr. 2015; 169: 603-605

Liu L, Gao J, He X, Cai Y, Wang L, Fan X. *Association between assisted reproductive technology and the risk of autism spectrum disorders in the offspring: a meta-analysis.* Sci Rep. 2017; 7: 46207

Liu S, Kuang Y, Wu Y, Feng Y, Lyu Q, Wang L, Sun Y, Sun X. *High oestradiol concentration after ovarian stimulation is associated with lower maternal serum beta-HCG concentration and neonatal birth weight.* Reprod Biomed Online. 2017; 35: 189-196

Lo Russo G, Tomao F, Spinelli GP, Prete AA, Stati V, Panici PB, Papa A, Tomao S. *Fertility drugs and breast cancer risk.* Eur J Gynaecol Oncol. 2015; 36: 107-13

Loke YJ, Galati JC, Saffery R, Craig JM. *Association of in vitro fertilization with global and IGF2/H19 methylation variation in newborn twins.* J Dev Orig Health Dis. 2015; 6: 115-124

Lou H, Le F, Zheng Y, Li L, Wang L, Wang N, Zhu Y, Huang H, Jin F. *Assisted reproductive technologies impair the expression and methylation of insulin-induced gene 1 and sterol regulatory element-binding factor 1 in the fetus and placenta.* Fertil Steril. 2014; 101: 974-980

Lucas C, Charlton KE, Yeatman H. *Nutrition advice during pregnancy: do women receive it and can health professional provide it?* Matern Child Health J. 2014; 18: 2465-2478

Lucas ES, Watkins AJ. *The Long-Term Effects of the Periconceptional Period on Embryo Epigenetic Profile and Phenotype; The Paternal Role and His Contribution, and How Males Can Affect Offspring's Phenotype/Epigenetic Profile.* Adv Exp Med Biol. 2017; 1014:137-154

Ludwig M. *Are adverse outcomes associated with assisted reproduction related to the technology or couples' subfertility?* Nat Clin Pract Urol. 2009; 6: 8-9

Luke B. *Pregnancy and birth outcomes in couples with infertility with and without assisted reproductive technology: with an emphasis on US population-based studies.* Am J Obstet Gynecol. 2017; 217: 270-281

Luke B, Brown MB, Wantman E, Stern JE. *Factors associated with monozygosity in assisted reproductive technology pregnancies and the risk of recurrence using linked cycles.* Fertil Steril. 2014; 101: 683-689

Luke B, Stern JE, Hornstein MD, Kotelchuck M, Diop H, Cabral H, Declercq ER. *Is the wrong question being asked in infertility research?* J Assist Reprod Genet. 2016 a; 33: 3-8

Luke B, Stern JE, Kotelchuck M, Declercq ER, Anderka M, Diop H. *Birth Outcomes by Infertility Treatment: Analyses of the Population-Based Cohort: Massachusetts Outcomes Study of Assisted Reproductive Technologies (MOSART).* J Reprod Med 2016 b; 61:114-127

Luke B, Gopal D, Cabral H, Diop H, Stern JE. *Perinatal outcomes of singleton siblings: the effects of changing maternal fertility status.* J Assist Reprod Genet. 2016 c; 33: 1203-13

Luke B, Brown MB, Wantman E, Stern JE, Toner JP, Coddington CC 3rd. *Increased risk of large-for-gestational age birthweight in singleton siblings conceived with in vitro fertilization in frozen versus fresh cycles.* J Assist Reprod Genet. 2017; 34: 191-200

Lundberg FE, Iliadou AN, Rodriguez-Wallberg K, Bergh C, Gemzell-Danielsson K, Johansson ALV. *Ovarian stimulation and risk of breast cancer in Swedish women.* Fertil Steril. 2017; 108: 137-144.

Luzzo KM, Wang Q, Purcell SH, Chi M, Jimenez PT, Grindler N, Schedl T, Moley KH. *High fat diet induced developmental defects in the mouse: oocyte meiotic aneuploidy and fetal growth retardation/brain defects.* PLoS One 2012; 7: e49217

Maheshwari A, Hamilton M, Bhattacharya S. *Should we be promoting embryo transfer at blastocyst stage?* Reprod Biomed Online 2016; 32: 142-6

Maheshwari A, Pandey S, Amalraj Raja E, Shetty A, Hamilton M, Bhattacharya S. *Is frozen embryo transfer better for mothers and babies? Can cumulative meta-analysis provide a definitive answer?* Hum Reprod Update. 2018; 24: 35-58

Mainigi M, Rosenzweig JM, Lei J, Mensah V, Thomaier L, Talbot CC Jr, Olalere D, Ord T, Rozzah R, Johnston MV, Burd I. *Peri-Implantation Hormonal Milieu: Elucidating Mechanisms of Adverse Neurodevelopmental Outcomes.* Reprod Sci. 2016; 23, 785-794

Maithripala S, Durland U, Havelock J, Kashyap S, Hitkari J, Tan J, Iews M, Lisonkova S, Bedaiwy MA. *Prevalence and Treatment Choices for Couples with Recurrent Pregnancy Loss Due to Structural Chromosomal Anomalies.* J Obstet Gynaecol Can. 2018; 40: 655-662

Mak W, Kondapalli LA, Celia G, Gordon J, DiMattina M, Payson M. *Natural cycle IVF reduces the risk of low birthweight infants compared with conventional stimulated IVF.* Hum Reprod. 2016; 31: 789-94

Malchau S, Loft A, Larsen EC, Aaris Henningsen AK, Rasmussen S, Andersen AN, Pinborg A. *Perinatal outcomes in 375 children born after oocyte donation: a Danish national cohort study.* Fertil Steril. 2013; 99: 1637-1643

Maldonado MB, Penteado JC, Faccio BM, Lopes FL, Arnold DR. *Changes in tri-methylation profile of lysines 4 and 27 of histone H3 in bovine blastocysts after cryopreservation.* Cryobiology 2015; 71: 481-485

Marci R, Graziano A, Lo Monte G, Piva I, Soave I, Marra E, Lisi F, Moscarini M, Caserta D. *GnRH antagonists in assisted reproductive techniques: a review on the Italian experience.* Eur Rev Med Pharmacol Sci. 2013; 17: 853-73

Marianowski P, Dąbrowski FA, Zyguła A, Wielgoś M, Szymusik I. *Do We Pay Enough Attention to Culture Conditions in Context of Perinatal Outcome after In Vitro Fertilization? Up-to-Date Literature Review.* Biomed. Res. Int. 2016; 2016: 3285179

Marino JL, Moore VM, Willson KJ, Rumbold A, Whitrow MJ, Giles LC, Davies MJ. *Perinatal outcomes by mode of assisted conception and sub-fertility in an Australian data linkage cohort.* PLoS One 2014; 9: e80398

Marques PI, Fernandes S, Carvalho F, Barros A, Sousa M, Marques CJ. *DNA methylation imprinting errors in spermatogenic cells from maturation arrest azoospermic patients.* Andrology. 2017; 5: 451-459

Martin AS, Monsour M, Kawwass JF, Boulet SL, Kissin DM, Jamieson DJ. *Risk of Preeclampsia in Pregnancies After Assisted Reproductive Technology and Ovarian Stimulation.* Matern Child Health J. 2016 a; 20: 2050-6

Martin AS, Zhang Y, Crawford S, Boulet SL, McKane P, Kissin DM, Jamieson DJ. *Antenatal Hospitalizations Among Pregnancies Conceived With and Without Assisted Reproductive Technology.* Obstet Gynecol. 2016 b; 127: 941-50

Martins WP, Nastri CO, Rienzi L, van der Poel SZ, Gracia CR, Racowsky C. *Obstetrical and perinatal outcomes following blastocyst transfer compared to cleavage transfer: a systematic review and meta-analysis.* Hum Reprod. 2016; 31: 2561-2569

Mascarenhas M, Sunkara SK, Antonisamy B, Kamath MS. *Higher risk of preterm birth and low birth weight following oocyte donation: A systematic review and meta-analysis.* Eur J Obstet Gynecol Reprod Biol. 2017; 218: 60-67

Maxwell KN, Cholst IN, Rosenwaks Z. *The incidence of both serious and minor complications in young women undergoing oocyte donation.* Fertil Steril. 2008; 90: 2165-71

McArdle HJ, Gambling L, Kennedy C. *Iron deficiency during pregnancy: the consequences for placental function and fetal outcome.* Proc Nutr Soc. 2014; 73: 9-15

McCallie B, Schoolcraft WB, Katz-Jaffe MG. *Aberration of blastocyst microRNA expression is associated with human infertility.* Fertil Steril. 2010; 93: 2374-82

McCallie BR, Parks JC, Griffin DK, Schoolcraft WB, Katz-Jaffe MG. *Infertility diagnosis has a significant impact on the transcriptome of developing blastocysts.* Mol Hum Reprod. 2017; 23: 549-556

McMullen S, Langley-Evans SC, Gambling L, Lang C, Swali A, McArdle HJ. *A common cause for a common phenotype: the gatekeeper hypothesis in fetal programming.* Med Hypotheses 2012; 78: 88-94

Meister TA, Rexhaj E, Rimoldi SF, Scherrer U, Sartori C. *Effects of perinatal, late foetal, and early embryonic insults on the cardiovascular phenotype in experimental animal models and humans.* Vasa. 2016; 45: 439-449

Melamed N, Choufani S, Wilkins-Haug LE, Koren G, Weksberg R. *Comparison of genome-wide and gene-specific DNA methylation between ART and naturally conceived pregnancies.* Epigenetics 2015; 10: 474-83

Mendola P. *Epithelial ovarian tumors and fertility drugs--are we asking the right questions?* Fertil Steril. 2013; 99: 1853-4

Menezo YJR, Elder K, Dale B. *Link between increased prevalence of autism spectrum disorder syndromes and oxidative stress, DNA methylation, and imprinting: the impact of the environment.* JAMA Pediatr. 2015; 169: 1066-7

Messerschmidt MG, Knowles BB, Solter D. *DNA methylation dynamics during epigenetic reprogramming in the germline and preimplantation embryos.* Genes Dev. 2014; 28: 812-28

Micali N, dos-Santos-Silva I, De Stavola B, Steenweg-de Graaf J, Jaddoe V, Hofman A, Verhulst FC, Steegers EAP, Tiemeier H. *Fertility treatment, twin births, and unplanned pregnancies in women with eating disorders: findings from a population-based birth cohort.* BJOG 2014; 121: 408-416

Min JK, Breheny SA, MacLachlan V, Healy DL. *What is the most relevant standard of success in assisted reproduction? The singleton, term gestation, live birth rate per cycle initiated: the BESST endpoint for assisted reproduction.* Hum Reprod 2004; 19: 3-7

Minasi MG, Fiorentino F, Ruberti A, Biricik A, Cursio E, Cotroneo E, Varricchio MT, Surdo M, Spinella F, Greco E. *Genetic diseases and aneuploidies can be detected with a single blastocyst biopsy: a successful clinical approach.* Hum Reprod. 2017; 32: 1770-1777

Ministro della Salute. *Relazione del Ministro al Parlamento sullo stato di attuazione della legge contenente norme in materia di Procreazione Medicalmente Assistita (legge 19 Febbraio 2004, n.40, articolo 15). Attività anno 2014.* Roma, 30 Giugno 2016

Ministro della Salute. *Relazione del ministro al Parlamento sullo stato di attuazione della legge contenente norme in materia di Procreazione Medicalmente Assistita (legge 19 Febbraio 2004, n.40, articolo 15). Attività anno 2015.* Roma, 29 Giugno 2017

Mongraw-Chaffin ML, Cirillo PM, Cohn BA. *Preeclampsia and cardiovascular disease death: prospective evidence from the child health and development studies cohort.* Hypertension. 2010; 56: 166-71

Mor YS, Schenker IG. *Ovarian hyperstimulation syndrome and thrombotic events.* Am J Reprod Immunol. 2014; 72: 541-548

Morse SB, Zheng H, Tang Y, Roth J. *Early school-age outcomes of late preterm infants.* Pediatrics 2009; 123: e622-9

Mourad S, Brown J, Farquhar C. *Interventions for the prevention of OHSS in ART cycles: an overview of Cochrane reviews.* Cochrane Database Syst Rev. 2017 Jan 23;1:CD012103

Muir R, Diot A, Poulton J. *Mitochondrial content is central to nuclear gene expression: Profound implications for human health.* Bioessays. 2016; 38: 150-6

Mulder CL, Serrano JB, Catsburg LAE, Roseboom TJ, Repping S, van Pelt AMM. *A practical blueprint to systematically study life-long health consequences of novel medically assisted reproductive treatment.* Hum Reprod. 2018; 33: 784-792

Munk-Olsen T, Agerbo E. *Does childbirth cause psychiatric disorders? A population-based study paralleling a natural experiment.* Epidemiology 2015; 26:79-84

Murugappan G, Ohno MS, Lathi RB. *Cost-effectiveness analysis of preimplantation genetic screening and in vitro fertilization versus expectant management in patients with unexplained recurrent pregnancy* loss. Fertil Steril. 2015; 103: 1215-120

Murugappan G, Shahine LK, Perfetto CO, Hickok LR, Lathi RB. *Intent to treat analysis of in vitro fertilization and preimplantation genetic screening versus expectant management in patients with recurrent pregnancy loss.* Hum Reprod. 2016; 31: 1668-74

Mussa A, Molinatto C, Cerrato F, Palumbo O, Carella M, Baldassarre G, Carli D, Peris C, Riccio A, Ferrero GB. *Assisted Reproductive Techniques and Risk of Beckwith-Wiedemann Syndrome.* Pediatrics. 2017; 140: e20164311

Nagirnaja L, Aston KI, Conrad DF. *Genetic intersection of male infertility and cancer.* Fertil Steril. 2018; 109: 20-26

Nahman M. *Reverse traffic: intersecting inequalities in human egg donation.* Reprod Biomed Online. 2011; 23: 626-33

Nakasuji T, Saito H, Araki R, Nakaza A, Kuwahara A, Ishihara O, Irahara M, Kubota T, Yoshimura Y, Sakumoto T. *Validity for assisted hatching on pregnancy rate in assisted reproductive technology: analysis based on results of Japan Assisted Reproductive Technology Registry System 2010.* J Obstet Gynaecol Res. 2014; 40: 1653-60

Nap AW, Evers JL. *Couples with infertility belong to a very vulnerable group, they should not be exploited.* Hum Reprod. 2007; 22: 3262-3

Nargund G, Campbell S. *Changes in practice make analysis of historical databases irrelevant for comparison between Natural and Stimulated IVF.* Hum Reprod. 2017; 32: 963

Nargund G, Datta AK, Fauser BCJM. *Mild stimulation for in vitro fertilization.* Fertil Steril. 2017; 108: 558-567

Nastri CO, Teixeira DM, Moroni RM, Leitão VM, Martins WP. *Ovarian hyperstimulation syndrome: pathophysiology, staging, prediction and prevention.* Ultrasound Obstet Gynecol. 2015 ; 45: 377-93

Natarajan G, Shankaran S. *Short- and Long-Term Outcomes of Moderate and Late Preterm Infants.* Am J Perinatol. 2016; 33: 305-17

Nelissen EC, Van Montfoort AP, Smits LJ, Menheere PP, Evers JL, Coonen E, Derhaag JG, Peeters LL, Coumans AB, Dumoulin JC. *IVF culture medium affects human intrauterine growth as early as the second trimester of pregnancy.* Hum. Reprod. 2013; 28: 2067-2074

Nelissen EC, Dumoulin JC, Busato F, Ponger L, Eijssen LM, Evers JL, Tost J, van Montfoort AP. *Altered gene expression in human placentas after IVF/ICSI.* Hum Reprod. 2014; 29: 2821-31

Neumann PJ, Gharib SD, Weinstein MC. *The cost of a successful delivery with in vitro fertilization.* N Engl J Med. 1994 a; 331: 239-43.

Neumann PJ, Gharib SD, Weinstein MC. *Economic implications of assisted reproductive technology. Reply to the Editor.* N Engl J Med. 1994 b; 331: 1588-89

Novakovic B, Saffery R. *The importance of the intrauterine environment in shaping the human neonatal epigenome.* Epigenomics 2013; 5: 1-4

Nygren KG. *Single embryo transfer: the role of natural cycle/minimal stimulation IVF in the future.* Reprod Biomed Online. 2007; 14: 626-7

Olausson N, Mobarrez F, Wallen H, Westerlund E, Hovatta O, Henriksson P. *Microparticles reveal cell activation during IVF - a possible early marker of a prothrombotic state during the first trimester.* Thromb Haemost. 2016; 116: 517-23

Ombelet W. *The Walking Egg Project: Universal access to infertility care - from dream to reality.* Facts Views Vis Obgyn. 2013; 5: 161-75

Ombelet W. *New Generation IVF - What does it mean?* Facts Views Vis Obgyn. 2015; 7: 201-202

Ombelet W, Goossens J. *The Walking Egg Project: how to start a TWE centre?* Facts Views Vis Obgyn. 2016 b; 8: 119-124

Ombelet W, Martens G, Bruckers L. *Pregnant after assisted reproduction: a risk pregnancy is born! 18-years perinatal outcome results from a population-based registry in Flanders, Belgium.* Facts Views Vis Obgyn. 2016 a; 8: 193-204

Ombelet W. *The revival of intrauterine insemination: evidence-based data have changed the picture.* Facts Views Vis Obgyn. 2017; 9: 131-132

Opdahl S, Henningsen AA, Tiitinen A, Bergh C, Pinborg A, Romundstad PR, Wennerholm UB, Gissler M, Skjærven R, Romundstad LB. *Risk of hypertensive disorders in pregnancies following assisted reproductive technology: a cohort study from the CoNARTaS group.* Hum Reprod. 2015; 30: 1724-1731

Oron G. Allnutt E, Lackman T, Sokal-Arnon T, Holzer H, Takefman J. *A prospective study using Hatha Yoga for stress reduction among women waiting for IVF treatment.* Reprod Biomed Online 2015; 30: 542-8

Orvieto R, Vanni VS, Gleicher N. *The myths surrounding mild stimulation in vitro fertilization (IVF).* Reprod Biol Endocrinol. 2017; 15: 48

Õunap K. *Silver-Russell Syndrome and Beckwith-Wiedemann Syndrome: Opposite Phenotypes with Heterogeneous Molecular Etiology.* Mol Syndromol. 2016; 7: 110-121

Padhee M, Zhang S, Lie S, Wang KC, Botting KJ, McMillen IC, MacLaughlin SM, Morrison JL. *The Periconceptional Environment and Cardiovascular Disease: Does In Vitro Embryo Culture and Transfer Influence Cardiovascular Development and Health?* Nutrients 2015; 7: 1378-1425

Painter RC, de Rooij SR, Bossuyt PM, Simmers TA, Osmond C, Barker DJ, Bleker OP, Roseboom TJ. *Early onset of coronary artery disease after prenatal exposure to the Dutch famine.* Am J Clin Nutr. 2006; 84: 322-7

Palermo G, Joris H, Devroey P, Van Steirteghem AC. *Pregnancies after intracytoplasmic injection of single spermatozoon into an oocyte.* Lancet. 1992; 340: 17-8

Palomba S. *Harbin consensus conference and quality of infertility trials: reflections of a scientist on the Italian experience.* Journal of Ovarian Research 2013; 6: 81-86

Palomba S, Homburg R, Santagni S, La Sala GB, Orvieto R. *Risk of adverse pregnancy and perinatal outcomes after high technology infertility treatment: a comprehensive systematic review.* Reprod Biol Endocrinol. 2016 a; 14: 76

Palomba S, Santagni S, Gibbins K, La Sala GB, Silver RM. *Pregnancy complications in spontaneous and assisted conceptions of women with infertility and subfertility factors. A comprehensive review.* Reprod Biomed Online 2016 b; 33: 612-628

Pandian Z, Gibreel A, Bhattacharya S. *In vitro fertilisation for unexplained subfertility.* Cochrane Database Syst Rev. 2015 Nov 19;(11): CD003357

Papatheodorou A, Vanderzwalmen P, Panagiotidis Y, Petousis S, Gullo G, Kasapi E, Goudakou M, Prapas N, Zikopoulos K, Georgiou I, Prapas Y. *How does closed system vitrification of human oocytes affect the clinical outcome? A prospective, observational, cohort, noninferiority trial in an oocyte donation program.* Fertil Steril. 2016; 106: 1348-1355

Patrizio P, Bianchi V, Lalioti MD, Gerasimova T, Sakkas D. *High rate of biological loss in assisted reproduction: it is in the seed, not in the soil.* Reprod Biomed Online. 2007; 14: 92-5

Patrizio P, Sakkas D. *From oocyte to baby: a clinical evaluation of the biological efficiency of in vitro fertilization.* Fertil. Steril. 2009; 91: 1061-1066

Paulson RJ, Fauser BCJM, Vuong LTN, Doody K. *Can we modify assisted reproductive technology practice to broaden reproductive care access?* Fertil Steril. 2016; 105: 1138-1143

Pearson H. *Health effects of egg donation may take decades to emerge.* Nature 2006; 442: 607-8

Pecks U, Maass N, Neulen J. *Oocyte donation: a risk factor for pregnancy-induced hypertension: a meta-analysis and case series.* Dtsch Arztebl Int. 2011; 108: 23-31

Petrussa L, Van de Velde H, De Rycke M. *Dynamic regulation of DNA methyltransferases in human oocytes and preimplantation embryos after assisted reproductive technologies.* Mol Hum Reprod. 2014; 20: 861-74

Pfeffer N. *Eggs-ploiting women: a critical feminist analysis of the different principles in transplant and fertility tourism.* Reprod Biomed Online. 2011; 23: 634-41

Phipps WR. *Jack LaLanne got it right.* Fertil Steril. 2017; 108: 955-956

Pinborg A, Henningsen AK, Malchau SS, Loft A. *Congenital anomalies after assisted reproductive technology.* Fertil Steril. 2013 a; 99: 327-332

Pinborg A, Wennerholm UB, Romundstad LB, Loft A, Aittomaki K, Söderström-Anttila V, Nygren KG, Hazekamp J, Bergh C. *Why do singletons conceived after assisted reproduction technology have adverse perinatal outcome? Systematic review and meta-analysis.* Hum Reprod Update 2013 b; 19: 87-104

Pinborg A, Henningsen AA, Loft A, Malchau SS, Forman J, Andersen AN. *Large baby syndrome in singletons born after frozen embryo transfer (FET): is it due to maternal factors or the cryotechnique?* Hum. Reprod. 2014, 29: 618-627

Pinborg A, Loft A, Romundstad LB, Wennerholm UB, Söderström-Anttila V, Bergh C, Aittomäki K. *Epigenetics and assisted reproductive technologies.* Acta Obstet Gynecol Scand. 2016; 95: 10-5

Piva I, Lo Monte G, Graziano A, Marci R. *A literature review on the relationship between infertility and sexual dysfunction: does fun end with baby making?* Eur J Contracept Reprod Health Care. 2014; 19: 231-7

Pontesilli M, Painter RC, Grooten IJ, van der Post JA, Mol BW, Vrijkotte TG, Repping S, Roseboom TJ. *Subfertility and assisted reproduction techniques are associated with poorer cardiometabolic profiles in childhood.* Reprod Biomed Online 2015; 30: 258-67

Porat-Katz A, Eldar-Geva T, Kahane A, Laufer N, Younis JS, Radin O, Paltiel O. *Use of complementary medical therapies by Israeli patients undergoing in vitro fertilization.* Int J Gynaecol Obstet. 2015; 129: 133-7

Porreco RP, Harden L, Gambotto M, Shapiro H. *Expectation of pregnancy outcome among mature women.* Am J Obstet Gynecol. 2005; 192: 38-41

Poston L, Bell R, Croker H, Flynn AC, Godfrey KM, Goff L, Hayes L, Khazaezadeh N, Nelson SM, Oteng-Ntim E, Pasupathy D, Patel N, Robson SC, Sandall J, Sanders TA, Sattar N, Seed PT, Wardle J, Whitworth MK, Briley AL; UPBEAT Trial Consortium. *Effect of a behavioural intervention in obese pregnant women (the UPBEAT study): a multicentre, randomised controlled trial.* Lancet Diabetes Endocrinol. 2015; 3: 767-77

Practice Committee of the American Society for Reproductive Medicine; Practice Committee of the Society for Assisted Reproductive Technology. *Repetitive oocyte donation: a committee opinion.* Fertil Steril. 2014; 102: 964-6

Practice Committee of the American Society for Reproductive Medicine; Practice Committee of the American Society for Reproductive Medicine. *Fertility drugs and cancer: a guideline.* Fertil Steril. 2016; 106: 1617-1626

Provost MP, Acharya KS, Acharya CR, Yeh JS, Steward RG, Eaton JL, Goldfarb JM, Muasher SJ. *Pregnancy outcomes decline with increasing body mass index: analysis of 239,127 fresh autologous in vitro fertilization cycles from the 2008-2010 Society for Assisted Reproductive Technology registry.* Fertil Steril. 2016; 105: 663-669

Provoost V, Tilleman K, D'Angelo A, De Sutter P, de Wert G, Nelen W, Pennings G, Shenfield F, Dondorp W. *Beyond the dichotomy: a tool for distinguishing between experimental, innovative and established treatment.* Hum Reprod. 2014; 29: 413-417

Pujadas E, Feinberg AP. *Regulated noise in the epigenetic landscape of development and disease.* Cell. 2012; 148: 1123-31

Purewal S, van den Akker OB. *Systematic review of oocyte donation: investigating attitudes, motivations and experiences.* Hum Reprod Update. 2009; 15: 499-515

Qin J, Sheng X, Wang H, Liang D, Tan H, Xia J. *Assisted reproductive technology and risk of congenital malformations: a meta-analysis based on cohort studies.* Arch Gynecol Obstet. 2015; 292: 777-98

Qin J, Liu X, Sheng X, Wang H, Gao S. *Assisted reproductive technology and the risk of pregnancy-related complications and adverse pregnancy outcomes in singleton pregnancies: a meta-analysis of cohort studies.* Fertil Steril. 2016; 105: 73-85

Qin JB, Wang H, Sheng X, Xie Q, Gao S. *Assisted reproductive technology and risk of adverse obstetric outcomes in dichorionic twin pregnancies: a systematic review and meta-analysis.* Fertil Steril. 2016; 105: 1180-1192

Qin JB, Sheng XQ, Wu D, Gao SY, You YP, Yang TB, Wang H. *Worldwide prevalence of adverse pregnancy outcomes among singleton pregnancies after in vitro fertilization/intracytoplasmic sperm injection: a systematic review and meta-analysis.* Arch Gynecol Obstet. 2017 a; 295: 285-301

Qin JB, Sheng XQ, Wang H, Chen GC, Yang J, Yu H, Yang TB. *Worldwide prevalence of adverse pregnancy outcomes associated with in vitro fertilization/intracytoplasmic sperm injection among multiple births: a systematic review and meta-analysis based on cohort studies.* Arch Gynecol Obstet. 2017 b; 295: 577-597

Quinn KE, Reynolds LP, Grazul-Bilska AT, Borowicz PP, Ashley RL. *Placental development during early pregnancy: Effects of embryo origin on expression of chemokine ligand twelve (CXCL12).* Placenta 2016; 43: 77-80

Racca A, Santos-Ribeiro S, De Munck N, Mackens S, Drakopoulos P, Camus M, Verheyen G, Tournaye H, Blockeel C. *Impact of late-follicular phase elevated serum progesterone on cumulative live birth rates: is there a deleterious effect on embryo quality?* Hum Reprod. 2018; 33: 860-868

Radford EJ, Isganaitis E, Jimenez-Chillaron J, Schroeder J, Molla M, Andrews S, Didier N, Charalambous M, McEwen K, Marazzi G, Sassoon D, Patti ME, Ferguson-Smith AC. *An unbiased assessment of the role of imprinted genes in an intergenerational model of developmental programming.* PLoS Genet. 2012; 8: e1002605

Ratson R, Sheiner E, Davidson E, Sergienko R, Beharier O, Kessous R. *Fertility treatments and the risk for ophthalmic complications: a cohort study with 25-year follow-up.* J Matern Fetal Neonatal Med. 2016; 29: 3094-3097

Reh A, Amarosa A, Licciardi F, Krey L, Berkeley AS, Kump L. *Evaluating the necessity for universal screening of prospective oocyte donors using enhanced genetic and psychological testing.* Hum Reprod. 2010; 25: 2298-304

Reigstad MM, Larsen IK, Myklebust TÅ, Robsahm TE, Oldereid NB, Omland AK, Vangen S, Brinton LA, Storeng R. *Risk of breast cancer following fertility treatment--a registry based cohort study of parous women in Norway.* Int J Cancer. 2015; 136: 1140-8

Reigstad MM, Larsen IK, Myklebust TÅ, Robsahm TE, Oldereid NB, Brinton LA, Storeng R. *Risk of Cancer in Children Conceived by Assisted Reproductive Technology.* Pediatrics 2016 a; 137: e20152061

Reigstad MM, Larsen IK, Myklebust TÅ, Robsahm TE, Oldereid NB, Omland AK, Vangen S, Storeng R. *The Nordic Health Registries: an important part of modern medical research.* Hum Reprod. 2016 b; 31: 216-7

Reigstad MM, Oldereid NB, Omland AK, Storeng R. *Literature review on cancer risk in children born after fertility treatment suggests increased risk of haematological cancers.* Acta Paediatr. 2017 a; 106: 698-709

Reigstad MM, Storeng R, Myklebust TÅ, Oldereid NB, Omland AK, Robsahm TE, Brinton LA, Vangen S, Furu K, Larsen IK. *Cancer Risk in Women Treated with Fertility Drugs According to Parity Status-A Registry-based Cohort Study.* Cancer Epidemiol Biomarkers Prev. 2017 b; 26: 953-962

Reis Soares S, Rubio C, Rodrigo L, Simón C, Remohí J, Pellicer A. *High frequency of chromosomal abnormalities in embryos obtained from oocyte donation cycles.* Fertil Steril. 2003; 80: 656-7

Revelli A, Razzano A, Delle Piane L, Casano S, Benedetto C. *Awareness of the effects of postponing motherhood among hospital gynecologists: is their knowledge sufficient to offer appropriate help to patients?* J Assist Reprod Genet. 2016; 33: 215-20

Reynolds LP, Haring JS, Johnson ML, Ashley RL, Redmer DA, Borowicz PP, Grazul-Bilska AT. *Placental development during early pregnancy in sheep: estrogen and progesterone receptor messenger RNA expression in pregnancies derived from in vivo-produced and in vitro-produced embryos.* Domest Anim Endocrinol. 2015; 53: 60-9.

Richardson MC, Guo M, Fauser BC, Macklon NS. *Environmental and developmental origins of ovarian reserve.* Hum Reprod Update. 2014; 20: 353-69.

Rienzi L, Gracia C, Maggiulli R, LaBarbera AR, Kaser DJ, Ubaldi FM, Vanderpoel S, Racowsky C. *Oocyte, embryo and blastocyst cryopreservation in ART: systematic review and meta-analysis comparing slow-freezing versus vitrification to produce evidence for the development of global guidance.* Hum Reprod Update 2017; 23: 139-155

Rimoldi SF, Sartori C, Rexhaj E, Cerny D, Von Arx R, Soria R, Germond M, Allemann Y, Scherrer U. *Vascular dysfunction in children conceived by assisted reproductive technologies: underlying mechanisms and future implications.* Swiss Med Wkly. 2014; 144: w13973

Rimoldi SF, Sartori C, Rexhaj E, Bailey DM, de Marchi SF, McEneny J, Arx Rv, Cerny D, Duplain H, Germond M, Allemann Y, Scherrer U. *Antioxidants improve vascular function in children conceived by assisted reproductive technologies: A randomized double-blind placebo-controlled trial.* Eur J Prev Cardiol. 2015; 22: 1399-407

Rizos D, Maillo V, Sánchez-Calabuig MJ, Lonergan P. *The Consequences of Maternal-Embryonic Cross Talk During the Periconception Period on Subsequent Embryonic Development.* Adv Exp Med Biol. 2017; 1014: 69-86

Roberts RG. *What are little boys and girls made of? The origins of sexual dimorphism.* PLoS Biol. 2014; 12: e1001905.

Robinson SM, Crozier SR, Harvey NC, Barton BD, Law CM, Godfrey KM, Cooper C, Inskip HM. *Modifiable early-life risk factors for childhood adiposity and overweight: an analysis of their combined impact and potential for prevention.* Am J Clin Nutr. 2015; 101: 368-375

Rodríguez-Martínez H, Kvist U, Ernerudh J, Sanz L, Calvete JJ. *Seminal plasma proteins: what role do they play?* Am J Reprod Immunol. 2011; 66 Suppl 1: 11-22

Rodriguez-Wallberg KA, Tanbo T, Tinkanen H, Thurin-Kjellberg A, Nedstrand E, Kitlinski ML, Macklon KT, Ernst E, Fedder J, Tiitinen A, Morin-Papunen L, Einarsson S, Jokimaa V, Hippeläinen M, Lood M, Gudmundsson J, Olofsson JI. *Ovarian tissue cryopreservation and transplantation among alternatives for fertility preservation in the Nordic countries - compilation of 20 years of multicenter experience.* Acta Obstet Gynecol Scand. 2016; 95: 1015-26

Roesner S, von Wolff M, Elsaesser M, Roesner K, Reuner G, Pietz J, Bruckner T, Strowitzki T.
Two-year development of children conceived by IVM: a prospective controlled single-blinded study. Hum Reprod. 2017; 32: 1341-1350

Romundstad LB, Romundstad PR, Sunde A, von Düring V, Skjaerven R, Vatten LJ. *Increased risk of placenta previa in pregnancies following IVF/ICSI; a comparison of ART and non-ART pregnancies in the same mother.* Hum Reprod. 2006; 21: 2353-8

Romundstad LB, Romundstad PR, Sunde A, von Düring V, Skjaerven R, Gunnell D, Vatten LJ. *Effects of technology or maternal factors on perinatal outcome of assisted reproduction: a population based coohort study.* Lancet 2008; 72: 737-43

Rosenwaks Z. *Biomarkers of embryo viability: the search of the "holy grail" of embryo selection.* Fertil Steril. 2017; 108: 719-21

Roy MC, Dupras C, Ravitsky V. *The epigenetic effects of assisted reproductive technologies: ethical considerations.* J Dev Orig Health Dis. 2017; 8: 436-442

Royster GD 4th, Krishnamoorthy K, Csokmay JM, Yauger BJ, Chason RJ, DeCherney AH, Wolff EF, Hill MJ. *Are intracytoplasmic sperm injection and high serum estradiol compounding risk factors for adverse obstetric outcomes in assisted reproductive technology?* Fertil Steril. 2016; 106: 363-370

Rumbold AR, Moore VM, Whitrow MJ, Oswald TK, Moran LJ, Fernandez RC, Barnhart KT, Davies MJ. *The impact of specific fertility treatments on cognitive development in childhood and adolescence: a systematic review.* Hum Reprod. 2017; 32: 1489-1507

Saadeldin IM, Oh HJ, Lee BC. *Embryonic-maternal cross-talk via exosomes: potential implications.* Stem Cells Cloning 2015; 8: 103-7

Sabetian S, Shamsir MS, Abu Naser M. *Functional features and protein network of human sperm-egg interaction.* Syst Biol Reprod Med. 2014; 60: 329-337

Sabetian S, Shamsir MS. *Systematic Analysis of Protein Interaction Network Associated with Azoospermia.* Int J Mol Sci. 2016; 17: E1857

Sabeti Rad Z, Friberg B, Henic E, Rylander L, Ståhl O, Källén B, Lingman G. *Congenital malformations in offspring of women with a history of malignancy.* Birth Defects Res. 2017; 109: 224-233

Saenz-De-Juano MD, Billooye K, Smitz J, Anckaert E. *The loss of imprinted DNA methylation in mouse blastocysts is inflicted to a similar extent by in vitro follicle culture and ovulation induction.* Mol Hum Reprod. 2016; 22; 427-441

Saffery R, Novakovic B. *Epigenetics as the mediator of fetal programming of adult onset disease: what is the evidence?* Acta Obstet Gynecol Scand. 2014; 93: 1090-1098

Sánchez-Calabuig MJ, López-Cardona AP, Fernández-González R, Ramos-Ibeas P, Fonseca Balvís N, Laguna-Barraza R, Pericuesta E, Gutiérrez-Adán A, Bermejo-Álvarez P. *Potential Health Risks Associated to ICSI: Insights from Animal Models and Strategies for a Safe Procedure.* Front Public Health. 2014; 2: 241

Sandin S, Nygren KG, Iliadou A, Hultman CM, Reichenberg A. *Autism and mental retardation among offspring born after in vitro fertilization.* JAMA. 2013; 310: 75-84

Santulli P, Collinet P, Fritel X, Canis M, d'Argent EM, Chauffour C, Cohen J, Pouly JL, Boujenah J, Poncelet C, Decanter C, Borghese B, Chapron C. *Management of assisted reproductive technology (ART) in case of endometriosis related infertility: CNGOF-HAS Endometriosis Guidelines.* Gynecol Obstet Fertil Senol. 2018; 46: 373-375

Saso S, Louis LS, Doctor F, Hamed AH, Chatterjee J, Yazbek J, Bora S, Abdalla H, Ghaem-Maghami S, Thum MY. *Does fertility treatment increase the risk of uterine cancer? A meta-analysis.* Eur J Obstet Gynecol Reprod Biol. 2015; 195: 52-60

Sauer MV. *Reproduction at an advanced maternal age and maternal health.* Fertil Steril 2015; 103: 1136-43

Savasi VM, Mandia L, Laoreti A, Cetin I. *Maternal and fetal outcomes in oocyte donation pregnancies.* Hum Reprod Update 2016; 22: 620-633

Sazonova A, Källen K, Thurin-Kjellberg A, Wennerholm UB, Bergh C. *Obstetric outcome in singletons after in vitro fertilization with cryopreserved/thawed embryos.* Hum Reprod. 2012; 2: 1343-50

Schattman GL. *Chromosomal mosaicism in human preimplantation embryos: another fact that cannot be ignored.* Fertil Steril 2018; 109: 54-5

Schendelaar P, Middelburg KJ, Bos AF, Heineman MJ, Kok JH, La Bastide-Van Gemert S, Seggers J, Van den Heuvel ER, Hadders-Algra M. *The effect of preimplantation genetic screening on neurological, cognitive and behavioural development in 4-year-old children: follow-up of a RCT.* Hum Reprod. 2013; 28: 1508-1518

Scherrer U, Rimoldi SF, Rexhaj E, Stuber T, Duplain H, Garcin S, de Marchi SF, Nicod P, Germond M, Allemann Y, Sartori C. *Systemic and pulmonary vascular dysfunction in children conceived by assisted reproductive technologies.* Circulation 2012; 125: 1890-1896

Scherrer U, Rexhaj E, Allemann Y, Sartori C, Rimoldi SF. *Cardiovascular dysfunction in children conceived by assisted reproductive technologies.* Eur Heart J. 2015; 36: 1583-9.

Scherrer U, Rexhaj E, Soria R, Meister TA, Messerli FH. *Preterm Birth and Risk of Heart Failure. Potential Contribution of Assisted Reproductive Technologies.* J Am Coll Cardiol. 2017; 70: 1828-9

Schieve LA, Fountain C, Boulet SL, Yeargin-Allsopp M, Kissin DM, Jamieson DJ, Rice C, Bearman P. *Does Autism Diagnosis Age or Symptom Severity Differ Among Children According to Whether Assisted Reproductive Technology was Used to Achieve Pregnancy?* J Autism Dev Disord. 2015; 45: 2991-3003

Schieve LA, Drews-Botsch C, Harris S, Newschaffer C, Daniels J, DiGuiseppi C, Croen LA, Windham GC. *Maternal and Paternal Infertility Disorders and Treatments and Autism Spectrum Disorder: Findings from the Study to Explore Early Development.* J Autism Dev Disord. 2017; 47: 3994-4005

Schneider J, Lahl J, Kramer W. *Long-term breast cancer risk following ovarian stimulation in young egg donors: a call for follow-up, research and informed consent.* Reprod Biomed Online. 2017; 34: 480-485

Schwarz F, Springer SA, Altheide TK, Varki NM, Gagneux P, Varki A. *Human-specific derived alleles of CD33 and other genes protect against postreproductive cognitive decline.* Proc Natl Acad Sci U S A. 2016; 113: 74-9

Seggers J, Haadsma ML, Bastide-van Gemert S, Heineman MJ, Kok JH, Middelburg KJ, Roseboom TJ, Schendelaar P, Van den Heuvel ER, Hadders-Algra M. *Blood pressure and anthropometrics of 4-y-old children born after preimplantation genetic screening: follow-up of a unique, moderately sized, randomized controlled trial.* Pediatr Res. 2013; 74: 606-614

Setti AS, Figueira RC, de Almeida Ferreira Braga DP, Azevedo MC, Iaconelli A Jr, Borges E Jr. *Oocytes with smooth endoplasmic reticulum clusters originate blastocysts with impaired implantation potential.* Fertil Steril. 2016; 106: 1718-1724

Sejbaek CS, Pinborg A, Hageman I, Forman JL, Hougaard CØ, Schmidt L. *Are repeated assisted reproductive technology treatments and an unsuccessful outcome risk factors for unipolar depression in infertile women?* Acta Obstet Gynecol Scand. 2015; 94: 1048-55

Sergentanis TN, Diamantaras AA, Perlepe C, Kanavidis P, Skalkidou A, Petridou ET. *IVF and breast cancer: a systematic review and meta-analysis.* Hum Reprod Update. 2014; 20: 106-23

Sermon K, Capalbo A, Cohen J, Coonen E, De Rycke M, De Vos A, Delhanty J, Fiorentino F, Gleicher N, Griesinger G, Grifo J, Handyside A, Harper J, Kokkali G, Mastenbroek S, Meldrum D, Meseguer M, Montag M, Munné S, Rienzi L, Rubio C, Scott K, Scott R, Simon C, Swain J, Treff N, Ubaldi F, Vassena R, Vermeesch JR, Verpoest W, Wells D, Geraedts J. *The why, the how and the when of PGS 2.0: current practices and expert opinions of fertility specialists, molecular biologists, and embryologists.* Mol Hum Reprod. 2016; 22: 845-57

Servick K. *Unsettled questions trail IVF's success.* Science 2014; 345: 744-6

Shani C, Yelena S, Reut BK, Adrian S, Sami H. *Suicidal risk among infertile women undergoing in-vitro fertilization: Incidence and risk factors.* Psychiatric Res. 2016; 240: 53-59

Shankaran S. *Outcomes from infancy to adulthood after assisted reproductive technology.* Fertil Steril. 2014; 101: 1217-1221

Shapiro-Mendoza C, Kotelchuck M, Barfield W, Davin CA, Diop H, Silver M, Manning SE. *Enrollment in early intervention programs among infants born late preterm, early term, and term.* Pediatrics 2013; 132: e61-9

Sharma R, Agarwal A, Rohra VK, Assidi M, Abu-Elmagd M, Turki RF. *Effects of increased paternal age on sperm quality, reproductive outcome and associated epigenetic risks to offspring.* Reprod Biol Endocrinol. 2015; 13: 35-54

Shaw L, Sneddon SF, Zeef L, Kimber SJ, Brison DR. *Global gene expression profiling of individual human oocytes and embryos demonstrates heterogeneity in early development.* PLoS One. 2013; 8: e64192

Sheffer-Mimouni G. Mashiach S, Dor J, Levran D, Seidman DS. *Factors influencing the obstetric and perinatal outcome after oocyte donation.* Hum Reprod. 2002; 17: 2636-2640

Sher G, Knutzen VK, Stratton CJ, Montakhab MM, Allenson SG. *In vitro sperm capacitation and transcervical intrauterine insemination for the treatment of refractory infertility: phase I.* Fertil Steril. 1984; 41: 260-4

Shiell AW, Campbell DM, Hall MH, Barker DJ. *Diet in late pregnancy and glucose-insulin metabolism of the offspring 40 years later.* BJOG. 2000; 107: 890-5

Shiell AW, Campbell-Brown M, Haselden S, Robinson S, Godfrey KM, Barker DJ. *High-meat, low-carbohydrate diet in pregnancy: relation to adult blood pressure in the offspring.* Hypertension 2001; 38: 1282-8

Shih T, Peneva D, Xu X, Sutton A, Triche E, Ehrenkranz RA, Paidas M, Stevens W. *The Rising Burden of Preeclampsia in the United States Impacts Both Maternal and Child Health.* Am J Perinatol. 2016; 33: 329-38

Shirazi A, Naderi MM, Hassanpour H, Heidari M, Borjian S, Sarvari A, Akhondi MM. *The effect of ovine oocyte vitrification on expression of subset of genes involved in epigenetic modifications during oocyte maturation and early embryo development.* Theriogenology. 2016; 86: 2136-2146

Shrim A, Levin I, Mallozzi A, Brown R, Salama K, Gamzu R, Almog B. *Does very advanced maternal age, with or without egg donation, really increase obstetric risk in a large tertiary center?* J Perinat Med. 2010; 38: 645-650

Sibai BM. *Subfertility/infertility and assisted reproductive conception are independent risk factors for pre-eclampsia.* BJOG. 2015; 122: 923

Sills ES, Li X, Frederick JL, Khoury CD, Potter DA. *Determining parental origin of embryo aneuploidy: analysis of genetic error observed in 305 embryos derived from anonymous donor oocyte IVF cycles.* Mol Cytogenet. 2014; 7: 68

Silver MJ, Kessler NJ, Hennig BJ, Dominguez-Salas P, Laritsky E, Baker MS, Coarfa C, Hernandez-Vargas H, Castelino JM, Routledge MN, Gong YY, Herceg Z, Lee YS, Lee K, Moore SE, Fulford AJ, Prentice AM, Waterland RA. *Independent genomewide screens identify the tumor suppressor VTRNA2-1 as a human epiallele responsive to periconceptional environment.* Genome Biol. 2015; 16: 118

Silver R. *Infertility trial outcomes: healthy moms and babies.* Fertil Steril. 2014; 101: 1209-16

Simpson JL. *Birth defects and assisted reproductive technologies.* Semin Fetal Neonatal Med. 2014; 19: 177-82

Sipos PI, Rens W, Schlecht H, Fan X, Wareing M, Hayward C, Hubel CA, Bourque S, Baker PN, Davidge ST, Sibley CP, Crocker IP. *Uterine vasculature remodeling in human pregnancy involves functional macrochimerism by endothelial colony forming cells of fetal origin.* Stem Cells 2013; 31: 1363-1370

Siristatidis C, Sergentanis TN, Kanavidis P, Trivella M, Sotiraki M, Mavromatis I, Psaltopoulou T, Skalkidou A, Petridou ET. *Controlled ovarian hyperstimulation for IVF: impact on ovarian, endometrial and cervical cancer--a systematic review and meta-analysis.* Hum Reprod Update. 2013; 19: 105-23

Siristatidis CS, Sertedaki E, Vaidakis D, Varounis C, Trivella M. *Metabolomics for improving pregnancy outcomes in women undergoing assisted reproductive technologies.* Cochrane Database Syst Rev. 2018 Mar 16; 3: CD011872

Sites CK, Wilson D, Barsky M, Bernson D, Bernstein IM, Boulet S, Zhang Y. *Embryo cryopreservation and preeclampsia risk.* Fertil Steril. 2017; 108: 784-790

Smarr MM, Sapra KJ, Gemmill A, Kahn LG, Wise LA, Lynch CD, Factor-Litvak P, Mumford SL, Skakkebaek NE, Slama R, Lobdell DT, Stanford JB, Jensen TK, Boyle EH, Eisenberg ML, Turek PJ, Sundaram R, Thoma ME, Buck Louis GM. *Is human fecundity changing? A discussion of research and data gaps precluding us from having an answer.* Hum Reprod. 2017; 32: 499-504

Song S, Ghosh J, Mainigi M, Turan N, Weinerman R, Truongcao M, Coutifaris C, Sapienza C. *DNA methylation differences between in vitro- and in vivo-conceived children are associated with ART procedures rather than infertility.* Clin Epigenetics 2015; 7: 41

Song SH, Kim DS, Yoon TK, Hong JY, Shim SH. *Sexual function and stress level of male partners of infertile couples during the fertile period.* BJU Int. 2016; 117: 173-6

Spaan M, van den Belt-Dusebout AW, Burger CW, van Leeuwen FE; OMEGA-project group. *Risk of Colorectal Cancer After Ovarian Stimulation for In Vitro Fertilization.* Clin Gastroenterol Hepatol. 2016; 14: 729-737

Spangmose AL, Malchau SS, Schmidt L, Vassard D, Rasmussen S, Loft A, Forman J, Pinborg A. *Academic performance in adolescents born after ART-a nationwide registry-based cohort study.* Hum Reprod. 2017; 32: 447-456

Spar D. *The egg trade-making sense of the market for human oocyte.* N Engl J Med. 2007; 356: 1289-1291

Spencer HG, Wolf JB. *Genomic imprinting: theories and data.* Heredity (Edinb) 2014; 113: 93-5

Stern JE, Gopal D, Liberman RF, Anderka M, Kotelchuck M, Luke B. *Validation of birth outcomes from the Society for Assisted Reproductive Technology Clinic Outcome Reporting System (SART CORS): population-based analysis from the Massachusetts Outcome Study of Assisted Reproductive Technology (MOSART).* Fertil Steril. 2016; 106: 717-722

Stevens AM. *Maternal microchimerism in health and disease.* Best Pract Res Clin Obstet Gynaecol. 2016; 31: 121-130

Stevens W, Shih T, Incerti D, Ton TGN, Lee HC, Peneva D, Macones GA, Sibai BM, Jena AB. *Short-term costs of preeclampsia to the United States health care system.* Am J Obstet Gynecol. 2017; 217: 237-248

Stewart LM, Holman CD, Hart R, Bulsara MK, Preen DB, Finn JC. *In vitro fertilization and breast cancer: is there cause for concern?* Fertil Steril. 2012; 98: 334-40

Stewart LM, Holman CD, Finn JC, Preen DB, Hart R. *In vitro fertilization is associated with an increased risk of borderline ovarian tumours.* Gynecol Oncol. 2013 a; 129: 372-6

Stewart LM, Holman CD, Aboagye-Sarfo P, Finn JC, Preen DB, Hart R. *In vitro fertilization, endometriosis, nulliparity and ovarian cancer risk.* Gynecol Oncol. 2013 b; 128: 260-4

Storgaard M, Loft A, Bergh C, Wennerholm UB, Söderström-Anttila V, Romundstad LB, Aittomaki K, Oldereid N, Forman J, Pinborg A. *Obstetric and neonatal complications in pregnancies conceived after oocyte donation: a systematic review and meta-analysis.* BJOG. 2017; 124:561-572

Storry JR. *Don't ask, don't tell: the ART of silence can jeopardize assisted pregnancies.* Transfusion 2010; 50: 2070-2072

Strouthopoulos C, Anifandis G. *An automated blastomere identification method for the evaluation of day 2 embryos during IVF/ICSI treatments.* Comput Methods Programs Biomed. 2018; 156: 53-59

Sullivan-Pyke CS, Senapati S, Mainigi MA, Barnhart KT. *In Vitro fertilization and adverse obstetric and perinatal outcomes.* Semin Perinatol. 2017; 41: 345-353

Sunde A, Balaban B. *The assisted reproductive technology laboratory: toward evidence-based practice?* Fertil. Steril. 2013; 100: 310-318

Sunde A, Brison D, Dumoulin J, Harper J, Lundin K, Magli MC, Van den Abbeel E, Veiga A. *Time to take human embryo culture seriously.* Hum Reprod. 2016; 31: 2174-82

Sundh KJ, Henningsen AK, Källen K, Bergh C, Romundstad LB, Gissler M, Pinborg A, Skjaerven R, Tiitinen A, Vassard D, Lannering B, Wennerholm UB. *Cancer in children and young adults born after assisted reproductive technology: a Nordic cohort study from the Committee of Nordic ART and Safety (CoNARTaS).* Hum Reprod. 2014; 29: 2050-7

Sunkara SK, La Marca A, Seed PT, Khalaf Y. *Increased risk of preterm birth and low birthweight with very high number of oocytes following IVF: an analysis of 65 868 singleton live birth outcomes.* Hum Reprod. 2015; 30: 1473-80

Sunkara SK, LaMarca A, Polyzos NP, Seed PT, Khalaf Y. *Live birth and perinatal outcomes following stimulated and unstimulated IVF: analysis of over two decades of a nationwide data.* Hum Reprod. 2016; 31: 2261-7

Sutcliffe AG, Manning JT, Katalanic A, Ludwig A, Mehta M, Lim J, Basatemur E, Ludwig M. *Perturbations in finger length and digit ratio (2D:4D) in ICSI children.* Reprod Biomed Online. 2010; 20:138-43

Svahn MF, Hargreave M, Nielsen TS, Plessen KJ, Jensen SM, Kjaer SK, Jensen A. *Mental disorders in childhood and young adulthood among children born to women with fertility problems.* Hum Reprod. 2015; 30: 2129-37

Swain JE. Carrell D, Cobo A, Meseguer M, Rubio C, Smith GD. *Optimizing the culture environment and embryo manipulation to help maintain embryo developmental potential.* Fertil Steril. 2016; 105: 571-87

Taheripanah R, Balash F, Anbiaee R, Mahmoodi M, Akbari Sene A. *Breast Cancer and Ovulation Induction Treatments.* Clin Breast Cancer. 2018 Mar 15. pii: S1526-8209(17)30455-X. Epub ahead of print

Talge NM, Holzman C, Wang J, Lucia V, Gardiner J, Breslau N. *Late-preterm birth and its association with cognitive and socioemotional outcomes at 6 years of age.* Pediatrics 2010; 126: 1124-31

Tarín JJ, Vidal E, Pérez-Hoyos S, Cano A, Balasch J. *Delayed motherhood increases the probability of sons to be infertile.* J Assist Reprod Genet. 2001; 18: 650-4

Tarín JJ, García-Pérez MA, Hamatani T, Cano A. *Infertility etiologies are genetically and clinically linked with other diseases in single meta-diseases* Reprod Biol Endocrinol. 2015; 13: 31-41

Tarlatzi TB, Imbert R, Alvaro Mercadal B, Demeestere I, Venetis CA, Englert Y, Delbaere A. *Does oocyte donation compared with autologous oocyte IVF pregnancies have a higher risk of preeclampsia?* Reprod Biomed Online. 2017; 34: 11-18

Tecle E, Gagneux P. *Sugar-coated sperm: Unraveling the functions of the mammalian sperm glycocalyx.* Mol Reprod Dev. 2015; 82: 635-50

Temple-Smith PD, Southwick GJ, Yates CA, Trounson AO, de Kretser DM. *Human pregnancy by in vitro fertilization (IVF) using sperm aspirated from the epididymis.* J In Vitro Fert Embryo Transf. 1985; 2: 119-22

Thapar A, Harold G, Rice F, Ge X, Boivin J, Hay D, van den Bree M, Lewis A. *Do intrauterine or genetic influences explain the foetal origins of chronic disease? A novel experimental method for disentangling effects.* BMC Med Res Methodol. 2007; 7: 25

The Harbin Consensus Conference Workshop Group. Conference Chairs: Richard S. Legro (USA), Xiaoke Wu (China). Scientific Committee: Kurt T. Barnhart (USA), Cynthia Farquhar (New Zealand) Bart C.J.M. Fauser (Netherlands), and Ben Mol (Australia). *Improving the Reporting of Clinical Trials of Infertility Treatments (IMPRINT): modifying the CONSORT statement.* Hum Reprod 2014; 29: 2075-2082

Thompson JA, Regnault TR. *In utero origins of adult insulin resistance and vascular dysfunction.* Semin Reprod Med. 2011; 29: 211-224

Thornhill A, Al-Dibouni Z, Shah T, Wheat S. *Incidence of monozygotic twinnig and perinatal outcomes following either blastocyst or cleavage stage embryo transfer.* Hum. Reprod. 2013; 28 Suppl. 1: P-397

Tjon-Kon-Fat RI, Bensdorp AJ, Bossuyt PM, Koks C, Oosterhuis GJ, Hoek A, Hompes P, Broekmans FJ, Verhoeve HR, de Bruin JP, van Golde R, Repping S, Cohlen BJ, Lambers MD, van Bommel PF, Slappendel E, Perquin D, Smeenk J, Pelinck MJ, Gianotten J, Hoozemans DA, Maas JW, Groen H, Eijkemans MJ, van der Veen F, Mol BW, van Wely M. *Is IVF-served two different ways-more cost-effective than IUI with controlled ovarian hyperstimulation?* Hum Reprod. 2015; 30: 2331-9

Tjon-Kon-Fat RI, Bensdorp AJ, Scholten I, Repping S, van Wely M, Mol BW, van der Veen F. *IUI and IVF for unexplained subfertility: where did we go wrong?* Hum Reprod. 2016; 31: 2665-2667

Tjon-Kon-Fat RI, Tajik P, Zafarmand MH, Bensdorp AJ, Bossuyt PMM, Oosterhuis GJE, van Golde R, Repping S, Lambers MDA, Slappendel E, Perquin D, Pelinck MJ, Gianotten J, Maas JWM, Eijkemans MJC, van der Veen F, Mol BW, van Wely M; INeS study group†. *IVF or IUI as first-line treatment in unexplained subfertility: the conundrum of treatment selection markers.* Hum Reprod. 2017; 32: 1028-1032

Tomizawa S-I, Nowacka-Woszuk J, Kelsey G. *DNA methylation establishment during oocyte growth: mechanisms and significance.* Int J Dev Biol. 2012; 56: 867-75

Toftager M, Bogstad J, Bryndorf T, Løssl K, Roskær J, Holland T, Prætorius L, Zedeler A, Nilas L, Pinborg A. *Risk of severe ovarian hyperstimulation syndrome in GnRH antagonist versus GnRH agonist protocol: RCT including 1050 first IVF/ICSI cycles.* Hum Reprod. 2016; 31: 1253-64

Toftager M, Bogstad J, Løssl K, Prætorius L, Zedeler A, Bryndorf T, Nilas L, Pinborg A. *Cumulative live birth rates after one ART cycle including all subsequent frozen-thaw cycles in 1050 women: secondary outcome of an RCT comparing GnRH-antagonist and GnRH-agonist protocols.* Hum Reprod. 2017; 32: 556-567

Toledo E, Lopez-del Burgo C, Ruiz-Zambrana A, Donazar M, Navarro-Blasco I, Martínez-González MA, de Irala J. *Dietary patterns and difficulty conceiving: a nested case-control study.* Fertil Steril. 2011; 96: 1149-53

Tornqvist K, Finnström O, Källén B, Lindam A, Nilsson E, Nygren KG, Olausson PO. *Ocular malformations or poor visual acuity in children born after in vitro fertilization in Sweden.* Am J Ophthalmol. 2010; 150: 23-6

Tranquilli AL. *Back to the future: our health history begins long before birth.* Hypertens Res 2013; 36: 396-397

Tranquilli AL, Biondini V, Talebi Chahvar S, Corradetti A, Tranquilli D, Giannubilo S. *Perinatal outcomes in oocyte donor pregnancies.* J Matern Fetal Neonatal Med. 2013; 26: 1263-1267

Troude P, Santin G, Guibert J, Bouyer J, de La Rochebrochard E; DAIFI Group. *Seven out of 10 couples treated by IVF achieve parenthood following either treatment, natural conception or adoption.* Reprod Biomed Online. 2016; 33: 560-567

Trounson A, Leeton J, Besanko M, Wood C, Conti A. *Pregnancy established in an infertile patient after transfer of a donated embryo fertilised in vitro.* Br Med J (Clin Res Ed). 1983; 286: 835-8

Trounson A, Mohr L. *Human pregnancy following cryopreservation, thawing and transfer of an eight-cell embryo.* Nature. 1983; 305: 707-9

Tsutsumi R, Webster NJ. *GnRH pulsatility, the pituitary response and reproductive dysfunction.* Endocr J. 2009; 56: 729-737

Tuil WS, van Selm M, Verhaak CM, de Vries Robbé PF, Kremer JA. *Dynamics of Internet usage during the stages of in vitro fertilization.* Fertil Steril. 2009; 91: 953-6

Turan N, Ghalwash MF, Katari S, Coutifaris C, Obradovic Z, Sapienza C. *DNA methylation differences at growth related genes correlate with birth weight: a molecular signature linked to developmental origins of adult disease?* BMC Med Genomics. 2012; 5: 10

Ulkumen B, Silfeler D, Sofuoglu K, Silfeler I, Dayicioglu V. *The incidence of preeclampsia in ICSI pregnancies.* Pak J Med Sci. 2014; 30: 101-105

UNICEF *Annual Report 2004*, 2005

Ursini G, Punzi G, Chen Q, Marenco S, Robinson JF, Porcelli A, Hamilton EG, Mitjans M, Maddalena G, Begemann M, Seidel J, Yanamori H, Jaffe AE, Berman KF, Egan MF, Straub RE, Colantuoni C, Blasi G, Hashimoto R, Rujescu D, Ehrenreich H, Bertolino A, Weinberger DR. *Convergence of placenta biology and genetic risk for schizophrenia.* Nat Med. 2018; 24: 792-801

Utian WH, Sheean L, Goldfarb JM, Kiwi R. *Successful pregnancy after in vitro fertilization and embryo transfer from an infertile woman to a surrogate.* N Engl J Med. 1985; 313: 1351-2

van den Belt-Dusebout AW, van Leeuwen FE, Burger CW. *Ovarian Stimulation for In Vitro Fertilization and Long-term Risk of Breast Cancer.* JAMA 2016; 316: 300-312

Valenzuela-Alcaraz B, Crispi F, Bijnens B, Cruz-Lemini M, Creus M, Sitges M, Bartrons J, Civico S, Balasch J, Gratacós E. *Assisted reproductive technologies are associated with cardiovascular remodeling in utero that persists postnatally.* Circulation. 2013; 128: 1442-50

Valenzuela-Alcaraz B, Crispi F, Cruz-Lemini M, Bijnens B, García-Otero L, Sitges M, Balasch J, Gratacós E. *Differential effect of assisted reproductive technology and small-for-gestational age on fetal cardiac remodeling.* Ultrasound Obstet Gynecol. 2017; 50: 63-70

Valenzuela-Alcaraz B, Cruz-Lemini M, Rodríguez-López M, Goncé A, García-Otero L, Ayuso H, Sitges M, Bijnens B, Balasch J, Gratacós E, Crispi F. *Fetal cardiac remodeling in twin pregnancy conceived by assisted reproductive technology.* Ultrasound Obstet Gynecol. 2018; 51: 94-100

van der Akker OB. *For your eyes only: bio-behavioural and psyco-social research priorities.* Hum. Fertil. 2013; 16: 89-93

van Eekelen R, Tjon-Kon-Fat RI, Bossuyt PMM, van Geloven N, Eijkemans MJC, Bensdorp AJ, van der Veen F, Mol BW, van Wely M. *Natural conception rates in couples with unexplained or mild male subfertility scheduled for fertility treatment: a secondary analysis of a randomized controlled trial.* Hum Reprod. 2018; 33: 919-923

Van Heertum K, Weinerman R. *Neonatal Outcomes Following Fresh as Compared to Frozen/Thawed Embryo Transfer in in vitro Fertilization.* Birth Defects Res. 2018; 110: 625-629

van Leeuwen FE, Klip H, Mooij TM, van de Swaluw AM, Lambalk CB, Kortman M, Laven JS, Jansen CA, Helmerhorst FM, Cohlen BJ, Willemsen WN, Smeenk JM, Simons AH, van der Veen F, Evers JL, van Dop PA, Macklon NS, Burger CW. *Risk of borderline and invasive ovarian tumours after ovarian stimulation for in vitro fertilization in a large Dutch cohort.* Hum Reprod. 2011; 26: 3456-65

van Kessel M, Tros R, Oosterhuis J, Kuchenbecker WH, Vernooij EM, Bongers MY, Mol BWJ, Koks CA. *The prognostic capacity of transvaginal hydrolaparoscopy to predict non-IVF conception.* Reprod Biomed Online. 2018; 36: 552-559

Vanhees K, Vonhögen IG, van Schooten FJ, Godschalk RW. *You are what you eat and so are your children.* Cell. Mol. Life Sci. 2014; 71: 271-285

Varmuza S, Mann M. *Genomic imprinting--defusing the ovarian time bomb.* Trends Genet. 1994; 10: 118-23

Verhaak CM, Smeenk JM, Nahuis MJ, Kremer JA, Braat DD. *Long term psychological adjustment to IVF/ICSI treatment in women.* Hum Reprod. 2007; 22:305-8

Velazquez MA. *Impact of maternal malnutrition during the periconceptional period on mammalian preimplantation embryo development.* Domest Anim Endocrinol. 2015 a; 51: 27-45

Velazquez MA. *Impact of maternal overnutrition on the periconceptional period.* Endocrinol Nutr. 2015 b; 62: 246-53

Veleva Z, Tiitinen A, Vilska S, Hydén-Granskog C, Tomás C, Martikainen H, Tapanainen JS. *High and low BMI increase the risk of miscarriage after IVF/ICSI and FET.* Hum Reprod. 2008; 23: 878-84

Ventura-Juncá P, Irarrázaval I, Rolle AJ, Gutiérrez JI, Moreno RD, Santos MJ. *In vitro fertilization (IVF) in mammals: epigenetic and developmental alterations. Scientific and bioethical implications for IVF in humans.* Biol. Res. 2015; 48: 68-80

Vermeiden JP, Bernardus RE. *Are imprinting disorders more prevalent after human in vitro fertilization or intracytoplasmic sperm injection?* Fertil Steril. 2013; 99: 642-651

Vissenberg R, Goddijn M. *Is there a role for assisted reproductive technology in recurrent miscarriage?* Semin Reprod Med. 2011; 29: 548-56

von Arx R, Allemann Y, Sartori C, Rexhaj E, Cerny D, de Marchi SF, Soria R, Germond M, Scherrer U, Rimoldi SF. *Right ventricular dysfunction in children and adolescents conceived by assisted reproductive technologies.* J Appl Physiol. 2015; 118: 1200-6

Volgsten H, Skoog Svanberg A, Ekselius L, Lundkvist O, Sundström Poromaa I. *Prevalence of psychiatric disorders in infertile women and men undergoing in vitro fertilization treatment.* Hum Reprod. 2008; 23: 2056-63

von Wolff M, Kollmann Z, Fluck CE, Stute P, Marti U, Weiss B, Bersinger NA. *Gonadotrophin stimulation for in vitro fertilization significantly alters the hormone milieu in follicular fluid: a comparative study between natural cycle IVF and conventional IVF.* Hum Reprod 2014; 29: 1049-57

Wainstock T, Walfisch A, Shoham-Vardi I, Segal I, Harlev A, Sergienko R, Landau D, Sheiner E. *Fertility treatments and pediatric neoplasms of the offspring: results of a population-based cohort with a median follow-up of 10 years.* Am J Obstet Gynecol. 2017; 216: 314.e1-314.e14.

Walker CK, Krakowiak P, Baker A, Hansen RL, Ozonoff S, Hertz-Picciotto I. *Preeclampsia, placental insufficiency, and autism spectrum disorder or developmental delay.* JAMA Pediatr. 2015; 169: 154-62

Walker SP, Chang SM, Wright A, Osmond C, Grantham-McGregor SM. *Early childhood stunting is associated with lower developmental levels in the subsequent generation of children.* J Nutr. 2015; 145: 823-828

Wang ET, Kathiresan ASQ, Bresee C, Greene N, Alexander C, Pisarska MD. *Abnormal implantation after fresh and frozen in vitro fertilization cycles.* Fertil Steril. 2017; 107:1153-1158

Wang YA. Costello M, Chapman M, Black D, Sullivan EA. *Transfers of fresh blastocysts and blastocysts cultured from thawed cleavage embryos are associated with fewer miscarriages.* Reprod Biomed Online 2011; 23: 777-788

Wang X, Du M, Guan Y, Wang B, Zhang J, Liu Z. *Comparative neonatal outcomes in singleton births from blastocyst transfers or cleavage-stage embryo transfers: a systematic review and meta-analysis.* Reprod Biol Endocrinol. 2017; 15: 36

Warnock M. *Genetic research: can we control it?* Sci Eng Ethics. 2000; 6: 147-56

Watkins AJ, Lucas ES, Marfy-Smith S, Bates N, Kimber SJ, Fleming TP. *Maternal nutrition modifies trophoblast giant cell phenotype and fetal growth in mice.* Reproduction. 2015; 149: 563-75

Webb E, Bushkin-Bedient S, Cheng A, Kassotis CD, Balise V, Nagel SC. *Developmental and reproductive effects of chemicals associated with unconventional oil and natural gas operations.* Rev Environ Health 2014; 29: 307-318

Weinerman R, Ord T, Bartolomei MS, Coutifaris C, Mainigi M. *The superovulated environment, independent of embryo vitrification, results in low birthweight in a mouse model.* Biol Reprod. 2017; 97: 133-142

Weissman A, Shoham G, Shoham Z, Fishel S, Leong M, Yaron Y. *Preimplantation genetic screening: results of a worldwide web-based survey.* Reprod Biomed Online. 2017; 35: 693-700

Wen J, Jiang J, Ding C, Dai J, Liu Y, Xia Y, Liu J, Hu Z. *Birth defects in children conceived by in vitro fertilization and intracytoplasmic sperm injection: a meta-analysis.* Fertil Steril. 2012; 97: 1331-7

Wennberg AL, Opdahl S, Bergh C, Aaris Henningsen AK, Gissler M, Romundstad LB, Pinborg A, Tiitinen A, Skjærven R, Wennerholm UB. *Effect of maternal age on maternal and neonatal outcomes after assisted reproductive technology.* Fertil Steril. 2016; 106: 1142-1149

Wennerholm UB, Bergh C. *What is the most relevant standard of success in assisted reproduction? Singleton live births should also include preterm births.* Hum Reprod 2004; 19: 1943-1945

Wennerholm UB, Henningsen AK, Romundstad LB, Bergh C, Pinborg A, Skjaerven R, Forman J, Gissler M, Nygren KG, Tiitinen A. *Perinatal outcomes of children born after frozen-thawed embryo transfer: a Nordic cohort study from the CoNARTaS group.* Hum Reprod. 2013; 28: 2545-53.

Westerlund E, Brandt L, Hovatta O, Wallén H, Ekbom A, Henriksson P. *Incidence of hypertension, stroke, coronary heart disease, and diabetes in women who have delivered after in vitro fertilization: a population-based cohort study from Sweden.* Fertil Steril. 2014; 102: 1096-102

White CR, Denomme MM, Tekpetey FR, Feyles V, Power SG, Mann MR. *High Frequency of Imprinted Methylation Errors in Human Preimplantation Embryos.* Sci Rep. 2015; 5: 17311.

White WM, Brost B, Sun Z, Rose C, Craici I, Wagner SJ, Turner ST, Garovic VD. *Genome-wide methylation profiling demonstrates hypermethylation in maternal leukocyte DNA in preeclamptic compared to normotensive pregnancies.* Hypertens Pregnancy 2013; 32: 257-269

Whitelaw N, Bhattacharya S, Hoad G, Horgan GW, Hamilton M, Haggarty P. *Epigenetic status in the offspring of spontaneous and assisted conception.* Hum Reprod. 2014; 29: 1452-8

WHO. *World Health Report 2004*, 2004

Wieczorek D, Ludwig M, Boehringer S, Jongbloet PH, Gillessen-Kaesbach G, Horsthemke B. *Reproduction abnormalities and twin pregnancies in parents of sporadic patients with oculo-auriculo-vertebral spectrum/Goldenhar syndrome.* Hum Genet. 2007; 121: 369-376

Wikstrand MH, Niklasson A, Strömland K, Hellström A. *Abnormal vessel morphology in boys born after intracytoplasmic sperm injection.* Acta Paediatr. 2008; 97: 1512-7

Wilde R, McTavish A, Crawshaw M. *Family building using donated gametes and embryos in the UK: recommendations for policy and practice on behalf of the British Infertility Counselling Association and the British Fertility Society in collaboration with the Association of Clinical Embryologists and the Royal College of Nurses Fertility Nurses Forum.* Hum Fertil (Camb). 2014; 17: 1-10

Williams CL, Bunch KJ, Stiller CA, Murphy MF, Botting BJ, Wallace WH, Davies M, Sutcliffe AG. *Cancer risk among children born after assisted conception.* N Engl J Med. 2013; 369: 1819-27

Williams KE, Stemmle PG, Westphal LM, Rasgon NL. *Mood disorders in oocyte donor candidates: brief report and implications for future research.* Hum Reprod. 2011; 26: 847-52

Williams Z, Zepf D, Longtine J, Anchan R, Broadman B, Missmer SA, Hornstein MD. *Foreign fetal cells persist in the maternal circulation.* Fertil Steril. 2009; 91: 2593-5

Winter C, Van Acker F, Bonduelle M, Desmyttere S, Nekkebroeck J. *Psychosocial development of full term singletons, born after preimplantation genetic diagnosis (PGD) at preschool age and family functioning: a prospective case-controlled study and multi-informant approach.* Hum Reprod. 2015; 30: 1122-1136

Wischmann T, Schilling K, Toth B, Rösner S, Strowitzki T, Wohlfarth K, Kentenich H. *Sexuality, Self-Esteem and Partnership Quality in Infertile Women and Men.* Geburtshilfe Frauenheilkd. 2014; 74: 759-763

Wong KM, Repping S, Mastenbroek S. *Limitations of embryo selection methods.* Semin Reprod Med. 2014; 32: 127-133

Woo I, Hindoyan R, Landay M, Ho J, Ingles SA, McGinnis LK, Paulson RJ, Chung K. *Perinatal outcomes after natural conception versus in vitro fertilization (IVF) in gestational surrogates: a model to evaluate IVF treatment versus maternal effects.* Fertil Steril. 2017; 108: 993-998

Woodriff M, Sauer MV, Klitzman R. *Advocating for longitudinal follow-up of the health and welfare of egg donors.* Fertil Steril. 2014; 102: 662-6

Wu H, Ashcraft L, Whitcomb BW, Rahil T, Tougias E, Sites CK, Pilsner JR. *Parental contributions to early embryo development: influences of urinary phthalate and phthalate alternatives among couples undergoing IVF treatment.* Hum Reprod. 2017; 32: 65-75

Wu JA, Ngo TC, Rothman C, Breyer BN, Eisenberg ML. *Selling blood and gametes during tough economic times: insights from Google search.* Can J Urol. 2015; 22: 7973-7

Wynter K, McMahon C, Hammarberg K, McBain J, Boivin J, Gibson F, Fisher J. *Spontaneous conceptions within two years of having a first infant with assisted conception.* Aust N Z J Obstet Gynaecol. 2013; 53: 471-6

Xiong F, Hu L, Zhang Y, Xiao X. *Correlation of hypertensive disorders in pregnancy with procedures of in vitro fertilization and pregnancy outcomes.* Exp Ther Med. 2017; 14: 5405-5410

Xu GF, Zhang JY, Pan HT, Tian S, Liu ME, Yu TT, Li JY, Ying WW, Yao WM, Lin XH, Lv Y, Su WW, Ye XQ, Zhang FH, Pan JX, Liu Y, Zhou CL, Zhang D, Liu XM, Zhu YM, Sheng JZ, Huang HF. *Cardiovascular dysfunction in offspring of ovarian-hyperstimulated women and effects of estradiol and progesterone: a retrospective cohort study and proteomics analysis.* J Clin Endocrinol Metab. 2014; 99: E2494-E2503

Xu GF, Liao Y, Li JY, Liu YF, Huang Y, Wu YQ, Liu J, Lv PP, Zhang RJ, Zhang D. *Ovarian stimulation perturbs methylation status of placental imprinting genes and reduces blood pressure in the second generation offspring*. Eur J Obstet Gynecol Reprod Biol. 2017 a; 211: 140-145

Xu GF, Zhou CL, Xiong YM, Li JY, Yu TT, Tian S, Lin XH, Liao Y, Lv Y, Zhang FH, Liu ZW, Shi YY, Shen Y, Sha J, Zhang D, Zhu YM, Sheng JZ, Huang HF. *Reduced Intellectual Ability in Offspring of Ovarian Hyperstimulation Syndrome: A Cohort Study*. EBioMedicine. 2017 b; 20: 263-267.

Yan Y-H, Yi P, Zheng Y-R, Yu L-L, Han J, Han X-M, Li L. *Screening for preeclampsia pathogenesis related genes*. Eur Rev Med Pharmacol Sci. 2013; 17: 3083-94

Yang SH, Wu CH, Chen YC, Yang CK, Wu TH, Chen PC, Tsai HD. *Effect of morphokinetics and morphological dynamics of cleavage stage on embryo developmental potential: A time-lapse study*. Taiwan J Obstet Gynecol. 2018; 57: 76-82

Yaniv-Salem S, Shoham-Vardi I, Kessous R, Pariente G, Sergienko R, Sheiner E. *Obesity in pregnancy: what's next? Long-term cardiovascular morbidity in a follow-up period of more than a decade*. J Matern Fetal Neonatal Med. 2016; 29: 619-23

Yazdani A. *Surgery or in vitro fertilization: The simplicity of this question belies its complexity*. Aust N Z J Obstet Gynaecol. 2017; 57: 676-678

Yazdani A. *Right of reply to: Surgical treatment is an excellent option for women with endometriosis and infertility*. Aust N Z J Obstet Gynaecol. 2018; 58: 134

Younis JS, Laufer N. *Oocyte donation is an independent risk factor for pregnancy complications: the implications for women of advanced age*. Womens Health (Larchmt) 2015; 24: 127-130

Youssef MA, van Wely M, Al-Inany H, Madani T, Jahangiri N, Khodabakhshi S, Alhalabi M, Akhondi M, Ansaripour S, Tokhmechy R, Zarandi L, Rizk A, El-Mohamedy M, Shaeer E, Khattab M, Mochtar MH, van der Veen F. *A mild ovarian stimulation strategy in women with poor ovarian reserve undergoing IVF: a multicenter randomized non-inferiority trial*. Hum Reprod. 2017; 32: 112-118

Yuen RK, Peñaherrera MS, von Dadelszen P, McFadden DE, Robinson WP. *DNA methylation profiling of human placentas reveals promoter hypomethylation of multiple genes in early-onset preeclampsia*. Eur J Hum Genet. 2010; 18: 1006-1012

Zafman KB. *Patients undergoing assisted reproductive technology (ART) treatments seek integrative approach to infertility*. Obst Gyn 2016; 127, Suppl.1: 58S

Zanardo V, Visentin S, Trevisanuto D, Bertin M, Cavallin F, Cosmi E. *Fetal aortic wall thickness: a marker of hypertension in IUGR children?* Hypertens Res. 2013; 36: 440-443

Zhang JJ, Feret M, Chang L, Yang M, Merhi Z. *Obesity adversely impacts the number and maturity of oocytes in conventional IVF not in minimal stimulation IVF*. Gynecol Endocrinol. 2015; 31: 409-13

Zhang L, Yan LY, Zhi X, Yan J, Qiao J. *Female fertility: is it safe to "freeze?"*. Chin Med J (Engl). 2015; 128: 390-7

Zheng YM, Li L, Zhou LM, Le F, Cai LY, Yu P, Zhu YR, Liu XZ, Wang LY, Li LJ, Lou YY, Xu XR, Lou HY, Zhu XM, Sheng JZ, Huang HF, Jin F. *Alterations in the frequency of trinucleotide repeat dynamic mutations in offspring conceived through assisted reproductive technology*. Hum Reprod. 2013; 28: 2570-80

Zhou J, Liu H, Gu HT, Cui YG, Zhao NN, Chen J, Gao L, Zhang Y, Liu JY. *Association of cardiac development with assisted reproductive technology in childhood: a prospective single-blind pilot study*. Cell Physiol Biochem. 2014; 34: 988-1000

Zhu L, Zhang Y, Liu Y, Zhang R, Wu Y, Huang Y, Liu F, Li M, Sun S, Xing L, Zhu Y, Chen Y, Xu L, Zhou L, Huang H, Zhang D. *Maternal and Live-birth Outcomes of Pregnancies following Assisted Reproductive Technology: A Retrospective Cohort Study*. Sci Rep. 2016; 6: 35141

Zini A, Bach PV, Al-Malki AH, Schlegel PN. *Use of testicular sperm for ICSI in oligozoospermic couples: how far should we go?* Hum Reprod. 2017; 32: 7-13

Zivi E, Simon A, Laufer N. *Ovarian hyperstimulation syndrome: definition, incidence, and classification*. Semin Reprod Med. 2010; 28: 441-447

Zreik TG, Ayoub CM, Hannoun A, Karam CJ, Munkarah AR. *Fertility drugs and risk of ovarian cancer: dispelling the myth*. Curr Opin Obstet Gynecol. 2008; 20: 313-9

Zweifel JE, Biaggio B, Schouweiler C, Lindheim SR. *Follow-up assessment of excluded oocyte donor candidates*. J Obstet Gynaecol Res. 2009; 35: 320-5

FINITO DI STAMPARE
LUGLIO 2018
EDIZIONI MINERVA MEDICA
STABILIMENTO DI SALUZZO
CORSO IV NOVEMBRE 29/31